把脈
自學聖經

增訂版

王又 著

初版序

多年來，與周師兄一同承襲前人所傳承下來的經驗，用於教學的過程中，這期間，不斷地想方設法，希望能透過淺顯易懂的方式，將神秘而又複雜的脈診經驗，普遍被一般大眾所活用，因此，有了編排此書籍的構想。

2009年9月，嘗試著先在雅虎無名部落格中，有了「脈向健康」的主題構想，隨著介紹中醫基礎常識的一篇篇文章發表後，逐步帶入“八綱”脈法的認識，想不到真的引起了許多回響，也因此結交了許多各行各業，對中醫脈診有興趣的同好，一同來研習探討，而讓“脈診”更加的朝向現代化來認識。

就在這些友人的鼓勵之下，2011年中，開始將部落格中發表之文章重新編排，增加更加詳細的解說與內容，期間承蒙中醫、西醫、傳統自然療法…等的各個專業人員，提供了許多寶貴的知識與協助，使得本書中能對脈診有許多突破性的認識與見解，大大充實了書中內容。

由衷感謝從醫以來，教導我的諸位先生，共同研習的師兄姐們，教學相長的同學，以及所有與我結緣的健康追求者，書中的智慧結晶，皆是來自於各位，冀望藉由此書的出版，獻給大家，也希望能夠因此起著拋磚引玉的作用，引領更多的人們參與認識這項老祖宗的特殊技藝。

老祖宗的智慧，博大精深，筆者所著如有疑誤之處，懇請先進們賜予指正，以匡不逮，萬分感謝。

王又　2013年2月於桃園

目　次

二十八種脈象與養身調理

脈學總論

運用簡表

揭開「脈診」的神秘面紗

第一單元

本單元說明中醫智慧的發源原理與辨證前應該需要具備的相關知識，理解了這些內容，便能開始正確的學習把脈！

第二單元

本單元專為初學者與入門者量身打造，只要按照診脈基礎步驟，依順序體會記錄下來，便可以完成初步的診斷分析。

第三單元

本單元詳述脈診菁華——「28脈」，藉由古今對照、脈象分析，直接對應疾病的病邪與身體的正氣變化，並介紹臨床上會出現的症狀，幫助我們快速掌握病情。

第四單元

本單元介紹一些脈診須知，當我們分析脈象時，應該將這些相關因素參考進去，以提高脈診的精確度。

第五單元

本單元提供「臨床運用簡表」，以便初學者初次把脈時，便能透過查表，迅速而正確的判斷疾病與症狀。

精彩附錄

看完本書意猶未盡？書末附有「疾病辨證用方參考」和「傷寒方選」，帶您輕鬆進入中國傳統醫學的世界！

中醫脈理

問題發想：有沒有簡單易懂的健康知識？又能與現代醫學互補長短？

現代醫學知識與技術不斷的更新中，連儀器都可以從第一代、第二代……一直進步到N代了，對於研究人體來說，似乎已經非常透徹，連微小的遺傳基因DNA都能被發現，但為什麼還是無法解決人體的疾病問題？

我們現在已能清楚了解人體複雜又有序的構造，最初是由小到不能再小的DNA演化而來。能夠研究到這裡已經是非常了不起的發現，對於影響人體健康的因素，應該也能有非常好的解決方法。然而，不管再怎麼研究，都還是會有新的問題困擾著，新發現的疾病也是有增無減，想要得到健康，真的要專研這麼艱深的研究課題嗎？如果是這樣，你我今生可能都與健康無緣了。

一般大眾想要追求簡單易學的健康知識，或許應該向老祖宗們的智慧學習，在中醫學裡，可以提供一套不同的思維方法，那就是由「微觀」的角度改為從「宏觀」來探討人體，從這個角度切入，將會有全新不同的發現，也更能讓一般大眾輕鬆學習而得到健康。

人體是自然界的物質之一：人＝自然

❖ 自然界←→人←→細胞←→DNA

所謂「宏觀」的角度，套用道家始祖老子《道德經》的一句話：「人法地，地法天，天法道，道法自然」。這樣的思想體現出「人」是大自然界的其中一物，人的存在本屬自然，並且明確指出了人的一切是與自然界相同的，其中的演化規律，也是順應自然規律的。

這個想法，是先人們透過科學的方法，觀察、假設、收集數據、分析結果、反覆印證而得來的智慧結晶。早在古老的中醫經典著作《黃帝內經》裡就有探討，其中【上古天真論篇】提到：「余聞上古有真人者，提挈天地，把握陰陽，呼吸精氣，獨立守神，肌肉若一，故能壽敝天地，無有終時，此其道生。」說明了只要根據自然的規律、選擇相應的方法進行養生，就能健康長壽。本書中的知識，也都是本著這個角度來詮釋，而形成淺顯易懂的生活智慧。

疾病發生的原因：四大元素是否平衡？

西方古希臘哲學家恩比多克里斯（Empedocles），曾提出「氣、水、土、火」為宇宙間不變的四大元素。東方佛學則是將「地、水、火、風」四大物質稱為構成一切萬物的元素。

不同時空、不同文化的智者對於這些宇宙本體初期探索而得到的結果，在認知上幾乎是一致的。因此，物質世界是由這四大元素所組成，人體是自然界的一個部份，當然也是由這四大元素所組成。

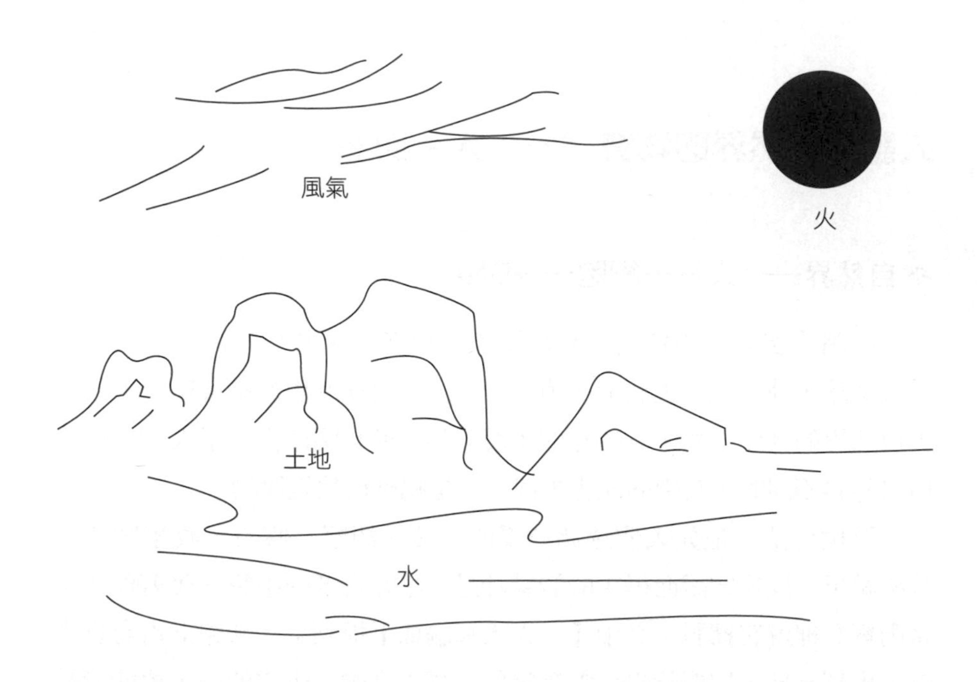

	大自然方面	人體生理方面	兩者相同特性
地大	高山土地	皮肉肌筋骨	堅硬
水大	河川海洋	血液內分泌	濕潤
火大	陽光火熱	體溫	溫暖
風大	空間氣流	呼吸	流動

一切的物象，都是由這四大的調和分配來完成；四大和諧，便會欣欣向榮，四大不諧，則歸於毀滅，物理現象是如此，生理現象也是如此，所以佛學稱生病為「四大違和」。

既然如此，所謂健康的人體，當然需要像自然界物質的平衡一樣，體內的四大分類，任何一項都必須不能「太過」或不能「不足」，相互平衡，再加上與體外的物質世界之四大元素互有交流，方為健康的狀態。相反的，如果不能隨著自然界的規律變化而跟著改變適應，就會發生疾病，以這四大元素來分類看待自然與人體，則為：

	大自然方面	人體生理方面
地之不調	山崩地裂	皮開肉綻、筋骨損傷
水之不調	暴雨乾旱	體表組織液循環、血液循環系統、以及內分泌系統的問題
火之不調	烈日酷寒	體溫調節系統與消化系統會出問題
風之不調	強風侵襲	呼吸系統方面的疾病

構成人體四大分類元素：氣、血、陰、陽

接著將上述的觀念帶入中醫學的基礎理論，中醫學對於構成人體的元素，也同樣是分成四大元素，稱為（氣、血、陰、陽）這四種組成，接下來就要與大家一起探討這四個「專有名詞」。

一看到「專有名詞」這四個字，想必會令人發昏，其實不需要害怕，想要輕鬆入門中醫學的領域，只需要發揮「孩童般的想像力」就好：

想想自然現象的變化→聯想到體內的狀態→套上特定「專有名詞」

就是這麼簡單就能理解，在我這些年來的教學經驗裡，學歷與年齡都不成問題，跟著書中進度一起來想像理解吧！

	大自然組成	體內物質狀態	人體元素
地	大地、高山等固態物質	組織、器官等固態物質	陰
水	地下水、河、湖、海等液態物質	組織液、血液等液態物質	血
火	地熱、陽光等溫度現象	體內溫度變化（熱能）	陽
風	空氣流動、物質移動等動能現象	物質循環流動、器官運作等（動能）	氣

以下我們先認識這四個組成，在人體內分別代表哪些物質與功能，這段解說非常重要，理解了之後，大家便能運用思考的方式學習。

氣 想像地球的大氣層，它可以說是地球的防護罩，保護地球不受有害光線與物質的侵襲，也能減少隕石掉落的破壞；大氣中的氧、二氧化碳與水氣還能提供萬物生長所需；氣的移動所形成風之動能，可以用來調節環境氣候。

氣的作用 體內也有氣的存在，相對於人體而言，也同樣擁有看不見摸不著，但明確對人體起著作用的一股能量，簡單依照不同的功能作用，分成運作、推動、防衛、固攝等功能。

氣的運作之力 指分佈在各個器官組織的運作能力。在五臟中使臟器得以正常運作的力量稱為五臟之氣；在六腑之中使得腑器能夠正常運作的力量稱為六腑之氣。

例如我們常常可以聽到，一個人稍微走幾步路就上氣不接下氣的喘著，人們會說這個人「肺氣不足」；或者這人老跑廁所，但是尿卻又不多，且尿不乾淨，人們會說這個人「膀胱氣虛無力」。這些狀況都是屬於氣的運作之力出現失調所導致的問題。

氣的推動作用 通常是指促使體內液態物質流動的運作能力。如血管（中醫學稱之為「脈管」）內的氣，可以推動裡面的血液，順利輸送至全身，此功能稱為氣推血行，就是氣的推動作用所形成的；組織液、淋巴液……等的循行也是仰賴氣的推動作用。

像是許多人過度勞累，導致氣的推動失調，可以是推動不利，也可以是推動太過。當推動不利時，就會發生血液停滯的現象，而出現氣血不通形成的全身痠痛，中醫稱為「氣滯血瘀」的病症；假如是推動太過，則會造成風動過速，像颱風一樣，對環境造成壓力破壞，相對於體內則會發生血壓上升、發炎等病症。

氣的防衛作用 簡稱為「衛氣」。是運行於皮膚、肌肉、筋骨間的組織間隙，無所不到，具有開合毛孔、調節體溫與水液的一種氣之表現；還能抗禦體表病菌，相當於現代醫學所稱的「體表免疫系統」，也是衛氣的作用範圍。

一個人常常感冒、呼吸系統過敏、怕冷怕風，一般人會說：「你的氣怎麼這麼的虛啊？」。如果換作是各位，當你看到這裡，就能更精確的指出：「你是「衛氣」不足所致」，此話一出，你也能成為他人心中的專業人士。

順便說明一下，衛氣的產生是來自於飲食水穀（食物飲水），中醫學稱其源於脾胃，出上焦（指胸腔淋巴防禦系統），其性剛悍（負責殺敵防禦），不受經脈的約束而行於脈外（指充滿整個組織間隙）。

由此可知，人的免疫系統好壞，與營養的補充、消化、吸收，加上氣的推動之力等皆有關聯，不是食用坊間各種單一健康食品就能絕對改善的。等學習到「診脈基礎」單元，你也能輕鬆的分辨其原因，來自我選擇適合的保健方式。

	衛氣失調原因	調整方向
營養補充	營養不均衡	均衡飲食、綜合營養補充劑
消化功能	消化不良	細嚼慢嚥、補充腸道益生菌
吸收功能	吸收不良	禁食冰冷、選擇天然飲食
推動循環	淋巴循環不良	各類運動、體操、呼吸吐納

氣的固攝作用：主要是指氣作用於血液（紅色的體液）與津液（非紅色的體液）等液態物質，防止其無故流失；以及對身體物質及臟腑的鞏固，讓身體組織器官維持在正確的位置上。（「津液」詳見書末「名詞解釋」）

例如處在同一個環境下的一群人，大家都不流汗，只有你拼命的汗出，這就是氣虛，固攝力不足的一種表現；女孩子的月事期間，滴滴答答，幾十天都不見改善，接著很快又到了下一次的月事時間，許多人都有這樣的困擾，這也是氣的固攝失調所導致的；另外，胃下垂、子宮脫垂、脫肛……等，不用多說，你也能分辨是什麼功能失調了吧？

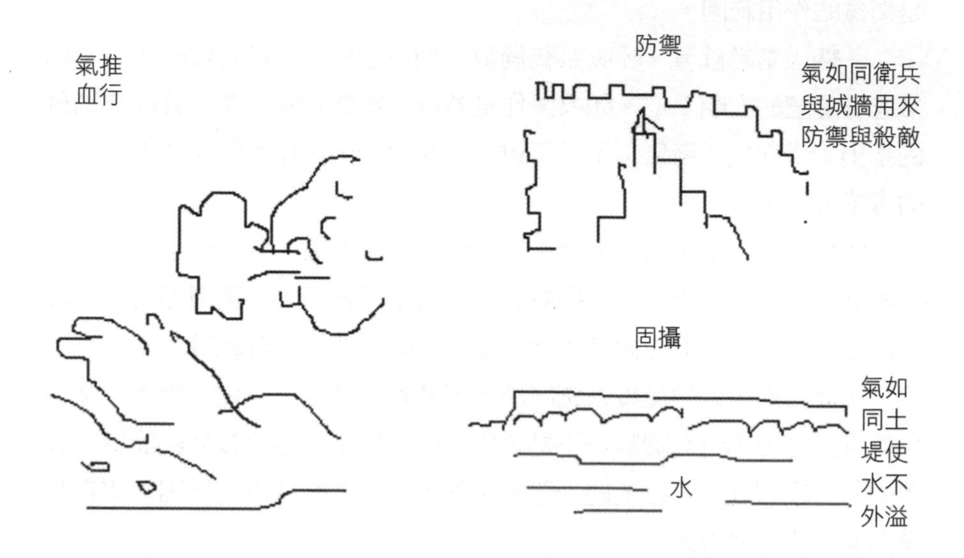

氣的來源　讓我們稍微深入一點，來了解體內所有功能的氣，其生成來源，中醫學是如何看待的。體內氣的來源，並不是都來自於同一個地方，所以根據來源不同處，會分別給予不同的名稱，以下運用簡單的條列，分成三個方面來說明：

首先是來自於父母所提供的氣，稱之為「先天腎氣」。它是由「先天之精」（如精子與卵子）→化生而成「命門火」（指心腎功能活動時產生的體溫）→最後轉化成生命的動能。又稱之為「腎氣」。

這讓我想到小的時候，小孩子們常常光著屁股到處亂跑，老人家一點都不擔心這孩子會著涼，常說：「（台語）囡仔「卵趴火」很旺，不怕寒。」，就是指孩子才剛得到「腎氣」，非常充盛，因此體溫較高，氣較充足，是不怕冷的。

其次是來自於飲食，經過消化吸收而產生的，稱為「水穀之氣」。

可以依照其功能再分成「衛氣」與「營氣」這兩個部分。關於「衛氣」，在前述氣的防衛作用已經說明過，這裡接著認識什麼是「營氣」。

想像水液蒸騰至空氣中，成為空氣中的「水氣」一樣，有時是雲、有時是霧、又或是露，能夠在空氣中流動，如同「氣」一般，但是又具有滋潤大地萬物的功能，就像提供大地萬物營養一樣。

相較於人體，營氣泛指營養之氣，為運行於脈管中的精華之氣，其性柔順（與衛氣剛悍相類比），具有化生血液，營養周身的作用。相當於體表微血管與組織液共同提供組織營養的作用，還有提供肌膚體表組織新陳代謝的功能。有了營氣的提供，氣的運作之力也才能夠順利進行。

第三則是「呼吸之氣」，透過呼吸功能，將自然界的空氣引進體內，可以鼓動「腎氣」，也可與「營氣」相合，接著轉化成氣的所有作用，包括推動、固攝、運作、防衛等皆可。

俗話說：「活動，活動，要活就要動」，古人常用簡單口語化的方式來傳達其智慧，可別小看這點，人能活著，還就得靠這一口氣在。

或許不是每個人都能「腎氣」充足，你應該聽過「先天不良」的說法吧？又或許不是每個人都能做到每天營養豐富，尤其是各位「老外」們，哈哈……這是「前一陣子的電視廣告詞「老外老外、老是在外，暗指飲食老是在外解決，營養不均衡的一族」」。上述條件，一個不是自己能控制因素；另一個又要花費大量時間與金錢，在這兩項都不完美的條件下，你該怎麼辦呢？

在西元2010年5月，印度有個特殊的新聞報導，大致內容摘錄如下：《世界新聞網》印度一名83歲瑜伽「聖人」聲稱自己不吃不喝長達70年，引起印度軍方研究興趣。這名老翁在15天嚴密監視期間果真滴水未進，也沒吃東西沒上廁所，健康檢查卻完全正常。研究人員訝異不已，已採樣老翁的DNA等做進一步檢驗。

印度「國防研究發展組織」（DRDO）把老翁賈尼（Prahlad Jani）

「軟禁」在阿馬達巴德一所醫院，以閉路電視、攝影機日夜跟拍他15天，發現他確實完全沒進食，且只有漱口、洗澡時才碰得到水。

上述事件給了我們一個很好的省思，原來人的生存，是可以不吃不喝還能活著的。但是，卻一定需要「呼吸之氣」，有了呼吸之氣與腎氣相合的作用，就能創造出如老翁賈尼（Prahlad Jani）的奇蹟事件。

因此，上天造物，早就幫人們安排好了備用方案，好好把握這「免費」「省時」的補救機會，那就是透過「呼吸之氣」的加強來彌補不足，這下子你該知道為什麼所有的醫生，都告訴我們運動有益健康了吧！

血想像地球上的湧泉、河川、湖泊、海洋，這些水液被稱之為生命的泉源，負責孕育萬物，也起著對陸地環境的沖刷洗滌、填充新生的作用。

科學家們在研究月球、火星上到底有沒有生命跡象，就是先探查當地有無「水」的跡象，作為判斷的依據。人類四大文明的發源地，中國人的黃河文化、巴比倫的兩河文化、埃及的尼羅河文化、以及印度的恆河文化，都顯現出「水」在生命的發展過程中，是不可或缺的重要因素。

因此，人體四大元素之一的「血」這個名詞，廣義上屬「水」，包涵了體內一切液態物質，例如血液、津液……等，負責傳遞營養物質與輸送代謝產物。狹義上才是指稱紅色的津液，也就是現代醫學所稱之為的「血液」。

血的形成是經由脾胃「運化」（指消化吸收）後，把「水穀精微」（指營養精華）的一部分和腸胃道的津液，吸收上輸到心肺，再融合肺呼吸作用所得到的「天氣」（指空氣中的氧氣），化生而成。

血的功能除了營養身體各部組織器官外，又如目之視物、足之步行、掌指的握攝、以及皮膚的感覺……等，都和血的供應有關。而血的這些功能，必須在氣的推動下，以及氣血在心血管內正常運行的條件下，才能得到充分發揮。

陰想像地球上的固態地表，如高山、大地，由於高低狀態的不同，形成各式各樣的地形，長養萬物，發展出各種不同的生態變化。高山氣溫低；平地氣溫高，高山積雪；平地積水，高山大木；平地矮草，山谷成河、水往下流，……等。這一切在四大元素中都屬於「陰」的影響範圍。

對照人身之「陰」。凡是人體一切屬於固態不流動之情狀者，如皮脈肌（肉）筋骨之「組織」與五臟六腑之「器官」，皆屬於陰。換個方式來說，如人之死亡後，呼吸停止沒有了體溫，剩下來看得見摸得著的器官組織，都是這裡所指的「陰」。

有了「陰」的存在，體內才有溫度差的變化；水液才有道路得以正常運行；身體所需的各類物質皆能由此化生而成。當人體之「陰」出現失調時，相當於組織器官的發炎或退化，導致實質上的損傷。

陽想像地球上的陽光與地熱，作用於山土大地（固態的陰），而形成一年四季之春、夏、秋、冬，或是一日之中白天與夜晚的溫度變化；如果是作用於川河湖海（液態的水），則形成空氣中的水氣、霧、雲、雨、雪、冰等的變化。

人體之「陽」，如陽光地熱般，主溫養與物質轉換。人體的體溫能夠維持恆溫運作便是陽的功能展現。

另外，關於「陽」之作用於物質轉換方面，簡單說明如下：

1. 體內液態之物質經過「陽」的轉換，而成為氣態之物質，視為陽助「血化氣」與「液化氣」的作用。有了這個轉換，血管內的血液與津液才能順利充滿體表組織，例如毛細血管與毛細淋巴管間的正常通透功能。
2. 人體固態之物質經過熱能轉化，而成為氣態與液態之物質，例如體內組織器官，經過「陽」的溫養，形成動能的「氣」，讓我們肢體蹻捷。或是體內器官，經過「陽」的溫養，形成動能的「氣」，化生出液態的「血」而充養全身。

3. 當氣態物質失去熱能時，例如體內水蒸氣狀態的物質，經過散熱形成水液，便會發生體內水腫的現象。

以上三項，皆顯示著「陽」之轉換物質的特性。（人身之「陽」的功能，簡單來說，就是體溫對人體的影響）

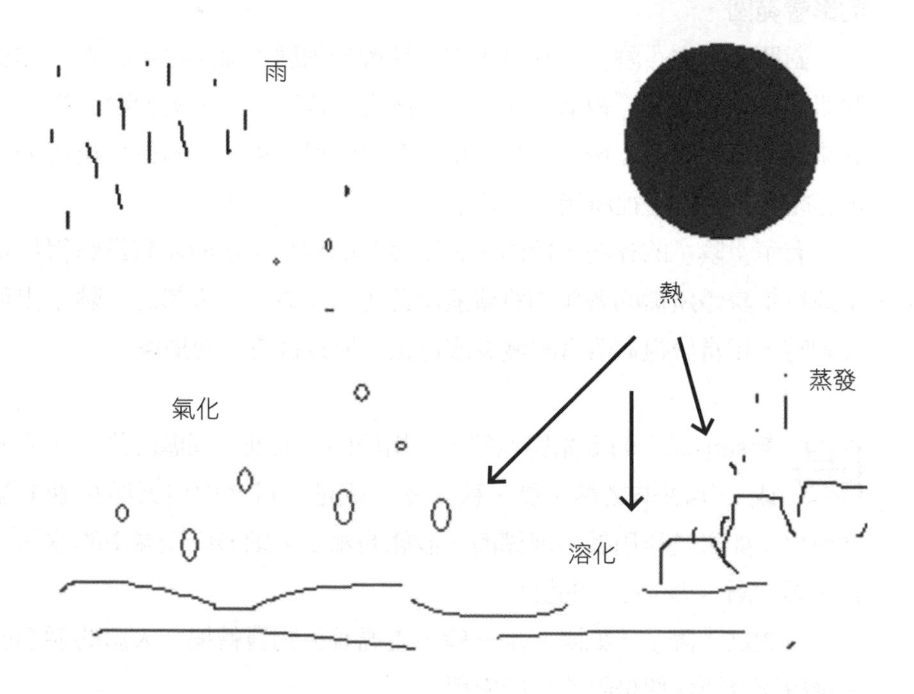

自然界的四大元素如果失去平衡，則會產生天災的現象，天災過後，重新歸於平衡，這是自然的法則。

近日，由於地球暖化所導致的天災不斷，一直繪聲繪影的傳言世界末日將近，其實，這都是自然界自我調整所造成的現象，當人們給予的破壞越大，調整就會越劇烈。因此，如果大家都能進入中醫學的領域，或許能夠提供給人們一些省思的智慧。

同樣的，人體四大元素失調而百病叢生，此氣、血、陰、陽也有調節的機制，可藉由「心神」（指腦部）的調節，來達到相互轉化支援與補充來達到平衡，也能運用飲食、呼吸來達到調節的作用。

因此，如果能用四大元素來了解人體機能之平衡與否，進而判斷疾病之產生，便能輕鬆學習中醫的精髓。

脈診的原理

什麼是「人體全息律」？

了解人體的組成之後，接下來我們要認識一項新的醫學理論，稱為「人體全息律」。什麼是「人體全息律」？

「人體」，是指肉體、生理、精神、心理等方面。

「全息律」簡稱全息，是指人體全部特徵的縮影。一個人身體的任何一部份，小至一個細胞，大至一個器官，全部都縮影著人體的整體結構。這樣的發現是經由不斷的收集、歸納、驗證，而慢慢形成有系統的醫學基礎理論，用來運用於醫療行為上，則稱為「全息療法」。

例如：張大娘長期患有頭痛的症狀、伴有口渴煩躁易怒、面目紅，在一次發作的時期，正好在縫紉，一不小心刺傷了中指指尖而出血，正當感到手指疼痛時，忽然發現剛才的頭痛就這樣不痛了，於是將這巧合用在下一次頭痛時，結果發現仍然有效，就將這經驗流傳而形成一個結論，「中指前端與頭部相對應」。將許多這類的經驗整合運用在醫學上，則稱為「人體全息律」。

為了發行這本書，這陣子都在重新檢視文章內容，資料整理到這裡，剛好想到前幾天，在幫同學講述《金匱要略》的課堂上，一位同學聊到昨天切菜時，不小心劃傷了指頭，流了一些血，結果當時的頭痛竟然好了，真是太神奇了。現在想想，這經驗來的還真是巧啊！

再舉幾個例子，各位就會知道，其實「全息療法」已經普遍存在於你我的生活圈中。如日本觀光客來台最愛的行程之一「吳某某腳底按摩」、婦女最喜歡的耳穴埋針減肥法、清晨公園響起陣陣的拍掌養身功法……等，這些應該都很熟悉了吧！

在傳統醫學中，「腳底」或「手掌」，以及「耳部」，皆有完整與人體相對應的部位，這些稱之為「人體反射區域」的地方，都能夠讓我們在當中獲知有關於生理及肉體方面的訊息。

不單如此，從本質上看，宇宙演化的規律，也是與全息同步的。例如，太陽系裡的星球繞著太陽運行；其中組成的星球如地球，同樣也有月球繞著運行；組成地球的物質小到如原子，同樣也有電子圍繞運行。

因此，從微小的元素→人體→星球→太陽系→宇宙，都普遍存在著某種規律，且實際被廣泛應用到諸多領域，如宇宙學、天文學、氣象學、地質學、地理學、物理學、化學、數學、生物學、生態學、社會學、經濟學、易學、哲學、針灸學、醫學、養生學、武術、……等，沒有一項不與全息律有關。

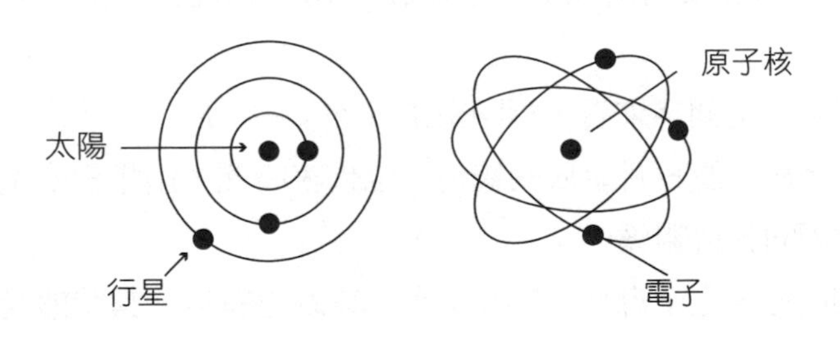

學習中醫的條件是什麼？

中醫學是一套「以外診內，治外療內」之獨特醫學。它不需要藉由複雜的儀器與器械，可以光從觀察人體之氣色、形態與接觸脈象，就能進行疾病的診斷，你說神奇不神奇。

所謂「外行看熱鬧，內行看門道」，其實，這一點都不神奇，說穿了只不過是老祖宗們的「生活體驗」，經過千年的臨床累積、歸納與印證，所形成的一套完整「人體全息律診斷法」而已。

如今，你我的學術養成，如果是以生長在古時候來看，身分都是「讀書人」，當考不取功名的時候，退而求其次則是當醫生。所以，只要你會「認字」，跟著書中進度學習，中醫學也能成為你生活中的一部分。

中醫學如何看待「自然．人體．脈」？

跟著前賢腳步，我們先從文化傳承的重要元素「文字」上來加以探討，自然可以了解其中的奧妙。

古人的造字，通常是有其意義的，「六書造字法則」中的「六書」，分別為象形、指事、會意、形聲、轉注、假借。而其中的「會意」，是把兩個或兩個以上的字加在一起，而成為一個新的字與新的意思。

從「脈」這個字來看，拆開來是「肉」＋「辰」，「肉」部用以看待人體，「辰」為日月星辰的統稱，也代表時間，兩相對應指的是人與時光或指天的對待關係。

就如同地球之全息律，70%為水，有鹹也有淡，其狀態受到日月星辰所影響而產生潮汐的規律變化。人體70%也是水組成的，同樣有鹹有淡，其流動於「脈管」（又稱為「經絡」，是指與心相連，水液與血液運行的通道），它和心臟以及其它臟腑的關係主要表現在輸送營養和氣血循環的聯繫上。

當太陽和月球成一直線時，其引力比平常時更大，因此形成大潮；而太陽和月球的位置形成直角時，太陽引力抵消了部份月球引力，潮汐漲得比平時少而形成小潮。至於地球上的人們，其「血脈」（指脈管內的物質）狀態，自然也受到大自然的變化影響，而在生理上呈現出，如生理時鐘的規律、女孩的月經、脈的十二經循行……等。

另外，探討「脈」（指氣血流行的通道）與人體之關係時，可以發現人體臟腑基本上是處在一個密閉的空間裡，而其中的聯繫靠的就是經絡的交通，因此不管是體內物質的充足與否，熱能與壓力的呈現，甚至是因活動產生的聲波光波或震動波……等無形的波動，在這密閉空間內，皆可完整的反應在「脈」的上面。

因此，「脈診」的原理也是來自於這裡，藉由診察「脈」的變化，可以如實的反應人體當下狀態與大自然之變化，經過全息律之分析，充分掌握健康狀態，而成為「脈診」這門獨特技術，有別於西方醫學與玄學，為中醫學中最寶貴的資產之一。

03
chapter

中醫基礎理論

中醫理論的思考總綱：陰陽

陰陽是我國古代的哲學理論，也是中醫的最高指導原則。

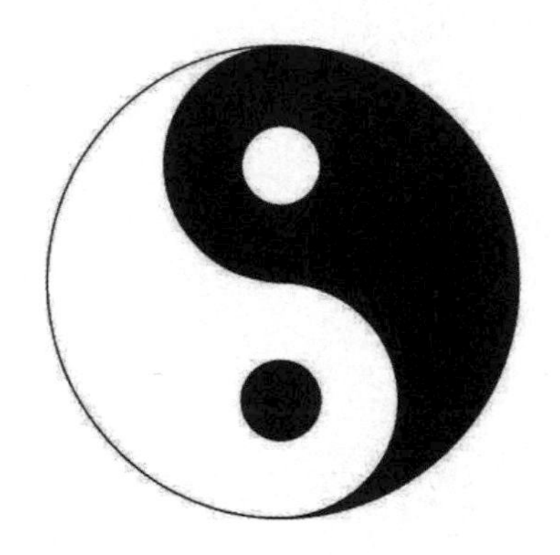

一看到「陰」「陽」這二字，就「一個頭兩個大」，這是學生們一開始接觸中醫學時常告訴我的想法，我也會笑說：「這『一個頭兩個大』，也是太極化生陰陽的一種表現」。當然，這是個玩笑話，可別當真了。其實，先將「陰」「陽」當成兩個符號就好，這陰陽符號，是要用來解釋任何的一件事物之兩個不同的面向。

開始時，陰陽乃是古人對於大自然，萬事萬物的性質，用來作為二分法劃分的一種代號，如下表：

	「陽」的符號代表	「陰」的符號代表
在大自然中	天	地
在一天當中	白天	夜晚
在天空星體中	太陽	月亮
在環境物質中	火	水
在地域方面	南方	北方
在人的方面	男人	女人

還有很多很多……，數都數不完。所以這個符號，放在不同的事物上，有其不同的解釋，下次再見到「陰」「陽」這二字時，要記得先想它是出現在什麼條件下，就能理解這符號代表什麼意義了。（這點非常重要，一定要牢記）

接著演變成「陰陽」這兩個符號，還代表對於一切事物，其發展變化規律，經過仔細觀察、歸納的總結。將其解釋為自然界兩種對立與消長的物質勢力，認為世間一切事物本身都是陰陽對立與統一的結果。

例如一天之中，陰陽最初是代表「白天為陽；夜晚為陰」這類的「名詞」。進一步發展運用，白天其實可以呈現「有陽無陰」的現象，也可逐漸變化成「陽多陰少」；再來是夜晚的「陰多陽少」，逐漸變化成「有陰無陽」。這時「陰陽」則代表白天與夜晚的消長變化，而成為「形容詞」。

各位想想，從前是採龜甲、竹簡上刻字著書，如果是用現代的白話文來紀事，不知要經過幾個猴年馬月才能完成。因此，「陰」「陽」符號，就成了事物變化的最佳代言，簡單易懂，這可是非常令人驕傲的文化遺產。

中醫學的「陰陽學說」，則是運用陰陽的對立與統一；消長與轉化的觀點，說明人與自然界的關係，並概括醫學領域裡的一系列問題，也就是一切事物皆有陰陽，當我們探討這一切事物時都可回歸陰陽來思考。

《內經・陰陽應象大論》：「陰陽者，天地之道也，萬物之綱紀，變化之父母，生殺之本始，神明之府也，治病必求於本」。

說明陰陽是天地間的一種規律現象，可以用來分析和歸納萬事萬物的綱領，是一切事物變化發展的根源，也是生長和滅亡的根本。所以說，自然界中的一切現象都是從陰陽變化出來的。因此，診斷和治療疾病都必須先從陰陽這個根本來思考。

下列是針對《內經》中，有關陰陽與人體之各個方面所代表之涵義，提出歸納與對照：

❖ 生理方面－對應人體體內生理機能

《內經・陰陽應象大論》：「清陽為天，濁陰為地；地氣上為雲，天氣下為雨；雨出地氣，雲出天氣。故清陽出上竅；濁陰出下竅。清陽發腠理；濁陰走五臟。清陽實四肢；濁陰歸六腑。」

清陽之氣蒸發上升而成天，濁陰之氣凝結下降而成地；地氣受到陽熱的蒸騰上升而成雲，天氣受到陰寒的凝聚下降而成雨；雨生成地氣，雲變成天氣。

人體內活動與天地陰陽相同，清陽之氣從目鼻口耳之上竅而出，視力、呼吸、聲音、聽力等都要依靠清陽之氣才能正常運作；而濁陰之氣如糞便、尿液等穢濁之物從前後陰之下竅排出。

清陽之氣可以發散到皮膚與肌肉紋理，例如衛氣運行體表間，負責防衛人體與抵抗邪氣；濁陰之氣向內流行於五臟，例如營氣灌溉五臟六腑，負責提供營養。

清陽之氣充實到四肢使四肢溫度正常，活動靈活輕巧；濁陰之氣歸到六腑，指飲食水穀中的營養物質才能被消化吸收。

❖ 病理方面－病理變化的基本規律

《內經・陰陽應象大論》：「陰勝則陽病，陽勝則陰病；陽勝則熱，陰勝則寒」。

陰陽在人體體內應該是要相對的平衡才是好的。

「陰勝」則陽病。當生病時，如果是屬於陰氣偏盛，以人體四大元素來分類，這裡的「陰」，是指陰陽總綱的「陰」，也就是固態與液態的物質，當體內水液過多，器官腫大時，「陽」必定會受到阻滯而耗損。

「陽勝」則陰病。陽氣如果偏盛，體內將會因為氣的運行太過或是溫度升高而耗傷陰與液，導致「陰」受到傷害。

陽氣偏盛則會表現出發熱現象，陰氣偏盛則會使人產生寒冷症狀。

《素問、調經論》：「陽虛則外寒，陰虛則內熱」。

「陽虛」則呈現外寒現象，例如睡覺時，時常有人提到另一伴手腳伸來時，會突然令人精神一振，試想被冰柱接觸的感覺，能不振奮嗎？這就是因為體表失去陽氣輸佈而見的陽虛之證。

「陰虛」則呈現內熱現象，例如體內的肉體組織器官等，屬「陰」，當「陰虛」時則表現出退化現象而形成內熱，稱之為慢性發炎，就是一種「陰虛則內熱」的表現。

❖ 解剖方面——人體臟腑組織的屬性

《內經・壽夭剛柔篇》：「是故內有陰陽，外亦有陰陽；在內者，五臟為陰，六腑為陽；在外者，筋骨為陰，皮膚為陽」。

一切皆可區分陰陽，人體也一樣。「陰陽」如果是用在體內器官的區分上，則有臟腑之分。「五臟」能將有用的物質收藏起來，屬陰；「六腑」主要是主物質的通泄，屬陽。

如果「陰陽」是用在體表組織的區分上，則有皮脈筋骨之分。筋骨的部位在組織層的裡部，屬陰；皮脈的部位在組織層的表部，屬陽。

❖ 診斷方面——病症屬性歸類的總綱

《內經・陰陽應象大論》：「善診者，察色按脈，先別陰陽；……。」

擅長診斷的醫生，觀察病人的色澤和脈象，首先會先辨別是屬於陰或屬於陽。進而發展出一套「八綱辨證」的方法，請參考接下來「中醫辨證的方法」內容。

❖ 治療方面——瀉實補虛，調整陰陽平衡的原則

《內經‧至真要大論》：「寒者熱之，熱者寒之」。

陰寒與陽熱在屬性上可以相互中和而達到平衡，因此，治寒症以熱藥和之，治熱症以寒藥和之，屬於調整陰陽平衡的治療原則。

《內經‧陰陽應象大論》：「審其陰陽，以別柔剛，陽病治陰，陰病治陽。」

治病必須詳細審察判斷證候是屬於陰或屬於陽，才能依照陰陽來分別採取滋補法或攻瀉法的治療。

「病在陽」，除了「治陽」的方法外，也可以思考「治陰」的角度。例如高燒期的陽熱症狀，導致肺的津液耗傷，結果形成身熱、乾咳無痰、口乾而渴、鼻燥咽乾、舌無苔而乾……等症。可採養陰清熱，潤肺除燥的「補陰法」。

「病在陰」，除了「治陰」的方法外，也可以思考「治陽」的角度。例如腸胃道阻滯的「陰寒實邪」，可採「溫通攻瀉法」來治療。

上述有關《內經》之文獻，整理歸納在以下「陰陽涵義簡表」中，往後當我們面對中醫文獻出現「陰、陽」二字時，可以運用查表方式，快速了解陰、陽的真正內涵為何。

表述	陽	陰
人體組成	無形的思想與能量	有形的軀體
人體內外	表；組織	裡；器官
人體上下	頭；上	腳；下
人體表層	背	腹
人體在外之組織	皮膚	筋骨

人體在內之器官	六腑	五臟
人體生理機能	機能活動	物質的儲藏
氣血物質	氣	血
六淫之邪	風；暑；燥；火	寒；濕
藥性	溫；熱	寒；涼
脈之部位	浮；表	沉；裡
脈之速率	快；數	慢；遲
脈之形狀	寬；大	窄；小
脈之搏動力	有力；實	無力；虛
望診	面紅，狂躁，唇裂，舌紅，苔老實，舌質絳。	面蒼白或暗淡，舌質淡胖嫩，身重倦怠氣乏。
聞診	語音宏亮，氣粗多言，痰鳴喘促，多怒狂叫。	語音低微，呼吸淺短，少氣懶言。
問診	大便祕結，小便短赤，口渴，口苦。	飲食減少，口淡無味，大便氣腥，小便清長，不煩不渴。
切診	腹痛拒按，身熱，脈浮、洪、數、大、有力。	腹痛喜按，肢涼，脈沉、微、細、澀、無力。

中醫辨證的方法：六經辨證

中醫學在看待人體的生理、病理變化時，首先是採陰陽理論來試圖了解體內的變化。但是，要使用這兩個符號來代表體內環境平衡與否，就必須要有「多」與「少」的變化，加入這兩個概念，此陰陽（兩儀）消長的變化，便可以再進一步的化分成四象（少陽、太陽、少陰、太陰）。

因此，醫學之初，古人便試著使用這四個代號來探討人體，但是在四象中談論體內陰陽消長的變化只有四種現象，而對照地球對人體的影響與陰陽性質的轉變，發現這四類還是不足以說明。因此，再加入陽明與厥陰這兩個符號，以陰陽的多寡來呈現，而成為體現人體陰陽運行的概念。

❖ 陰陽消長變化的六個符號

這六個「符號」（既然稱之為「符號」），就如同「陰陽」符號一樣，當看待的事物不同時，各有其不同的解釋，概略說明如下：

以陰陽的多寡來呈現：少陽為一陽；陽明為二陽；太陽為三陽；厥陰為一陰；少陰為二陰；太陰為三陰。

若將其看待成「自然環境」或是「體內環境」時，指「溫度」與「溼度」的變化符號。將其與五行屬性相結合而成為好記的口訣，背誦如下：

「少陽相火；陽明燥金；太陽寒水；厥陰風木；少陰君火；太陰濕土。」

	溫度變化	溼度	五行屬性
少陽	火（外火）		火
陽明		燥	金
太陽	寒		水
厥陰	風		木
少陰	火（內火）		火
太陰		濕	土

當人體感受到一年當中氣候的變遷，用這六個符號來區分代表時，稱為「六氣」，或稱為「六間氣」。

而「一個間氣」為期二個月，「六個間氣」剛好是為期一年12個月，可再劃分為「24節氣」，是地球自轉時，春夏秋冬氣候循環給人體固定的感受。

按照五行相生排列，與六氣相對應如下：

<table>
<tr><td>六間氣</td><td colspan="4">初之氣</td><td colspan="4">二之氣</td><td colspan="4">三之氣</td><td colspan="4">四之氣</td><td colspan="4">五之氣</td><td colspan="4">終之氣</td></tr>
<tr><td>主氣</td><td colspan="4">厥陰風木</td><td colspan="4">少陰君火</td><td colspan="4">少陽相火</td><td colspan="4">太陰濕土</td><td colspan="4">陽明燥金</td><td colspan="4">太陽寒水</td></tr>
<tr><td>節氣</td><td>大寒</td><td>立春</td><td>雨水</td><td>驚蟄</td><td>春分</td><td>清明</td><td>穀雨</td><td>立夏</td><td>小滿</td><td>芒種</td><td>夏至</td><td>小暑</td><td>大暑</td><td>立秋</td><td>處暑</td><td>白露</td><td>秋分</td><td>寒露</td><td>霜降</td><td>立冬</td><td>小雪</td><td>大雪</td><td>冬至</td><td>小寒</td></tr>
</table>

❖ 六個符號與氣候環境的關係

古人為了解釋自然界的現象，認為天上日、月、五星（木火土金水）的運行，會對地球產生氣候變化的影響，進而形成大地上五種特性的物質形態，分別以木、火、土、金、水，這「五行」來看待。

其中因為運轉之後而產生的氣候變化，將其分為「風、寒、暑、熱、濕、燥」這「六氣」，分別套入「六個符號」中。

	厥陰	太陽	少陽	少陰	太陰	陽明
在天氣候	風氣	寒氣	暑氣	熱氣	濕氣	燥氣
在地五行	木	水	火	火	土	金

以下進一步說明其體現：

「風」，在天是風，在地則成木。透過觀察，將風與木歸類為「一體同氣」，如樹木搖曳即知天地有風。另外，「風」性迅速，無孔不入，當氣候變化將導致人體發生疾病時，都可經由「風」來帶路，迅速侵入人體。例如：風寒、風熱、風濕、風燥……等型的感冒。

「寒」，在天是寒，在地為水。大地的「地氣」上升至天，遇到天空中的「寒」則化為雨，下降回大地而成「水」。

「暑」，是溫暖之氣，在地則屬「火」的一種表現。

「熱」，是指陽熱之氣，在地也是「火」的一種表現。

「濕」，指空氣中的水氣溼度，屬於過多的表現，在地屬「土」，視其為滋潤萬物生長。如露水、霧露，同土一起滋養萬物。

「燥」，可以代表空氣中的溫度與水氣溼度，在地則屬「金」。「金」所體現的是金屬、玉石類，其具有「涼」的屬性，「涼」能讓水氣消失而形成「燥」，如北方冬天多是乾寒的氣候。

以上「六氣」大致可已區分為三個思考的方面：

1.代表溫度變化：熱、暑（溫）、寒、燥（涼）。

2.代表溼度變化：濕、燥。

3.感受到的動能：風。

❖「六淫邪氣」致病說

進一步解釋，在五運的影響下，環境產生溫度、濕度或能量不協調時，便會導致人體生病，此現象稱之為「六淫邪氣」致病。

1.厥陰／一陰／風木

「厥陰」可以代表體內「陰陽」物質的某種狀態。「厥」是極點之意，「厥陰」是指（陰寒至極）而轉化為陽的時機，屬於不正常的表現，能在體內產生「風動」疾病的症候。如血壓上升、肢體不正常顫抖、患處不固定且隨時移動改變位置……等。

2.少陰／二陰／君火

「少陰」同樣代表體內「陰陽」物質的某種狀態。屬於「陰寒之中」（在體內指臟器部位），呈現火熱現象。體內的「火」，依照熱的程度不同，可分成正常與不正常這兩種火。「正常的火」，為溫和的能量，用來維持體溫恆常。另一種則為「不正常的火」，通常稱為「火邪」，火邪會破壞人體器官組織，造成紅腫熱痛。

3.少陽／一陽／相火

「少陽」是指陽氣初現時，體現出（暑）溫的氣候，讓人感覺溫暖舒適。這讓我想到年輕當兵在馬祖的日子，每當冬春時期，氣溫平均都在5度左右（比台灣溫度低5-10度），由於船上生活無法供應熱水洗澡，所以大伙總是選在太陽高掛的時間點，當沖完冷水澡後，立刻躺上甲板來作個日光浴，儘管氣溫相當的低，溫暖的陽光仍然能夠讓我們不畏寒冷。「少陽」就有這樣的味道，在體表位置，讓人同時感受來自體內的溫暖，與體外氣候的寒冷。當出現問題時，就會讓人產生一會發冷，一會發熱的現象，中醫稱之為「寒熱往來」。

4.太陰／三陰／濕土

「太陰」是指體內「陰多」的位置表現。還記得「陰陽總綱」裡提到，「陰」體現著體內一切有形之物，包含固態的器官組織與液態的血水。當「陰多」處，正是長養萬物之元素，如同大地之土一樣，提供萬物生長所需物質。體內的消化吸收系統，正是屬於這個範疇。

以氣候環境來看，土氣存在於四季之中，在地表為濕氣，可並存於寒熱溫涼的四季中。說明「太陰」對人體的「陰陽平衡」，起著直接調節的功能，對健康與否來說，非常重要。

5.陽明／二陽／燥金

「二陽」指重陽之意，為兩陽相加，稱之為「陽明」。由這點來看，「陽明」有陽熱之意，但是在大自然運行時，則用來解釋物極必反的現象，為陽氣轉趨向下，如金屬玉石般具有涼性、質重、降沉之特性，能將空氣中的水氣一同沉降而成為燥的現象。用於人體代表組織間或腸胃道的水分充足與否，當不足時，便會出現乾燥的症狀，進一步發展成陽熱症狀。

6.太陽／三陽／寒水

「太陽」指最接近外界太陽的部位，也就是人體最體表的位置。越接近高空太陽，例如越往高山處走，人體的感受反而是寒象。所以這個地方是人體體溫的相對低點位置，也最易感受到「寒」的感覺。高山積雪，則是寒水的一種表現，為河流的源頭，意味著人體體表也充滿著水液流行。因此，「太陽」還代表著體表組織液與淋巴液的流動狀態。

❖ 六個符號用於人體六個證候

「六經辨證」的「六經」便是使用這（太陽、陽明、少陽、太陰、少陰、厥陰）六個符號來命名。

東漢末年「醫聖」張仲景所著的《傷寒雜病論》（現分成《傷寒論》與《金匱要略》二書），就是藉由「六經」來區分病症的綱要，從中分析「八綱」（將於下一章接著探討），來對人體進行論治。

運用「六經」理論，有系統的將外感疾病（如感冒）的發展過程中，相關的部位、性質、病因、病機、病勢……等加以歸納分析，作為辨證施治的依據，而成為六種證候分類名稱，稱之為「六經辨證」。其結果稱為「六經病」。以下是六經病的概述：

1.「太陽病」：外感疾病的發生初期，出現脈浮、惡風寒、頭項強痛。

2.「陽明病」：當病邪向內傳變，症狀由表寒證轉變為裡熱證，而出現脈大、身熱、不惡寒反惡熱的現象。

3.「少陽病」：可由太陽病傳變而來，也可由陽明病傳變而來，出現脈弦、惡寒和發熱的症狀交替發生，當發熱時不惡寒，惡寒時不發熱，加上有口苦、咽乾等症狀。

以上三種類型稱為「三陽病」，其性質都屬陽、屬熱。接下來，病邪如果繼續向裡發展，其病理轉變便由陽證、熱證轉變為陰證、寒證。

4.「太陰病」：首先容易先轉變為脈沉、腹滿、嘔吐、泄瀉的症狀。

5.「少陰病」：進一步發展則出現脈微細、欲寐、肢冷惡寒的症狀。

6.「厥陰病」：再進一步發展而出現寒熱錯雜的症狀。

這三類型則稱之為「三陰病」，其性質都屬陰、屬寒。

以上外感疾病的傳變過程總結出六個辨證綱領，各是屬於某個階段所呈現出來的綜合症狀，而六經中彼此也有一定的聯繫，因此發病症狀也可以混合出現，稱之為「合病」與「併病」。（相關內容請上網搜尋「脈向健康」部落格，傷寒金匱相關文章）

中醫辨證的方法：八綱辨證

接下來，就要開始講述「陰陽」的臨床運用。前面提到，一切事物皆可分陰陽，因此，在臨床的辨證學上，總綱當然還是以陰陽來作為思考的方向。在陰陽之下，將人體分為「部位」「屬性」「相對關係」三方面來探討。

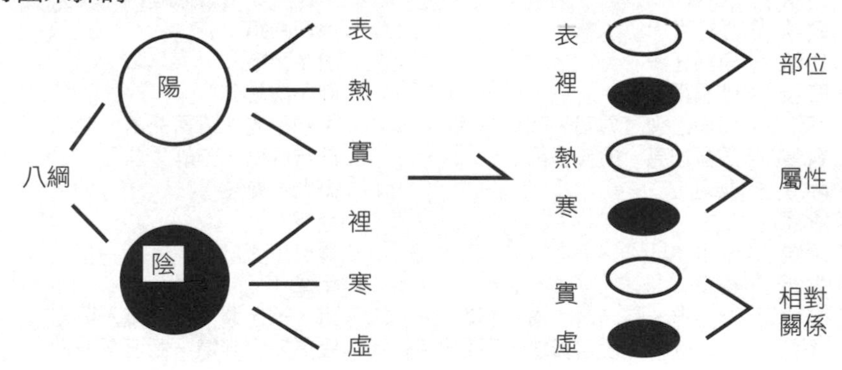

陰陽兩綱是八綱中的總綱，具有統領其它六綱的意義。

將上述八個思考方向單獨觀察，便可形成八個綱領，中醫學上稱之為「八綱」（陰、陽、表、裡、寒、熱、虛、實等八者）。臨床上，運用這八個綱要進行疾病辨證，稱作「八綱辨證」。人體出現各種疾病的症狀雖然錯綜複雜，但是都可以運用八綱來進行分析、歸納，以尋求疾病屬性、病變部位、病勢輕重、及個體反應的強弱，進而作出判斷，為臨床診斷和施治提供清楚之依據。

❖ 個別分析

1.八綱辨證之「陰陽」：指疾病辨症的類別總綱。

八綱辨證的陰陽，是指疾病辨症的類別總綱。當疾病發生時，將所發生的一切病症，區分為「陽證」與「陰證」，來作為判斷與施治的依據：

【陽證】：按照一般疾病的臨床辨證，凡是屬於急性、動的、強實、興奮、代謝增加、進行性的、功能亢進的、向外（表）的、向上的證候，都屬於陽證。

【陰證】：按照一般疾病的臨床辨證，凡是屬於慢性、虛弱、抑制、靜的、功能低下、代謝減退、退行性的、向內（裡）的證候，都屬於陰證。

症狀	陽證	陰證
面色	面紅耳赤	蒼白晦暗
身體	身熱狂躁	身重踡臥
四肢	肢溫躁動	肢冷倦怠
口	口燥唇裂、煩渴、或喜冷飲	不煩不渴、或喜熱飲
聲音	語音宏亮、煩燥多言	語音低微、安靜少言
呼吸	氣粗	微弱、氣短
腹痛	拒按	喜按
小便	量少色紅	量多色淡
大便	秘結	稀薄
脈象	浮、洪、數、滑、實、有力	沉、細、遲、虛、微、無力
舌	舌質紅絳，舌苔黃燥、甚或芒刺	舌質淡而胖嫩、舌苔潤滑

另外，「陰陽」既然作為八綱辨證的總綱，那麼下述將提到的八綱中之表證、熱證、實證，都相對的屬於陽證的範圍。同樣的思考，八綱中的寒證、虛證、裡證，都相對的屬於陰證的範圍。

當需要判斷疾病與診斷時，八綱辨證中之「陰陽」這兩綱，配合上其他六綱（表裡寒熱虛實），整合分析思考後，便能將疾病區分出證型，不管是查找「方劑學」來選方用藥，或是上網搜尋「疾病證型」，都能快速找出對策來。簡單說明如下：陰陽之表裡：是指病變部位的深淺。

例1：8月15日，王小明因為淋雨而「感冒」，導致身體體表發熱、微惡寒、身體酸痛、咳嗽……等不舒服的症狀。這些病症都發生在人體體表，並且明顯可見，我們便可將其歸類為八綱辨證之「表證」，提示其病變部位在淺表之處。

例2：同樣8月15日，王小美在一天之內腹瀉8次，之後就時常腹瀉，其症狀為腹痛時隨即泄瀉，不痛不瀉，糞便呈水樣，每遇冷食則瀉更甚。由此可知，其疾病的部位出現在體內，病位較深，屬於「裡證」。

陰陽之寒熱：是指疾病的性質，也就是人體對寒熱的感受。如前例，王小明的症狀出現體表惡寒、發熱等症，因此其疾病的性質屬於「寒熱證」；而王小美的症狀無發熱，反而是遇冷則瀉得更甚，因此歸屬「寒證」。

陰陽之虛實：是指邪正的消長盛衰。王小明之症狀明顯且劇烈，可知正氣與病邪正在對抗，故屬「實證」；而王小美則是瀉下之後，耗損了正氣，並且由於已瀉下多次，病邪也跟著去除許多，所以病邪也已不強盛，因此發生時瀉時止的現象，屬於「虛證」。

整合分析思考：表、熱、實皆屬於「陽」；裡、虛、寒皆屬「陰」。可知王小明的八綱辨證為「感冒陽證之表實熱證」；王小美則是「泄瀉陰證之裡虛寒證」。

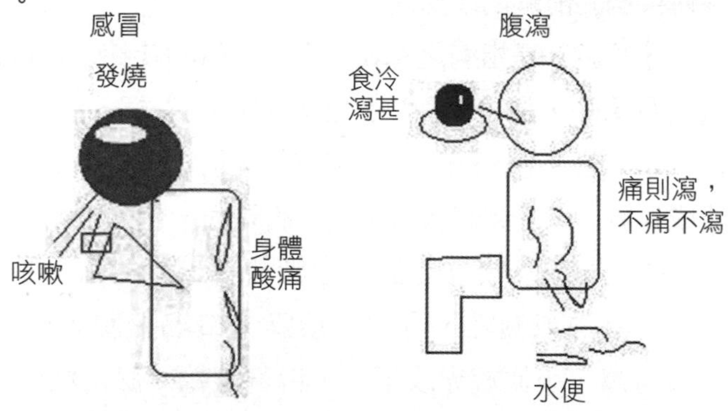

【重點】陰陽乃一切事物之總綱，「陰」或「陽」隨著發生的事物不同，使用的時機不同，其代表的含意也不同。（可參考陰陽涵義簡表）

以上只是概略的說明，看到這裡只需先有個印象就好，可別強求自己現在就能針對一切病症進行分類。跟著進度慢慢加深印象，接著繼續說明其他六綱的臨床意義。

2.八綱辨證之「表裡」：在陰陽之下探討人體病症的所在「部位」

「表裡」是指病變部位的深淺和病情的輕重。就人體部位而言，經絡組織在外，臟腑在內，因此稱經絡組織為表，臟腑為裡。

經絡組織發生疾病，配上「六經辨證」的思維，「太陽病」「陽明病」「少陽病」這三陽病之範圍，都是指疾病發生在人體體「表」的位置。

體內臟腑發生疾病，配上「六經辨證」的思維，「太陰病」「少陰病」「厥陰病」這三陰病之範圍，屬於疾病發生在人體「裡」部的位置。

【表證】是指在人體體表的病症。當「六淫」邪氣侵入人體（指風、寒、暑、濕、燥、熱這六種外在環境變化導致人體生病），首先侵犯皮膚，經絡，或從口鼻入侵衛分或肺的系統，出現惡寒、發熱、頭痛、身痛、四肢酸痛、鼻塞或咳嗽。脈浮，舌苔薄白等症狀。其中又以惡寒（或惡風）、脈浮為特徵。表證多見於感冒、流行性感冒和各種急性傳染病的前驅期或初期。

【裡證】是指病之在人體內、在臟的疾病。可以是因為「六淫」邪氣沒有治好，進一步影響到五臟的功能失調。或是因為「七情」（指喜、怒、憂、思、悲、恐、驚這七種情緒變化）等因素，導致臟腑、血液或骨髓……受到影響而發生疾病證候。例如：

(1)外感病表邪（如感冒之細菌病毒）內傳入裡，病及臟腑，出現高熱或潮熱、神昏、煩躁、口渴、腹脹或痛、大便秘結或泄瀉、小便短赤或不利、舌苔黃乾、脈沉數等症狀。多見於急性熱病的中期。

(2)內臟病變，凡病自內生，則或因七情，或因勞倦，或因飲食所傷，或為酒色所困，皆為裡證。這是與外感相對而言，如肝病的眩暈、脅痛；心病的心悸、氣促；脾病的腹脹、泄瀉；肺病的咳嗽、氣喘等。

【表證與裡證之鑑別】

類型	病程	寒熱	舌苔	脈
表證	新、短	發熱惡寒或惡風並見	薄白或薄黃變化少	浮
裡證	久、長	發熱不惡寒或惡寒不發熱	變化多	沉

3.八綱辨證之「寒熱」：在陰陽之下探討人體病症的「屬性」。

寒熱在八綱中，是區別疾病屬性的兩個綱領。辨別疾病的「屬於寒、屬於熱」，對疾病的治療，具有重大的意義。治法上的「寒者熱之」，「熱者寒之」是立法處方用藥的重要依據。

寒與熱是相對的，但它們之間又是互相聯繫的，有時可以呈現真寒假熱、真熱假寒或寒熱錯雜等情況，臨證必須注意辨別。（「真寒假熱」、「真熱假寒」或「寒熱錯雜」，臨床上是屬於高難度的診斷範圍，初學者可以先忽略，等介紹到進階篇的脈象時，再來理解。）

【寒證】是由外在寒邪所引起，或因體內的陽氣衰弱、陰氣過盛，而導致身體機能與代謝活動衰退，抵抗力減弱而出現寒的證候。這方面的觀念，還記得在「陰陽：病理變化的基本規律」內容裡有提到，《內經．陰陽應象大論》：「陰勝則陽病，陽勝則陰病；陽勝則熱，陰勝則寒。」請往前複習說明內容。

一般症狀表現如：體溫不足，面色蒼白，精神萎頓，踡臥，喜溫怕冷，腹部冷痛，得熱則減，口不渴或渴喜熱飲，大便溏薄，小便清長，舌質淡，苔白滑，脈沉遲等。多見於慢性、機能衰退性的疾病。

【熱證】是由熱邪引起而致陽氣亢盛（正氣抗邪，反應強盛），出現一系列熱的證候。

一般症狀表現如：身熱，煩躁，面目紅赤，不惡寒反惡熱，口乾、咽燥；渴喜冷飲，唇紅而乾，大便秘結，小便短赤，舌質紅苔乾黃或乾黑，脈數等。多見於感染性疾病，以及身體機能代謝活動過度亢盛（陽盛）所產生的疾病。

【寒證與熱證之鑑別】

類型	寒熱	色	渴	肢體	二便	舌質	舌苔	脈象
寒證	惡寒 喜熱	青白	不渴 喜熱飲	冷	大便稀溏小便清長	淡	白	遲或緊
熱證	惡熱 喜寒	紅	渴 喜冷飲	熱	大便硬結小便黃少	紅	黃	數

4.八綱辨證之「虛實」：在陰陽之下探討人體自癒力（又稱正氣）與細菌病毒或病理產物（又稱邪氣）的「相對關係」。

虛和實，是指人體抵抗力與病邪，彼此間的強弱盛衰，換句話說，就是指人體內「正氣與病邪」之間鬥爭的表現。

「虛」指人體的正氣不足，抵抗力減弱；「實」指致病的邪氣盛和邪正鬥爭劇烈。凡病者體質強，病理變化表現有餘的是實；病者體質弱，病理變化表現為不足的是虛。

「虛和實」是相對的，可以互為轉化，或相互錯雜而出現，如在某些病程較長，病情複雜的病變中，往往有病邪久留，損傷正氣，由實轉虛的；也有正氣本虛，無力驅邪而致痰、食、水、血等瘀結而成虛實交錯的。因而有虛實錯雜和虛實真假的差異，應詳細辨別。

【虛證】是指人體正氣不足，機體抗邪能力減低，生理機能減退的證候，其表現為：面色蒼白，精神不足，身疲乏力，心悸氣短，自汗盜汗，舌嫩無苔，脈虛無力等，屬於虛證。

【實證】是指病邪亢盛，正氣與邪氣對抗的反應激烈；或人體內部機能障礙引起的氣血鬱結、水飲、停痰、食積等，這些多屬實證。

例如陽明腑實證，症狀有急性熱病高熱、口渴、煩躁、譫語（神志不清、胡言亂語）、腹滿痛而拒按、便秘、小便短赤、舌質蒼老、苔黃乾燥、脈實有力等。

類型	發熱	惡寒	病程	疼痛	舌質	舌苔	脈
虛證	五心煩熱	得熱寒減	長	喜按按減	嫩	薄白	無力
實證	壯熱	得熱寒不減	短	拒按按痛甚	老	厚	有力

八綱辨證，是中醫學對於疾病的分類，所採取的其中一種分類法，之後還有「臟腑辨證」的說明。實際上對於病症的分類辨證，一般採取於「六經」分類中，帶入「八綱辨證」；或是「臟腑辨證」中，帶入「八綱辨證」。因此「八綱辨證」在中醫的辨證學中，顯得特別重要。在還沒有實際接觸病患時，很難真的看得懂這些內容。所以，要能快速學習，可以開始注意身邊有無親友患有疾病，一一列出其症狀，試著先套入八綱來分析，這才是好的學習方式。或者，只先求擁有這些概念，繼續往下學習，當所有基礎知識都已建構完成，再來回頭思考，一樣能達到融會貫通的結果。

❖ 名詞解釋　邪・正・虛・實

※邪：指各種致病因素，分為外因、內因、不內外因。

外因：傳染性疾病很難捉摸，受感染後，以人體的感受來分別歸類為六邪，又稱為「外感六淫邪氣」。外感六淫邪氣之性質：

【風氣】：入體形成風邪之氣，體表因此會出現怕風的症狀，脈則表現出浮緩的現象。此時的體表防禦系統被風邪突破，雖然除了怕風之外，其它不舒服的症狀還不明顯，但是如同城牆已垮的現象，其他邪氣（如寒、暑、濕、燥、熱）就容易跟隨入侵了。

【寒氣】：入體形成邪氣，因此出現惡寒（指怕冷明顯）、脈遲或緊的現象。（脈象部份於進階篇之28脈單元，會有詳細解說）

【暑氣】：夏季時令特有的邪氣，由於夏暑之火氣容易使人大量流汗，造成體內「氣」與「津液」的耗損，因此發生「中暑」的現象，其症狀為冒汗、懶、倦、暈、吐。如果與其他邪氣所導致的感冒「脈象」

相比較，則偏細軟弱的脈象。

【濕氣】：濕邪為水濕之氣，侵犯人體會阻滯體表氣的運行，形成全身痠痛困重的症狀。如果侵犯「裡」之腸胃系統，胃陽將被濕邪包住，而形成「裡」有胃火，導致非常容易飢餓，但是濕邪阻滯，造成無法運化水穀，而發生「食入欲吐」的現象。此時可以使用「芳香化濕法」來改善，如「荷葉」具有香氣，同時又能除濕利水，非常適合用來去除濕邪之氣。如果濕邪停留體內，將造成脈搏跳動緩慢（60~65次／分鐘），且有黏重的感覺。

【燥氣】：入體形成邪氣，會出現體內水液不足的乾燥現象。症狀如口渴、皮膚乾、咽乾……等。一般來說，脈象會呈現細偏數的感覺。

【熱氣】：入體形成邪氣，會出現脈數、發炎、明顯灼熱痛……等的症狀。

內因：指神經、內分泌系統失調所引起的臟腑功能失調。又稱為內傷「七情致病」，包括喜、怒、憂、思、悲、恐、驚等，這七種情志失調原因所導致的疾病。

不內外因：指排除上述「外因與內因」的致病原因之外，剩下其他的致病因素，如蟲獸、金刃損傷和水火燙傷……。還有包括現代人特有的飲食不當、勞倦（尤其是熬夜）……等，對人體造成的傷害。

※正：指人體「正氣」，體現在人體對抗疾病的抵抗能力上，以及體內「氣」與「陽」的運作力。

「正氣」作用於體內的「陰」與「血」，用來促進「氣血津液」與「臟腑組織」的機能活動、人體對內外環境的適應力、自身調控修復能力……等功能的正常運作。

【邪氣侵犯人體→正氣抗邪，邪正相爭→出現「陰陽失調」的病理現象，視正邪力量消長而有虛／實兩種證候類型】。

實：邪氣盛，正氣也盛，邪正相爭→出現陰偏盛或陽偏盛，一系列「亢盛有餘」的證候（紅、腫、熱、痛）。

虛：邪氣弱，正氣虛損，機能衰退→出現陰偏衰或陽偏衰，一系列「虛弱不足」的證候，例如患了「慢性疾病」的狀態。

中醫臟腑概論（臟腑辨證）

以下為了快速能讓人們認識體內生理功能的活動，採用整個國家的運作來比擬人體。首先，我們假設處在一個君主時代，為了維持廣大的土地與人民的生活得以富足，必須設置若干機構來維持國家正常運作，機構間又須相互協調配合來共同完成君主交付的任務。就這樣，各個單位都有其專屬任務與協助其他單位的協同任務，就如同人體器官相互間之運作關係，大致如下：

【君王】：國家的領導人，負責將收集來的各地情資加以分析與學習，並且作出正確的判斷，指揮協調各部門的運作來達到國家的安定與發展。

因此君王必須具備明辨是非與正確決斷的能力，將其稱為（心者，君主之官，神明出焉）。而全國的物資當然也是需要由國君統籌來分配主導，生理功能稱之為（心主血脈）。

另外，君王是不能受到傷害的，如果君王受傷則天下會大亂，君王死亡則代表國家滅亡，因此，只要對君王造成不利的事件發生，都由護衛隊來概括承受，此護衛隊人體稱為（心包）。

【宰相】：當國君的決策要實行時，總是需要幫手來協助治理，也就是宰相的功能。首先是對政令的正確佈達與回報，並且按照國君的意思來協助指揮調度各部門。生理功能稱之為（肺者，相傅之官，治節出焉）。

因此，宰相是協助君主對全國各部門運作與物資調度運用的執行中樞，體內表現在（肺主氣，主宣發肅降，主通調水道）的方面。

另外，當有敵人想要入侵時，首先會破壞這個指揮調度系統，所以最能感受到有無外力入侵，也最容易被先侵犯。如同門戶一般，體內表現在（肺主皮毛、開竅於鼻）。

【將軍】：文臣武將，共同協助君王治理國家，一位是宰相，另一位則是將軍。不但須負起對付外來的敵人，並且須維持國內的治安。

尤其「將在外不受軍令所管」，許多突發事件通常相當緊急，經常來不及回報君王就要立刻處理，因此必須擁有相當謀慮本事，才能正確判斷並且輔佐國君。生理功能稱之為（肝者，將軍之官，謀慮出焉）。

另外，將軍擁有節制各州的權利，是另一個協助指揮統治的單位，體內表現在（肝主疏泄、主藏血）方面。

【智庫】：當國君與各個單位首長出現疑問需要諮詢對象時，需要（中正之官）來提供正確的意見，用以輔佐君王與各部作出正確判斷。生理功能稱之為（膽者，中正之官，決斷出焉。凡十一臟取決於膽也）。

【糧食部門】：在以農立國的古代，水的來源與糧食的充足與否關係到國家的強弱與社會的安定，因此，負責水與糧食的生產、製造、運送、儲存等事項的單位稱為倉廩之官，可以說是國家發展的基礎。生理功能稱之為（脾胃者，倉廩之官，五味出焉。脾胃為後天之本。）這點非常重要。

【環保部門】：正常的社會功能運作之下，總會產生一些可回收的產物與不要的產物，需要一定的機構來負責判斷並且執行輸送與驅逐的工作。生理功能稱之為（大腸者，傳道之官，變化出焉。主津與傳化糟粕。）

【生產單位】：收集各類的物資並將其轉換成各項民生與其他有用之成品。生理功能稱之為（小腸者，受盛之官，化物出焉。）

【國安機制】：當國家遇上緊急狀態時，不但需要有物資的庫存系統來支援，甚至國君的家族如退位的太皇與太后都齊心協力輔佐國家，這整個運作機制必須快速且充分運用智慧與技巧來達到目的，生理功能稱之為（腎者，作強之官，伎巧出焉。）

【水利部門】：水是文化的發源之地，人們通常是沿著河水來興建都市，因此掌管河川水利的事務，與國家發展有著密切關係。水庫的調節與疏洪，關係千萬百姓的身家性命與財產。生理功能稱之為（膀胱者，州都之官，津液藏焉，氣化則能出焉。）

以上是將一部分人體的器官臟腑功能，運用國家運作的思維來分析對照，方便初學者先有整體之概念。

不知各位有沒有發現？中醫學的「臟腑」功能，有的跟我們接觸到的健康教育，或是生理、生物學的知識相似，但是也有令人無法理解的。例如「膽」者，中正之官……。這是什麼啊？不就是儲存調節膽汁的器官？跟中正有什麼關係？要能在這方面不被混淆，首先，先請問大家，各位所見到的「臟腑」名稱，如肝、膽、心……等，是中文字還是外國文字？……相信不用想也知道，當然是中文字。再請問，現代生理學的知識，是中國古老傳下來的，還是近代外國傳入的？……當然是外國傳入的。也就是說，原本就是外國的知識，為了傳入華文體系，自然要靠翻譯才能普及。說到這裡，先輕鬆一下，來段網路笑話：

英語老師讓中國同學們翻譯肯德基（KFC）廣告語「We do chicken right !」（正解：烹雞專家），答案卻是五花八門：

1.我們做雞是對的。

2.我們做正確的雞。

3.我們在右邊做雞。

4.我們做雞的在右邊。

5.我們做雞的右邊。

6.我們做右邊的雞。

7.右邊是做雞的。

8.我們做雞，對嗎？

9.我們做雞好嗎？

10.對！我們來做雞吧！

11.我們是雞做的。

哈哈，誇張吧！透過笑話，讓我們了解，西方生理學的內容，要透過中醫學的「專有名詞」來表達，當然會有許多令人混淆不解的地方，這也是為什麼那麼多人覺得中醫難學的原因。

書中會先用古人的角度來介紹中醫學的「專有名詞」，接下來試著對照相關聯的西方醫學知識，使中西醫學知識得以結合，融會貫通，在相互理解之後，才能避免因為誤解而造成的對立與隔閡。

有了上述認知，再回到主題內容，根據臟腑的生理功能，我們可以了解人體正常的運作，當出現太過或不及的現象時，便是疾病的表現。對疾病證候進行分析歸納，藉以推究病機，判斷病變的部位、性質，正邪盛衰情況的一種診斷方法，稱為「臟腑辨證」。

接下來，我們再來詳細了解臟腑的基本功能。以下是《內經》的部分原文，分別白話解釋，以方便閱讀與了解：

【心】：心者，君主之官，神明出焉。

在志為喜、在液為汗、在體合脈、其華在面、開竅於舌。

生理功能：【主血脈】諸血者皆屬於心，脈者血之府也。

【主神明】廣義的神指人體生命活動的外在表現。狹義的神指人的精神、意識思維活動。

白話解析：【君主之官】「心」是五臟之中最為重要的一個臟器，如君主般掌控協調整個人體。因此，這裡所指的「心」相當於現代生理學的「腦」，透過自律神經系統與內分泌系統對人體達到調節指揮的作用。

「心＝腦＋神經系統＋內分泌系統」

當「心」之君主之官受到干擾時，則可能表現出神經系統或內分泌系統對人體的控制失調，嚴重時，腦部會受到破壞而影響生命。

【心主血脈】現代西方醫學所指的「心血管系統」與中醫「心主血」、「心主脈」的功能是有關聯的。指血液的運行有賴於心氣的推動，以達到充盈脈管輸送全身的功能。這「心氣」所做的功，便是「心主血脈」的一種表現。血脈不足，則心失所養，會表現出心臟無力、貧血的現象；血脈太過，則脈壓增加，相對的血壓也會升高異常。

【心藏神】指中樞神經系統的一切活動。所謂的「神」，是指人體高級中樞神經的機能活動，古人認為這些機能活動是由心來主管與體現，稱為「神明出焉」。可視其為「腦部對人體之總指揮」的工作有關，以及人最重要的意識、記憶、智慧、情感……等功能相關。

【心主神明】「明」所指的是明辨的意思。君主所決定的事情，需明確分辨，調理分明的傳達到州官之所，使各地都能正確的聽令行事並且完成回報。

與周圍神經系統擔任之傳達各種末梢來的資訊有關，如各項「感覺」的發生。和由腦部傳達資訊給末梢組織器官，如「運動」的工作有關。此外，還有一種系統叫做自律神經系統，作用在內臟、血管、皮膚、分泌腺……等，用來調節維持呼吸、消化、循環、吸收、分泌（消化腺、汗……）、生殖……等功能。

【汗為心液】心和出汗也有密切的關係。心的活動力來自於「陽熱」，當陽熱增加時，血脈相對會向外充盈，以達到藉由體表津液外耗形成汗出來散熱的作用。這些汗液的物質來源於血脈，又因心陽熱的影響所導致，因此稱「汗為心之液」。臨床上有些自汗或盜汗的病症，須從「心」來論治。

【心開竅於舌】舌為心之苗，說明心的病症與舌的變化有較為密切的關係。通常熱性發炎性病症導致神昏意識不清，可見舌體捲曲，為病已深入危及心神的危重徵象。

【心在志為喜】是指心與情志中的「喜」有關。喜，即喜悅感。當心神運作協調時，便會反應出心情愉快的一種情志活動。但是也別突然「開心」過度，否則將導致「樂極生悲」的結果。

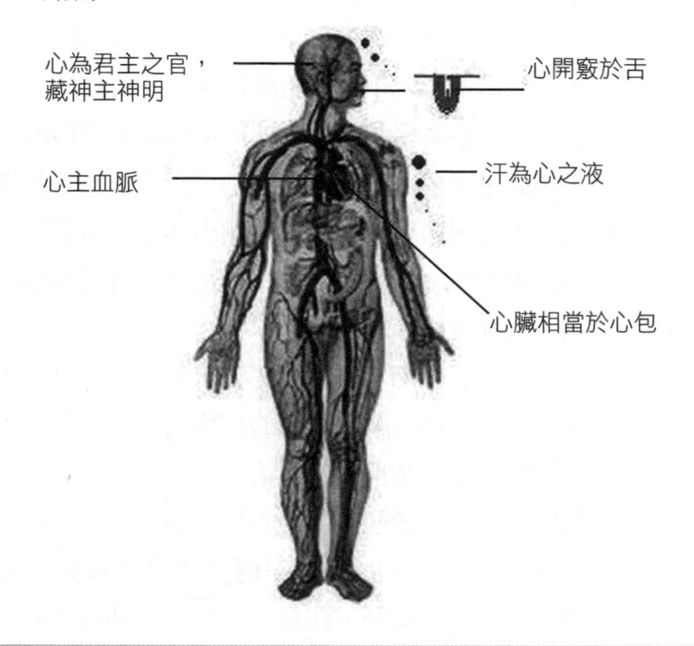

*補充名詞

【心包絡】簡稱「心包」，是心臟的外膜，附有絡脈，為通行氣血的道路。「心包」和「心」，按照現代的講法，應該是和「中樞神經」的活動有關。古人認為，如果感冒（外邪）惡化導致向裡傳變，有可能會侵犯「心神」（腦部），但是在這之前，首先是「心包」會受到影響。

在臨床上，急性傳染性的疾病（如SARS），其高熱引起之神昏、譫語、意識紊亂，中醫學稱之為「熱入心包」，在治療上就是以「清心」為主，說明「心包」和「心」，從辨證的角度來看是一致的，只不過反映病情的淺、深、輕、重程度的不同而已。（中醫「心包」的功能，與西醫解剖學上的「心臟」部位有關）

【肺】：肺者，相傅之官，治節出焉。

在志為憂、在液為涕、在體合皮毛、其華在毛、開竅於鼻。

生理功能：【主氣司呼吸】主一身之氣及呼吸之氣，將吸入之天陽清氣與脾胃上輸肺之穀氣相合為宗氣，輸於心。（肺為氣之主、腎為氣之根。）

【主宣發肅降】使津液氣血散佈全身，內至五臟六腑，外至肌肉皮毛。

【通調水道】水液的調節主要在肺、脾、腎，肺為水之上源，肺氣順則膀胱氣化正常而水自出。

【朝百脈、主治節】全身的血液都經過脈而聚於肺。肺氣之宣肅可以輔佐心臟調節一身的氣血運行。

白話解析：【主氣司呼吸】肺的主要功能是主「一身之氣」，如呼吸時，胸腔擴張、橫隔下降，此時具有促進軀幹內五臟六腑活動的作用，屬「氣的推動」功能表現。臟腑活動，進而提升各「經脈之氣」的升降出入運動，為體表「氣」的體現，提供重要的來源。

【司呼吸】為人體內外氣體交換的主要器官。「肺」呼出「濁氣」，吸入「清氣」。這點以現代人的常識，應該都知道在講什麼了吧？（吸入氧氣、呼出二氧化碳）

接著，「清氣」（指空氣中的氧氣）又和「水穀之氣」（指飲食經消化後產生的營養之氣）相結合，經過「肺主氣」的作用輸佈全身，便將其視為統管全身之氣（與西醫的「呼吸系統」有關）。當「呼吸之氣」不足時，身體的血液循環與組織液、淋巴液的循環，都會因此受到影響而發生停滯現象；血中含氧量也會相對減少而發生貧血症狀。

例如：久病臥床的人，因為身體無法活動導致「呼吸之氣」不足，便會因此影響循環系統而發生全身無力、面色蒼白無光彩，加上身體壓迫床面，循環更加阻塞而發生皮膚「褥瘡」。

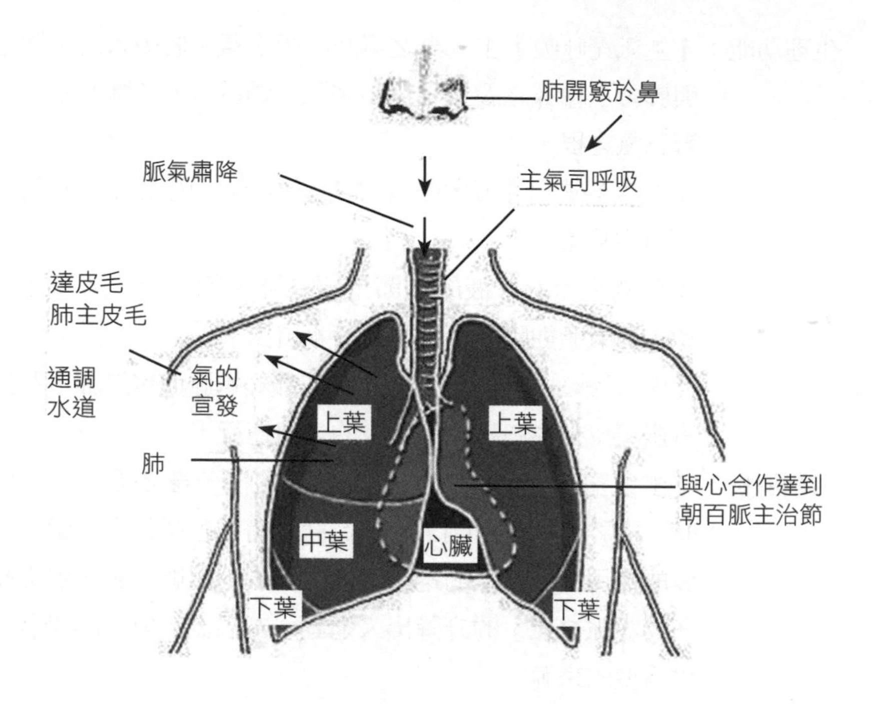

【主宣發肅降】人體氣的運行方向可分為「出入」與「升降」。「出入」是指由裡到外、由外到裡的運行，肺氣的出入表現以「宣發」形式呈現。如體內水氣由裡至外，體表毛細孔的開合、發汗、調節體溫，都屬於肺的「宣發」功能。當肺氣宣發不利時，可能出現體表水液不出而水腫；體溫失調而發熱；尿液不出而膀胱蓄水……等。

在氣的升降運行中，肺氣宜降，可以體現在呼吸、消化道蠕動、水液代謝上。如果肺經受邪或肺氣失降，可以產生種種病症「如呼吸系統之咳喘；腸胃系統之嘔逆、蠕動不利之便秘；小便不利之水腫……等」。

【通調水道】肺還有調節體液和通調水道的作用，人體內水液的運行與代謝，與肺氣的作用有關。如體表水液以汗液的方式代謝或尿液如同針筒噴水的原理一樣，沒有肺氣的擠壓就沒有尿出。（此現象是藉由肺氣的「宣發肅降」來達成。）

【肺開竅於鼻】鼻是肺的門戶，為氣體出入的通道。鼻的狀態可以反應肺的功能，如鼻塞則代表肺氣也不通……。

【肺主皮毛】肺與毛孔、抵抗力關係密切。如「肺氣虛」則影響體表毛孔開合，導致門戶不禁，易受風寒的侵襲，反映出抵抗力弱，與肺功能的不適症狀。也可視為「與皮膚保護身體內部組織、器官的功能有關」。

【朝百脈、主治節】肺能協調和輔助心臟所主的血液運行，可見心肺之間的密切關係。肺吸入氧氣提供心血成為含氧的血，進入心臟後由主動脈輸送全身。胸腔隨呼吸起伏也會刺激心臟，協助作功與治理調節全身氣的運行。（現代醫學稱之為「心肺功能」，詳見「名詞解釋」）

【肺在志為憂】所有關於「憂」的情緒反應，包括憂傷、憂愁、不快樂等，再加上「悲」的情緒反應，包括悲傷、悲痛等，皆與「肺」相關聯。

【肝】：肝者，將軍之官，謀慮出焉。

在志為怒、在液為淚、在體合筋、其華在爪、在竅為目。

生理功能：【肝主疏泄】「肝」的五行屬「木」，而「木」則反映出由地底向上、向外的發展「條達」（調理通達）之意，說明「肝」的功能是以主升、主動、且調理通達的生理特性為基礎。

a. 調暢氣機：當不足、太過時，都會影響津液、血之輸佈。

b. 促進脾胃運化功能：因為氣機調暢，故為脾胃功能運作提供了一個良好環境。

【主藏血】包括貯藏血液和調節血量兩方面。肝體陰而用陽，故須貯存一定量血液方可制約肝氣。

白話解析：【肝藏血】肝是貯藏血液的臟器，對周身血液的分佈能起調節的作用。「人體總血量的四分之一至三分之一貯存在肝臟當中，並且具有調節血液流量的功能，根據人體生理活動的需求，將血液供應到全身或回流於肝中貯存，以維持人體正常的生理活動。」肝的藏血量多寡，也可相對的反映出人體血液量的多寡，因此，老一輩的人，常常將「豬肝」拿來成為人體補血的食材，是有其道理的。

【肝主疏泄】肝氣條達，氣血因此流行舒暢。肝的疏泄，是指輸送血液至心臟的暢通性。輸出通暢，來自脾靜脈與腸系膜上靜脈，形成的肝門靜脈，得到的水穀營養與血液輸入也才能順利。加上「肝」分泌膽汁進入膽囊排出後，會與胰臟分泌的消化酵素會合一起進入十二指腸，因此這段生理功能正常，中醫認為是肝主疏泄具有幫助脾胃消化和幫助脾氣散精等的作用。肝細胞的周圍，除了連接著眾多的微細血管外，並分佈著肝內膽管、肝動脈、肝靜脈、淋巴管等，排列在肝細胞的周圍，其影響範圍遍佈全身，也可視為「肝主疏泄」，影響全身氣機通暢的作用。

【肝主謀慮】肝也與中樞神經系統的部分活動有關。「肝藏血」經過疏泄的作用會形成所謂的血壓，當腦部需要謀慮時，便會刺激「肝」作用而提升血壓，以達到腦部供血量增加的作用。

【肝在志為怒】當人體接受刺激時，會導致交感神經興奮，使血壓升高影響情緒狀態，則相當於「肝」的作用失調，聯繫到情志則主內因病裡「七情致病」的 「怒」症，容易產生惱怒、頭脹、失眠等症。

【肝主筋】肝還主管「筋」的活動，稱為「罷極之本」使人能耐受疲勞。

【肝主筋】指人體內外之關節周圍韌帶、滑膜、經脈、筋絡肌腱和神經傳導系統，受到肝藏血經過疏泄作用之後，全身氣血通暢，使得「筋部」得到氣血充養，表現出肢體作用正常。肝的經脈、筋絡佈於胸肋兩脅、上繫肩頸頭項、背穴膏肓，下至膝腿。足厥陰肝經經脈又聯繫淋巴系統、末梢通達皮膚、與正副腎上腺性腺經絡相連，共司生殖系統。因此，當肝血疏泄功能正常時，全身會充滿活力，可以應付一切吃重的勞動。當肝血不足時，筋失所養則會產生僵硬酸痛甚至抽筋的現象。另外男性的生殖器官也是需要充血才能正常使用，也屬於「筋」的影響範圍。

【肝開竅於目】不少眼病，以中醫學的角度，可以從「肝」來論治。原因來自於眼部的供血量與眼部肌肉活動，都受到肝的藏血、疏泄、筋等的功能範圍所影響。

【肝為將軍之官】肝臟是代謝解毒與製造免疫細胞的器官，可以通過生物轉化作用對非營養性物質、毒物，進行分解排泄，對進入體內的細菌、異物進行吞噬，並且擁有超強的再生能力。如同一個國家的整體防衛力，對外排除入侵者，對內清除障礙，維繫國家的完整與平衡發展。

【膽】：膽者，中正之官，決斷出焉。

生理功能：(1)貯存及排泄膽汁。

(2)主決斷。

(3)主相火、升。

(4)主勇怯。

(5)凡十一臟取決於膽也。

白話解析：【貯存及排泄膽汁】「膽」主要有貯存膽汁，並且輸出膽汁以幫助消化的功能，它不與外界直接相通，不直接參與水穀的運化傳遞，和胃腸的功能有別，所以又把它列為「奇恒之腑」。（「奇恒之腑」詳見「名詞解釋」）

「膽」的通暢，貯存和排泄膽汁的功能才能正常。當有濕熱、瘀血、砂石、寄生蟲等直接阻塞通道，或是氣機紊亂導致膽管痙攣，則會發生脅肋脹滿、疼痛等不適症狀。如果膽汁排泄不暢，則會發生消化功能的問題，如食欲不振、厭食油膩、腹脹、大便秘結或腹瀉等症。膽汁上逆，可見口苦、噁心、嘔吐黃綠苦水等症；膽汁外溢肌膚，發生黃疸現象。

【主決斷、主勇怯】膽與肝相互間互為表裡，也就是肝膽生理功能會相互影響，應當兩者共同來思考其功能作用。

【肝主謀慮；膽主決斷】肝和膽這兩方面的作用相配合，說明「膽和肝」與部分「中樞神經」的功能有關。失調時如精神科的躁鬱症：表現在「肝謀慮」過度形成對週遭人事物過分熱心積極、情緒過度興奮愉悅、睡眠減少、易怒、易與人起衝突。在「膽的決斷」失常時，情緒易低落、對人事物興趣減退、凡是猶豫不定、膽怯絕望。

【主相火、主升】膽和肝內寄「相火」（相火指寄居於肝腎二臟的陽火，是人體生命活動的一種動力稱呼），所謂「相」是和心的「君火」相對而言，性質同為陽火動能且趨勢升上，具有協調支援心火之功能。病理上，肝膽容易產生「火」的過盛現象。臨床表現如火的「熱擾」頭面與心神，導致失眠、煩躁、易怒、口苦口臭、口舌易破、面皰……等火熱症。

【中正之官，決斷出焉】肝臟對氣血的疏泄有賴「中正之官」的協助，使其不至於太過或不及，故肝膽同體主相火與疏泄，協助整個消化系統之運作。膽經的循行路線是從頭至足，走人體的側面。《素問·六節藏象論》：「凡十一臟取決于膽。」可見膽經的重要。膽汁分泌的正常與否則與「腸肝循環」運作是否良好有密切的關係。（詳見「名詞解釋」）

消化吸收正常，造血機制便能良好的運作，使血液足以濡養十一臟腑，因此，上述提到之中樞神經功能自然得以正常運作而對事物進行正確決斷，這一連串的作用便視為膽主「中正之官，決斷出焉」。

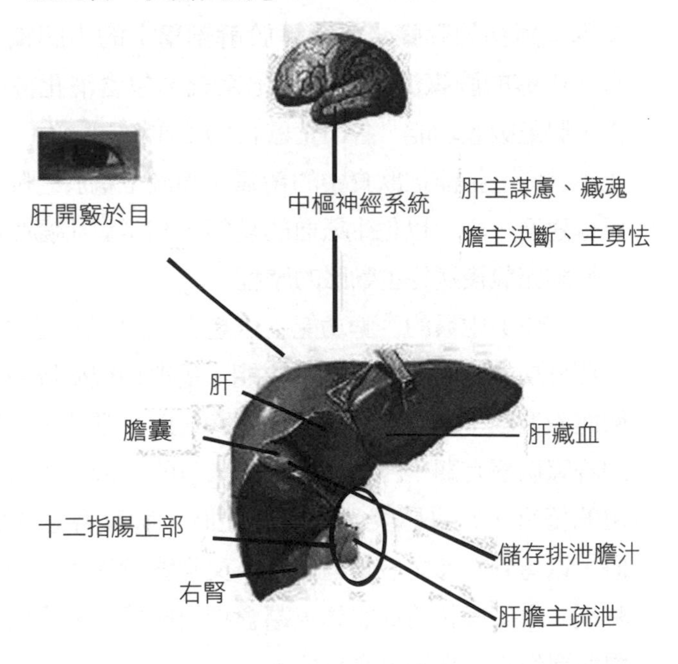

【脾胃】：脾胃者，倉廩之官，五味出焉。

【脾】：在志為思、在液為涎、在體合肌、其華在唇開竅於口。脾氣宜升、喜燥惡濕。

生理功能：(1)主運化：脾為後天之本，運化水穀精微，為氣血生化之源。且對機體水液的吸收運輸和佈散調節有相當功能。

(2)主升清：飲食入胃而精氣先輸脾歸肺，升清氣，降濁氣。

(3)主統血：統攝血液之生成運行，防止血液溢出脈外。

白話解析：【倉廩之官】「倉廩」是儲藏米穀的地方。飲食水穀進入人體，受脾胃的生理功能「胃主受納」、「脾主運化」的運作，化生五味養五臟，供應身體器官和組織營養。如同「倉廩」一樣，因此，脾胃又稱為「後天之本」。

【主運化】意指「消化系統」的功能。生命活動的維持主要靠營養，脾能消化飲食，把飲食的精華運輸到全身。所以中醫學上所指的脾臟，並不等於解剖學上的「脾臟」這個器官。中醫的脾臟泛指整個消化系統，包含消化液的分泌運作、腸道吸收功能、各消化器官的工作協調性。

【主升清】指能把飲食中的精氣、津液上輸於「肺」，然後再輸送至「心」以化生氣血的功能。相當於小腸吸收營養水液經肺充氧後送往主動脈的歷程。

【主統血】中醫的「脾功能」則包含了解剖學上的「脾臟」一部分功能，稱為「統血」功能。這裡指統攝周身血液，調節血液循環，使之正常運行。當脾統血失常時，常和解剖學的脾臟病變有關。因為脾臟含有大量的血液，可視為儲血備用的器官，當身體突然大量失血時，脾臟會急遽收縮來供血，以達到調節血液量的作用。又當脾臟的功能過於亢進的時候，會破壞新的紅血球，還會把白血球及血小板也一起破壞而導致不正常的出血現象。

【喜燥惡濕】脾能運化水濕，喜燥惡濕，說明脾和水液的代謝有關。當「脾」不「運化水濕」時，水濕在腸道間則會形成泄瀉；當「運化水穀」不良時，則酸氣、腐氣上逆，將導致喉間生出痰飲來；當水液吸收不均衡時，使進入組織層的水液過多而發生水腫；……因此，許多與水液代謝有關的疾病，可以思考是否與脾的功能失調有關。

【主四肢、主肌】脾與四肢、肌肉有關，如「脾」一得到五味中的甜味（甘），立刻可以轉化為熱量來提供體表四肢活動，明顯可以感受到氣力的恢復。再者又能長養肌肉使得肌肉豐滿壯實。

【脾在志為思】早期有位歌手名叫黃舒駿，在他成名作品中，有一首「戀愛症候群」，這首歌的歌詞相當有趣，例如：「……一般發病後的初期反應，會開始改變一些生活習性，洗澡洗得特別乾淨，刷牙刷得特別用力，半夜突然爬起來彈鋼琴……女人突然改變髮型，男人開始每天練著啞鈴，『食慾不振』歇斯底里四肢萎縮神經過敏發抖抽筋都出現在這時期……」有趣吧！我之所以強調「食慾不振」，是因為「相思」病的特點，就是「茶不思、飯不想」，一點食慾胃口都沒有。因此，古人透過觀察，發現了「思慮過度」傷「脾」的關連性，提醒我們臨床診斷上應當注意。

【胃】「水穀氣血」之海，可「受納腐熟」水穀。胃的「通降」作用是「受納」功能能否發揮的前提要件，故胃以降為順、以通為用。

生理功能：(1)胃的受納功能。
(2)泛指脾胃消化功能。
(3)消化水穀形成精氣。

白話解析：【受納腐熟水穀】胃主「受納」，相當於「胃體」正常容納飲食水穀的功能。其「腐熟」作用，說明水穀經由胃酸與消化酵素來分解，之後才能下傳到整個腸道。這兩項協同功能，屬於整個腸胃道的通道作用。

【胃以降為順】胃將初步消化的飲食送到小腸，故胃氣以下降為順。代表食物進入口腔後，受到「肺氣肅降的推動之力」，使之通過食道、胃、十二指腸、小腸等的蠕動下傳，讓食物能順利通過人體來達到整體通道暢通的狀態。當其中一處形成阻滯時，都將影響「胃」內水穀的傳遞，而發生無法再次「受納」飲食水穀的現象，胃脹、胃悶、沒胃口、吃不下……等症狀便會相繼發生。

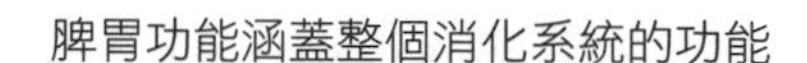
脾胃功能涵蓋整個消化系統的功能

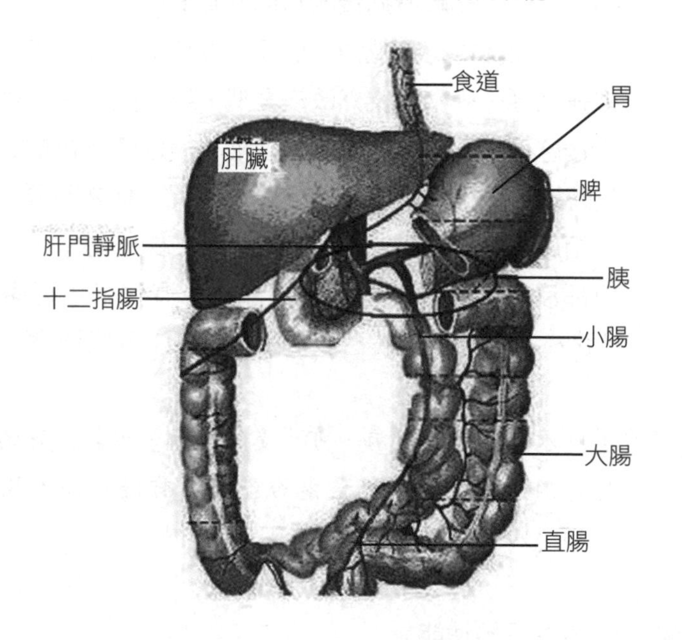

【大腸】：大腸者，傳道之官，變化出焉。
主「津」與「傳化糟粕」。

生理功能：六腑之一，又稱「迴腸」（一說迴腸還包括直腸、肛門）。主要功能是接受由小腸消化吸收後運送下來的殘渣，吸收其中剩餘的「水分」（此稱為主「津」的功能，詳見「名詞解釋」），使之形成糞便，通過肛門排出體外，所以大腸又叫「傳道之官」。其傳化糟粕，為整個消化的最後階段。

解剖生理學之大腸與中醫脾肺人腸之關係：解剖生理學的大腸，主要功能是將小腸運送來的食糜，進行吸收其水份及電解質（這時期相當於「脾主運化水濕」、「肺主通調水道」、「大腸主津」等的協同功能）。之後儲存糞便，當環肌和縱肌同時收縮時，食糜在這收縮之間逐步前進，當水樣的糞便到達降結腸及乙狀結腸時，糞便已是固態狀，到直腸時形成硬的糞便。（這時期相當於「大腸主傳化糟粕」的功能）

【小腸】：小腸者，受盛之官，化物出焉。

生理功能：(1)主受盛化物。

(2)分清泌濁。

(3)主液。

白話解析：【主受盛化物】將脾胃消化吸收的水穀精微與肺吸入的大自然天氣，兩者進一步收集起來，「化赤」為「血」後，輸入心之血脈，滋養全身。因此食物經過胃的收集分解，再由脾的吸收而形成營養，這時還需要肺的氧氣加入才算原料準備完成。這麼多原料最後由小腸來轉化形成「血」，交由心來支配，可見光一項「貧血」，就要分析出是哪一個環節（臟腑）出了問題所致，才能真正對症下藥來改善。

【分清泌濁、主液】這裡要與生理解剖學的器官「小腸」做區別。小腸這個「器官」將消化後的糟粕傳送到大腸，屬於中醫脾主升清胃主降濁的功能。「中醫小腸」的作用，則是除了「化赤為血」的造血功能外，還有西醫「腎臟器官」的通透過濾血液之功能。這項功能在中醫學認為，血液是通過中醫之小腸「分清別濁」的作用，來達到廢物進入尿液，滲入膀胱的機制（指別濁的「濁」者）；而有用的水液與物質

（指分清的「清」者），將再被吸收回體內，故將其視為「主液」之功能。

解剖生理學：小腸是消化管中最長的一段，為食物消化吸收最重要的場所，上起胃的幽門，下接盲腸，可分為十二指腸、空腸、回腸三部分：(1)十二指腸的腸壁具有分泌黏液及消化液的功能，用來消化食物的同時，膽囊會透過膽管分泌膽汁，還有胰臟亦會分泌胰液等，與十二指腸的消化液混合，將大部份的食物在這裡分解消化。如澱粉變成糖份，蛋白質變成胺基酸，脂肪變成脂肪酸和甘油……等。(2)空腸約有1.8公尺長，空腸黏膜細胞所分泌的酵素，加上十二指腸之分泌液，便可使養分之分解工作順利完成。(3)迴腸約有4公尺長，主要功能為養分之吸收。以上功能綜合作用相當於「小腸主受盛化物與分清泌濁之功能，並與脾主運化水穀功能相關」。

註：西醫所指「消化系統」包括食道、胃、小腸、大腸、肝臟、膽道、胰臟等器官，主管身體的消化機能。當我們吃進了食物以後，通過這些器官的消化，形成營養成分與被吸收利用，剩下的渣滓則變成糞便排出體外，因此稱其為消化系統器官。

【腎】：腎者，作強之官，伎巧出焉。

在志為恐、在液為唾、在體為骨、主骨生髓、其華在髮、開竅於耳及二陰。

生理功能：【主藏精】其功能有二：(1)主閉藏：為封藏之本，具有攝納、貯存與封藏精氣的生理功能。(2)主生長發育與生殖。此乃精氣之生理效應。

【主水】腎者「水臟」也、也主津液。如肺的宣發、脾的升清與散精都須腎中精氣蒸騰氣化來推動。

【主納氣】此乃封藏的功能之一。肺為氣之主、腎為氣之根。腎主納氣、陰陽相交、呼吸乃和。如腹式呼吸的完成，就是腎主納氣的體現。

白話解析：【作強之官】「作強」相當於人體之免疫功能的一環，以及應付突然事件的能力。如「腎上腺素」、「甲狀腺素」的影響。

【伎巧出焉】「伎巧」指的是無中生有的創造力，如同現今遺傳基因的功能，說明人體由父精母卵不斷生成變化，產生各個不同功能的器官與臟腑，如此神乎其技的作用，便是屬於腎的「先天精氣」功能之一。另外，「腎」還藏有「精血」，用以化生臟腑，就像現今儲存臍帶血來保存幹細胞，可以針對遺傳基因的缺陷來修補，或是使器官再生，都足以證明《黃帝內經》時代，對於腎的「伎巧出焉」之觀念是何等的正確。

腎的「先天精氣」，其中包含「腎陰」與「腎陽」，可以協調再生人體「四大元素」的陰陽氣血物質，如同西醫對幹細胞的認識一樣。幹細胞是一種原始未特化的細胞，它保留了特化出其它細胞類型的能力，使得其能夠擔當身體的修復功能，只要腎精（腎陰腎陽）還在，就能補充其它細胞，修復特定的組織或生長器官。例如人的一生中，小腸、皮膚和血液等組織器官需要不斷的更新，這個任務便是由幹細胞（腎精）來完成的。

【主水】腎臟有二，分為腎陰與腎陽，其生理作用各有不同。腎陽為開：生成尿液並排出；腎陰為闔：保留及重吸收水分。

水液下行，其濁液經由「小腸」別濁後，由「腎」陽來溫暖氣化，傳輸膀胱後排出體外；濁中之清者，經由「小腸」分清後，由「腎」陰保存於體內，故腎為體液平衡調節的重要臟器。（此作用與小腸相互協同完成，小腸主要以血液中物質的代謝吸收有關，腎則以血中水液形成尿液有關）。

【主藏精】精之含義有二：廣義，泛指所有精微物質。狹義，生殖之精。腎所藏的精，不僅藏本臟之精（即男女媾精的精氣，為「先天之精」），還藏著水穀所化生的五臟六腑精氣（為「後天之精」），能滋養臟腑和肢體各部組織。腎所藏的精，來源於飲食的不斷補充，是維持人體生命和生長發育的基本物質，因此，腎又稱為「先天之本」。與脾胃「後天之本」，共同負擔起人體一切「正氣」的運作。

【主骨生髓】《靈樞・海論》：「腦為髓之海」。腎主骨生髓，其直接和腦、髓、骨的生長，發育和功能情況有關，腎精足，人體自然就會顯得精力充沛。牙齒的健康與頭髮的生長、脫落，也和腎氣的充實於否有關。

【主納氣】腎有「納氣」的功能，一般練氣的人稱為氣納丹田，更白化一點的說法是腹式呼吸。看起來好像很簡單，那是對正常健康的人而言。當隨著年齡越來越老，腎氣越來越差時，便會發現呼吸急促淺短，稍一活動便喘得厲害，因此可知腎和呼吸系統也有密切關係。

【腰為腎之府】有些腰部症狀也和腎有關。腰椎骨承受身體上半身的活動作用力，隨著腎的功能退化，出現骨質疏鬆的症狀也會最明顯，因此反映出腰痠腰痛的不適症狀，是臨床上很重要的辨症方向之一。

【開竅於耳及二陰】腎在上「開竅於耳」，腎氣調和，聽覺就會靈敏。在下「開竅於二陰」，前陰指尿道或精竅，後陰指肛門。耳的生理病變和某些大小便異常症狀，可從腎的方面進行分析。

【腎有二】腎有兩枚，《難經．三十六難》認為左側為腎，右側為命門。這裡是形容腎精的兩種不同作用而非指解剖學的左右兩腎。腎主陰，屬水，男子以藏精，女子以繫胞；命門主陽，屬火，遊行三焦遍行周身。故腎又有「水火之臟」之稱。這段看不懂是很正常的，白話說明如下：

通常所說的「真陰」就是指腎水，或稱「腎陰」；「真陽」就是指腎陽，或稱「命門之火」。此處所指相當於西醫的「自律神經系統」。其中，交感神經（命門火）與副交感神經（腎水）兩者相互協同對人體起著廣泛的作用。當然，影響自律神經的正常運作還有內分泌系統的參與。因此廣義來看，腦對人體的調節作用，其最重要的神經與內分泌系統之綜合功能屬於中醫腎水與命門火的範圍。

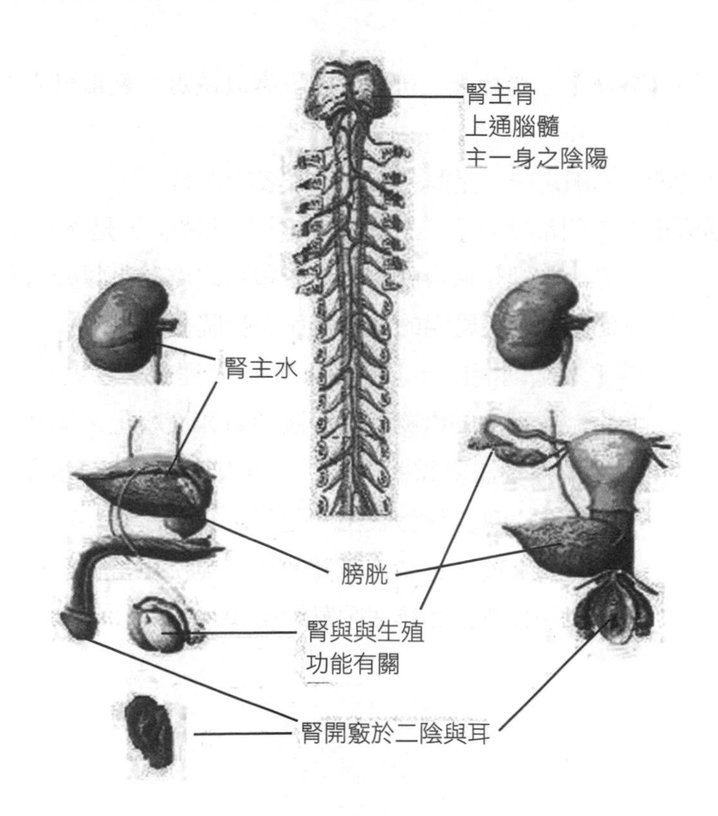

補充名詞：【膻中】：膻中者，臣使之官，喜樂出焉。

膻中位置在兩乳之間，下合於腎水，是火居水位得升的一種表現。

我們可以先從針灸學的角度來認識，膻中穴是心包經的募穴，也就是「心之氣」匯聚的地方。《景岳全書》中說：「心為君火，腎為相火，心有所動，腎必應之。」指的就是膻中的作用。另外膻中也稱為「氣之海」，就穴位來說，屬於八會穴之一，為「宗氣」聚會之處，具有很強大的寬胸理氣、調暢氣機之作用。白話來說，相當於淋巴液進入胸管的開關，也是呼吸橫隔升降的開關，用來平衡心肺功能，達到呼吸通暢、提升免疫力與強心的作用。中醫學稱其屬於「心」的「臣使」範圍，其表現與「心之喜樂」息息相關。

【膀胱】：膀胱者，州都之官，津液藏焉，氣化則能出焉。

生理功能：六腑之一。是貯存和排泄尿液的器官。

白話解析：【州都之官】「州都」意同「洲渚」，是水中可居住的地方，這裡是形容膀胱為水液聚集之處。小腸分清別濁而排出的水液，經腎陽的氣化儲存在膀胱裡。

【氣化則能出焉】膀胱和腎相表裡，其中的尿液則是「氣化」過程中的產物，與汗液同為津液所化。津液能夠正常排出體外，需要靠所謂：「氣化則能出焉」的說法來完成。「氣化」就是津液經由「化氣」後，達到「行水」之意。當膀胱有病時，就會出現體內濁液無法正常化氣行水而出，而發生小便異常和排尿困難的現象。

【三焦】：三焦者，決瀆之官，水道出焉。

白話解析：三焦是中醫學中的六腑之一，但對照西醫的生理學裡並沒有這樣的一個器官，中醫學裡泛指人體組織間的「水液通道」。

「焦」古作「膲」，為皮下、肌間紋理之意，遍佈在人體體表組織間隙、胸腔及腹腔，是血氣、津液運行至五臟六腑的途徑，與其他腑器不同，並無實體可言，依照部位分佈可分為上焦、中焦、下焦三者。

三焦可以用來調整及輔助臟腑間的機能運作。如同現代生理學之組織間液與淋巴液之循環代謝。《靈樞・營衛生會》：「上焦如霧，中焦如漚、下焦如瀆。」上焦位於横膈膜以上，包括心、肺所在的區域。所謂「上焦如霧」，指的是上焦的宣發功能，令氣血津液如霧氣般散發。中焦位於横膈膜以下，肚臍以上的位置，包括脾、胃、肝、膽所在的區域。當脾胃運化腐熟水穀時，分解消化如泡沫化的過程稱為「中焦如漚」，其中「漚」是指中焦的消化功能。下焦位於肚臍以下，包括腎、小腸、大腸及膀胱所在的區域。「下焦如瀆」，指的是下焦排泄濁物的功能。

04 chapter 基礎脈學概論

看到這裡，恭喜各位已經具備中醫學的基礎知識了。接下來，要開始正式認識「把脈」的相關內容了。

「脈診」的學習，是屬於「實戰」的醫學技術，也就是如果各位在研讀書中內容時，沒有跟著尋找體驗的機會，是很難快速學習這項技能的。因此，建議以兩人一組的方式，共同研討與相互實作體驗，方能輕鬆的學習。

什麼是「脈」

元代醫家朱丹溪曰：「血行脈中，氣行脈外，相並周流。」

《醫宗金鑑・四診心法要訣》：「脈為血腑，百體貫通，寸口動脈，大會朝宗。」

白話解釋：所謂「脈」，是指含有「氣、血」這兩個部分的物質，行走於全身的通道。「血」為有實體之物，「氣」為看不見之能量。「血」原本是不動的狀態，其之所以可以流向全身是靠「氣」的能量來達成。在「脈」裡，「氣」作用於「血」而完成以下三項功能：推動（運行血液）、約束（血行脈內）與溫煦（維持血液溫度）。

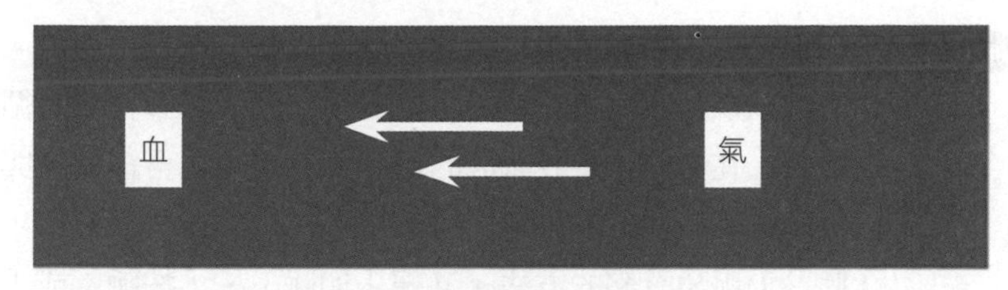

脈管圖

另外，還有下列幾種角度可以幫助理解：

1.「陽加於陰謂之脈」：陽氣推動體內液態物質而產生的行走道路。

2.「陽加於陰謂之潮」：而其流動的狀態具有如潮水般的消長性。

「脈」就如同自然界的現象一樣：(1)月亮（日使之明）→陰晴圓缺（陽之變化）→月滿（陽氣大盛）→漲潮（陽主動主升）。(2)海水是鹹的，血也是鹹的，血的變化反映著陽氣的變化，也反映著與日月的關係是密切的。(3)了解脈就等於了解人體氣血陰陽之變化及與日月相應之變化。

3.「脈以候陰陽」：因此可以從脈的狀態反推了解體內「氣血」的狀態。

4.人體一切的不協調，進而產生之疾病，都可以在「脈」象中找到答案。

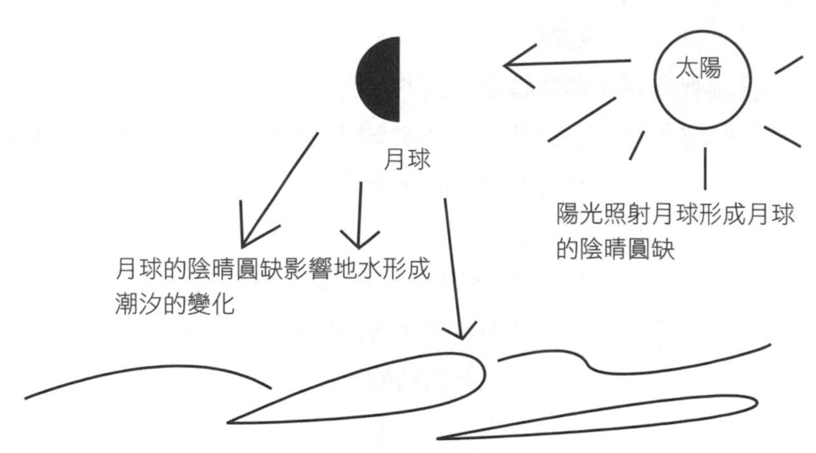

名詞解釋：【脈】指脈管。脈管與心相連，是營養物質運行的通道。它和心臟以及其它臟腑的關係主要表現在輸送營養和氣血循環的聯繫，在體內相當於血液的循環，在體表包含組織液與淋巴液的循環路線。

【脈診】脈象診察的方法。又稱「切脈」、「按脈」或「持脈」。檢查者以食、中、無名三指指端切按被檢查者橈動脈的寸口部，探查脈象的變化。

【脈象】脈搏跳動應指所呈現的形象。包括頻率、節律、充盈度、通暢的情況、動勢的和緩及波動的幅度等。

根據這些徵象所區分出的脈象，分析歸類後，較常使用的有「二十八脈象」，而臨床上往往可以見到兩種以上脈象的綜合呈現，如浮數、沉細而遲等。將於之後「進階篇」詳細說明。

「脈管」內，「氣」與「血」對人體的影響

氣 的生理功能

(1)推動作用：血的運行、器官之固定與食道胃小腸大腸……等之蠕動。

(2)溫煦作用：體溫調節、提供熱能。

(3)固攝作用：血與津液流行於體內或通道內而不溢出，當固攝不利時便會形成汗出不收或不正常出血的現象。

(4)防禦作用：免疫系統。

(5)氣化作用：營養提供與水分代謝。物質氣化是指「物質細小化」使其能順利通過組織細胞以達到營養供應與水分廢物代謝的功能。

血 的生理功能

(1)維持人體臟腑、形體、九竅等組織、器官的生命活動（新陳代謝）。
(2)機體的運動和感覺都須要血液的濡養。
(3)血是機體精神活動之主要物質基礎（轉化成氣）。

「脈」的具體表現

首先，讓我們發揮想像力，將「脈」想成一條柔軟的水管，一頭有一個加壓器，使水一波一波的輸送過來，管面看上去有一連串的半圓形隆起，一個接一個規律的向另一頭移去。因此可將脈管分成長、寬、高三個部份，將其構成立體形狀。加上壓力後增加流速、管面隆起的力道這兩項。接下來再將上述項目換成代號，以後所有脈象都會用代號來拼湊和分析。

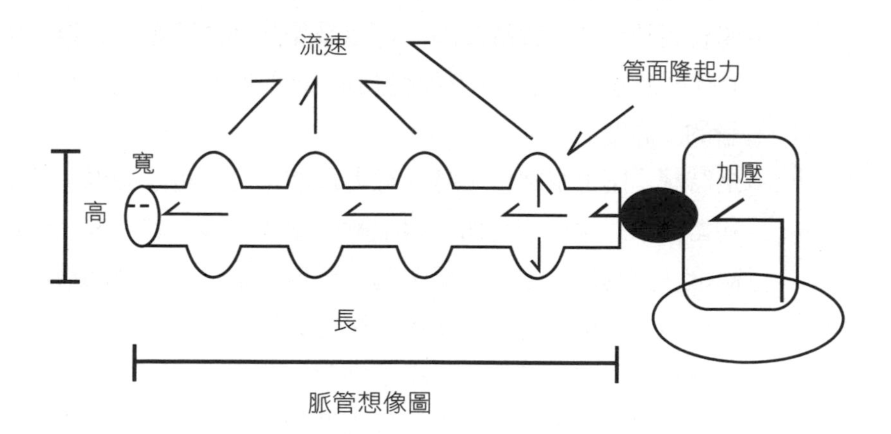

脈管想像圖

TIPS：(1)高度分成上，下兩部稱為浮與沉。
(2)寬度分成寬與細，稱為大與小。

(3)流速分成快與慢，稱為數與遲。

(4)隆起力之大小分成有力與無力。

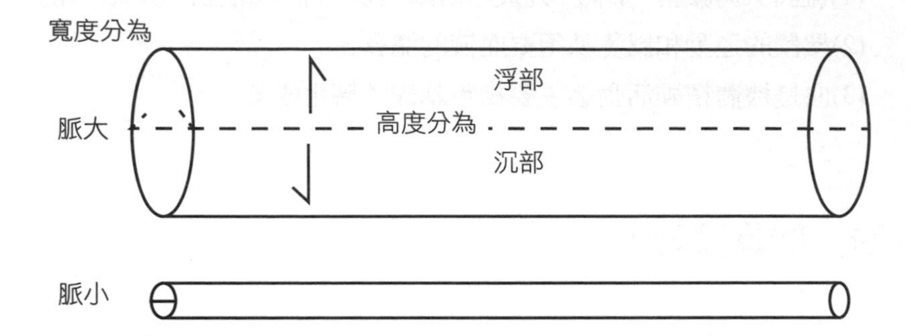

一個完整的脈象，就可以從四個方面來認識：

【部位】指脈管高度（皮膚至骨面間的高度），將其區分為「浮」與「沉」這兩個部份。

〔實際操作〕

a.首先，先用食指找尋手腕內側橫紋的下緣。（請先翻至後面「把脈定位」篇，參考「寸」的位置）

b.當位置找到時，輕觸皮膚，可以感覺脈搏的跳動。之後，再往下「重按」至骨，同樣感覺到脈搏的跳動，這就是整個脈管的「高度」。

c.這時請「閉上眼睛」，將注意力放在指尖，可以發現「脈」在搏動，想像指下有如一根柔軟的管子一樣有其高度，將這高度一分為二，上半部稱之為「浮取」部位，下半部稱之為「沉取」部位。再試著運用按壓的力道，上下來回的控制手指處在的位置。換言之，指下把脈的深度，淺表皮膚下屬於位置「浮」，按至肌肉下、骨上屬於位置「沉」。練習到這裡，各位就已經具備了學習脈診的「四分之一」技巧了。

【速率】脈搏跳動的速率，可分為「遲」與「數」兩個部份。

〔實際操作〕

a.同上方式，找出脈搏跳動部位，接著準備具有秒針功能的手錶，算出一分鐘跳動多少下。這項脈診的「四分之一」技巧，夠輕鬆簡單吧，趕快跟著做吧！（操作時，浮取與沉取兩部位可以分別計算）

b.所得到的結果，如果有異常（指疾病），便依照其速率，分別給予不同代號，跳動快者稱「數」，慢稱「遲」。一般情況下，會出現下列三種情況：

病脈速率：數脈：一分鐘85下以上。

遲脈：一分鐘60下以下。

正常脈搏速率：一分鐘60～85之間。

【形狀】感覺脈管的寬度，可分為「大」與「小」兩個部份。

〔實際操作〕

a.當手指接觸脈管時，「手指指腹」的接觸面，如果呈現整個接觸面都有搏動感，則為「滿指」的現象，屬於脈的寬度所佔面積大，稱為脈「大」。

b.手指接觸脈管時，「手指指腹」的接觸面，如果呈現一條細線的現象（現在請先試著用指腹接觸桌角邊線，體會細線感覺），則表示脈的寬度所佔面積小，稱為脈「小」。

c.如果你感覺不出脈管寬度是「大」或是「小」，則這個項目視為「正常」寬度。這項也是脈診的「四分之一」技巧，剛開始比較難分別，請找不同年齡層的人，多摸幾個人，就會比較容易分別「大小」了。

【反彈力】感覺脈搏搏指的力道，可分為「有力」與「無力」。

〔實際操作〕

當手指接觸脈管時，脈搏搏指的力道作用在指腹上，其程度可以界定如下：

a.有力脈：感覺脈搏反彈有力，並且可以目視看見，按在脈搏上的手指隨著脈搏一同跳動，這樣的情形稱為「有力」。

b.無力脈：感覺脈搏反彈無力，好像有脈搏輕微跳動，又好像沒有脈搏跳動，甚至要上下左右按壓尋找，才勉強感受的到。當擁有如此不確定的感受，而無法正確分辨脈的速率與形狀時，稱為「無力」。

c.正常脈：當脈搏跳動明顯，可知非無力脈時，但又沒有出現「有力」脈（按壓指沒有跟著博動），則視為「正常」力道。

掌握以上的脈診技巧，就能開始進一步了解「脈象」了。在以往教學脈診技術的過程中，學到這裡，許多人會試著按壓自己的脈搏，經過慎重考量，然後告訴我「無法體會」「分不出來」「好難學歐」……。現在的你是不是也有同樣的疑問？在這一定要平反一下，我的脈法是很好學的。請先確認你自己的身體健康「是否正常」，許多人身體弱到脈都摸不到，當然分不出浮沉、遲數、大小，能體會出來，那才奇怪。所以請先找一位國小一年級左右的小朋友來把脈，很容易就可以體會脈管的高度、寬度、速率與搏指力。再以這個脈象為基準，多和其他不同年齡的人相比較，很快就能區分脈象了。

將以上四項反覆練習區分後，接下來要賦予其脈學上的意義，也就是結合「中醫診斷學」上的「八綱辨證」，運用方式如下：

脈之陰與陽

還記得前面介紹過「八綱辨證」之陰陽單元，如果能夠透過剛才的四種技巧，將體會來的脈象，對應「陰」「陽」，那麼對於疾病的「辨證」，就會變得容易多了。我們試著思考看看。

陰陽乃解釋人體一切現象之總綱，即以陰陽的對立與統一，消長與轉化，互根互用的觀點，說明中醫學領域裡的一切問題。

陽為總綱「主一身之陽」；陰為總綱「主一身之陰」。當出現脈浮、脈數、脈有力、脈大，皆可歸為陽脈與陽證；當出現脈沉、脈遲、脈無力、脈小，皆可歸為陰脈與陰證。

脈象之形狀「小」「大」與「八綱之陰陽」相對應。脈小，則反映出屬於「八綱辨證」之陰證；脈大，則反映出屬於「八綱辨證」之陽證。

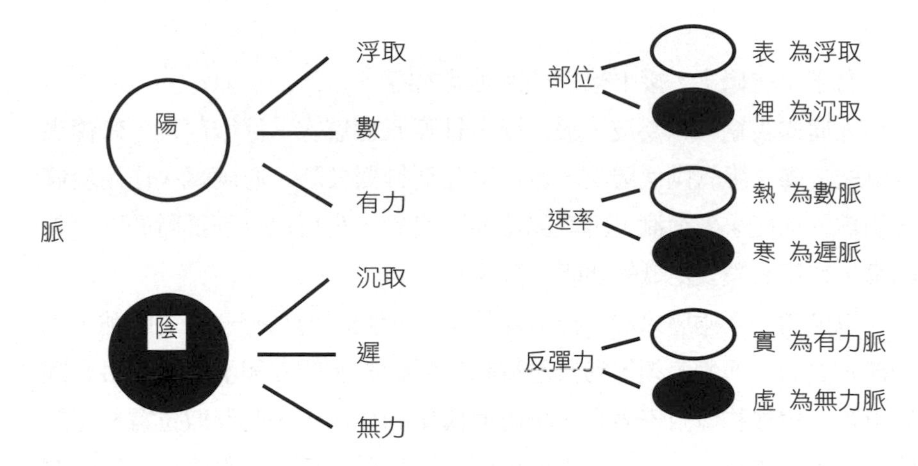

脈與八綱對應圖

脈之表與裡

接著是「浮」「沉」與「八綱之表裡」。

在浮取部位感受到的脈象，對應「八綱辨證」中的「表」，屬「陽」，探討人體皮、脈、氣、腑等狀態。

在沉取部位感受到的脈象，對應「八綱辨證」中的「裡」，屬「陰」，探討人體筋、骨、血、臟等狀態。

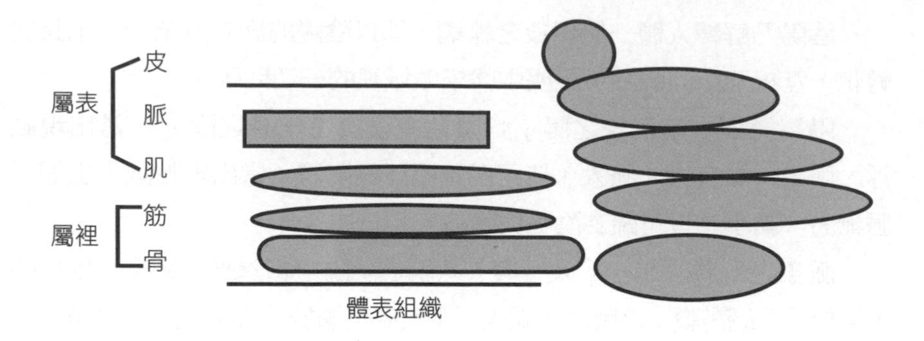

有了上述概念，接下來一一探討其內容。

人體體表組織分為皮、脈、筋、骨等五個層次。浮取部位，候體表組織的皮膚、脈管兩個層次，也可以分別針對於肺、心兩臟，作用於體表組織的功能來做檢測。沉取部位候筋與骨，也可以分別針對於肝、腎兩臟，作用於體表組織的功能來做檢測。

以整體上下兩層來看，浮取部位離橈骨動脈搏動有一定之距離，動脈搏動之力上傳體表須經過表層流動物質如細胞間液與淋巴液充填其間的影響，這些物質對體表有著防衛與代謝的作用，因此浮取位置相當於體表「氣」的反應區。沉取部位可觸及橈骨動脈搏動，直接可以感受體內心臟傳輸出來的血液變化，因此沉取部位為「血」的反應區。

另外，《內經・五臟別論》「所謂五臟者。藏精氣而不瀉也。故滿而不能實。六腑者。傳化物而不藏。故實而不能滿也。」這說明以臟腑而言，六腑的生理功能相互密切配合，共同完成飲食的消化、吸收、轉輸和排泄。因此特別容易受到外在的感染，或是通道阻塞，導致實性發炎病症，而脈則呈現「浮」的現象（簡稱為「數熱主腑脈浮」）。五臟的生理功能，屬於體內的功能運作，容易隨著過度勞累，或是年紀增長而出現「虛性」的病症，脈則呈現「沉」的現象。（簡稱為「遲寒主臟脈沉」）

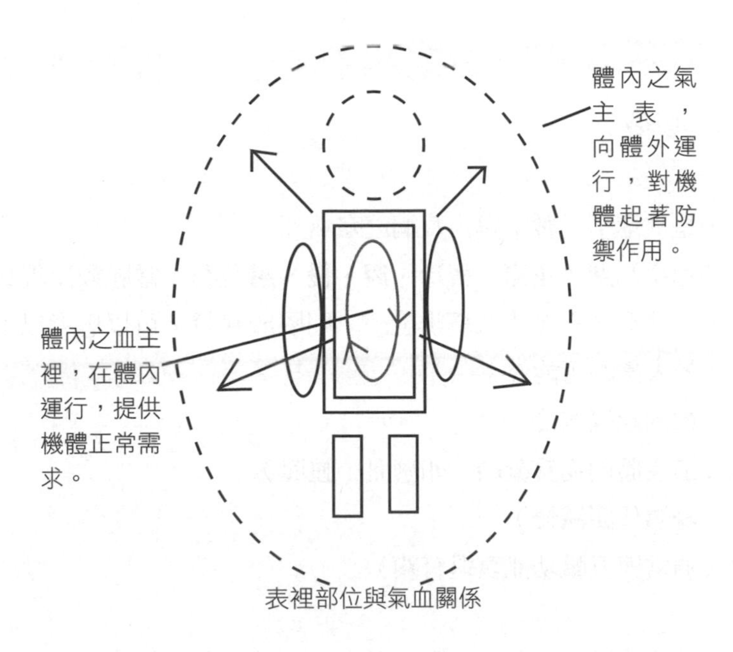

表裡部位與氣血關係

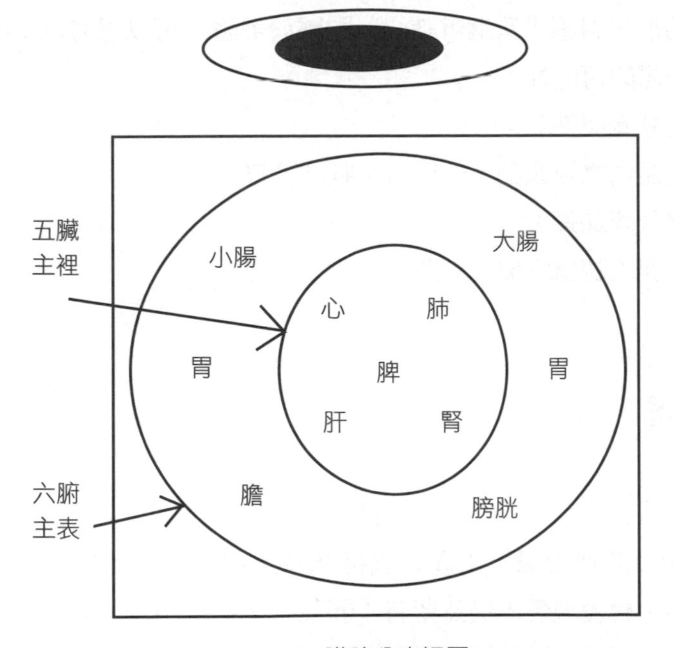

臟腑分表裡圖

脈之寒與熱

再來是「遲」「數」與「八綱之寒熱」。

脈搏速率為遲：**主寒**，與**冷**、**凝**、**慢**、**臟**有關。當脈象出現每分鐘60下以下的情形，對應「八綱辨證」，則屬於寒證，可以思考以下四種現象發生於人體的可能性：

冷（體內感覺寒冷）

凝（造成體內物質凝結，如瘀血、腫塊）

慢（身體代謝減慢）

臟（通常與五臟功能衰退有關）

脈搏速率為數：**主熱**，與**熱**、**動**、**快**、**腑**有關。當脈象出現每分鐘85下以上的情形，對應「八綱辨證」，則屬於熱證，可以思考以下四種現象發生於人體的可能性：

熱（體內感覺發熱）

動（造成體內物質竄動，如出血、肌肉抽搐）

快（身體代謝加速）

腑（通常與六腑器官發炎有關）

脈之虛與實

「無力」「有力」與「八綱之虛實」。

脈搏應指屬於**無力脈：主虛**，意指此時人體呈現「正氣虛」的現象。分析原因，會發現體內仍然留有「邪氣」，但是由於「邪氣虛，正氣也虛」，導致正氣不足以排除邪氣，而屬於久病不癒之慢性病症。

脈搏應指屬於**有力脈：主實**，意指此時人體呈現「邪氣強」的現象。分析原因，會發現體內「邪氣強、正氣也強，兩強相爭」，導致出現人體「紅、腫、熱、痛」等，其中一項以上的不適症狀發生。說明此時屬於疾病之急性發作期，應當儘快就醫。

八綱辨證與脈的組合

將上述內容整理成下列表格，成為脈象的八綱與八綱辨證之組合對照表：

脈的八綱	八綱辨證	思考方向
浮取	表	主–皮、脈、氣、陽、腑
沉取	裡	主–筋、骨、血、陰、臟
數	熱	主–熱、動、快、腑、發炎熱性疾病
遲	寒	主–冷、凝、慢、臟、痛
有力	實證	主–紅、腫、熱、痛（邪氣強，正氣也強，邪正相爭）
無力	虛證	主–正氣虛（邪氣虛，正氣也虛）
大	陽	主–太過、有餘、病進
小	陰	主–不及、不足、氣衰

有了這些整合的觀念，融會貫通後就會發現：

有「疾病」就會出現「症狀」→「八綱辨證」；

有「症狀」就會出現「脈象變化」→「浮沉大小遲數有力無力」；

得知「脈象變化」便能先推測「八綱」，再推測「症狀」；

當「脈象變化」與「症狀」一致時，就能研判「疾病」。

這就是脈診基礎篇的運用架構。

診脈基礎

把脈時機

請病人先坐下休息10～15分鐘

病家姿勢

正坐（圖1，圖2）

正躺（圖3）

把脈定位

先定關

再寸關尺三部定位

下指之舉、按、尋

體察脈的變化

・總按

・單按

脈象蒐集與紀錄

	速率	反彈力	形狀
浮取			
沉取			

	左手	右手
寸		
關		
尺		

脈象解析體察脈的變化

把脈時機

《四診心法》云：「常以平旦，陰氣未動，陽氣未散，飲食未進，經脈未盛，絡脈調勻，氣血未亂，乃可診有過之脈。」隨著人體的活動，精神盛衰，飲食干擾，情緒變化……等，相當多的因素，都會影響生理的變化，如呼吸、循環、內分泌等系統。如果不將這些會影響脈象，立刻發生一時性變化的因素考慮進去，進而加以預防，很容易造成對於疾病的誤判，而延誤病情或誤治，因此須先請病家充分休息約10～15分鐘並保持心情自然，方可診其脈。

又云：「診脈有道，虛靜為寶，言無思無慮，以虛靜其心，惟神凝於指下也，調息細審者，言醫家調勻自己氣息，精細審察也。」醫者的情形也是一樣，我們時常遇見醫者情緒與身體狀態，無法在正常與平靜的條件下，而發生不利於治病的情形。如心情急躁時看病，則容易造成輕率判斷，或是對病人不耐煩，而無法正確治療疾病。如此情況，是相當忌諱的，而醫者可能犯了還不自知。另外，精神不振時，則容易注意力不集中，導致忽略關鍵性因子；或是思考遲鈍，導致誤判誤治的情況發生，這也是相當危險的行為。因此需保持心平氣靜，仔細專注，精神飽滿的最佳狀態，才能充分掌握邪正疾病於指間，做出正確的判斷。

例如：當患者緊張時，可以請他先深呼吸，並且與其輕微交談，令其心情放輕鬆之後再為其診脈；當失眠睡不好或過度勞累時，可以先為其進行身體之推拿或舒緩，待精神好轉時再確認脈象；若是飽餐後或運動後，需將這些干擾因素列入參考來比對脈象，所得到的結論才會準確。

醫者則在看診前應先調息，如同打坐一般調整呼吸於平和狀態；同時需屏除雜念，可於看診前研究今日預約之患者病例，充分了解病情與患者資料，這樣可以快速與病人建立良好關係，並取得病家的信任。

病家姿勢

病家最方便的姿勢是端坐，將手向前平伸，手掌向上，手腕之下放置毛巾或軟墊使其自然置於桌上（如圖1），高度約與病家心臟齊平。（如圖2）

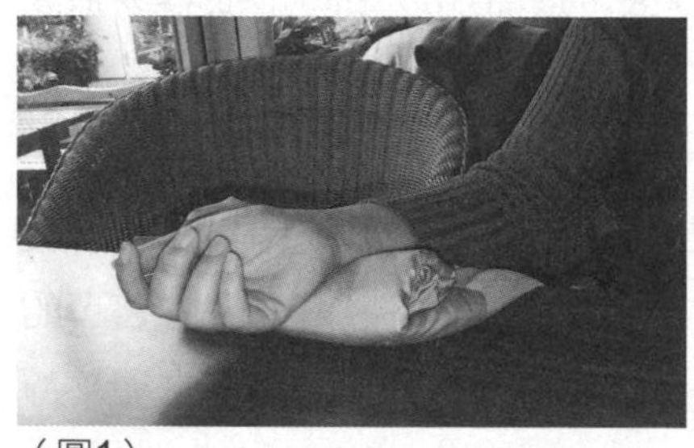

（圖1）

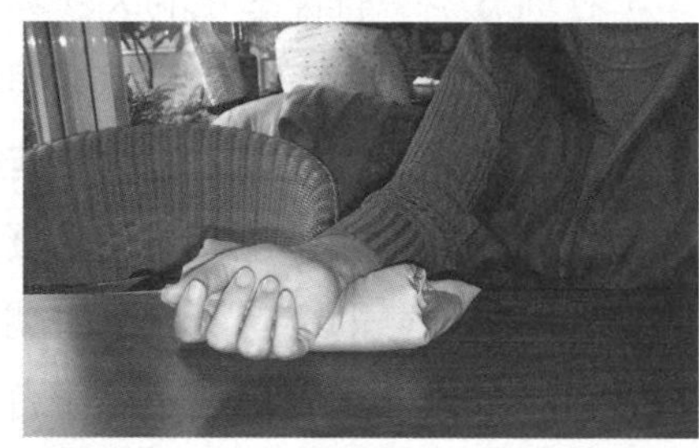

（圖2）

如無法正坐，則可以仰臥（正躺），雙手自然伸直靠近大腿外側，掌心向上且手腕下放置毛巾或軟墊使手自然放置，忌側臥影響氣血流通。（如圖3）

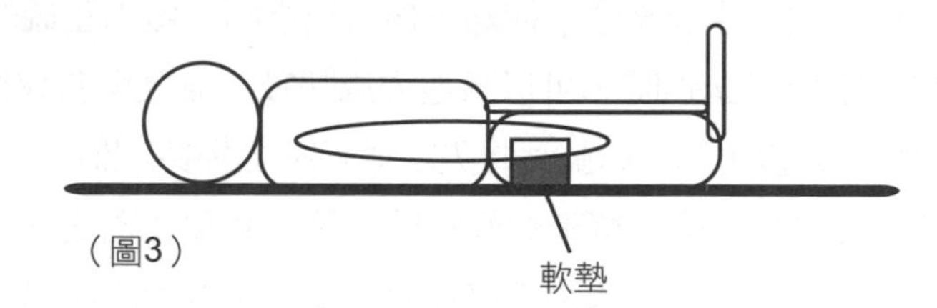

（圖3）

注意！

- 正坐時，兩腿自然彎曲，不可翹腳盤腿或坐姿不良。
- 注意手腕之飾品手錶……等，不可影響氣血流通，如情況允許請先取下。

把脈定位

《四診心法》：「凡診人之脈，令仰其手，視掌後有高骨隆起，即是關部脈也。醫者復手取之，先將中指取定關部，方下前後二指於寸、尺之上。病人長，則下指宜疏；病人短，則下指宜密。因其界乎寸、尺二部之間，故命名曰『關』。從高骨上至魚際，長一寸，因此命名曰『寸』。從高骨下至尺澤，長一尺，因此命名曰『尺』。」

1.首先找出病家的橈骨突起（如圖4、5）

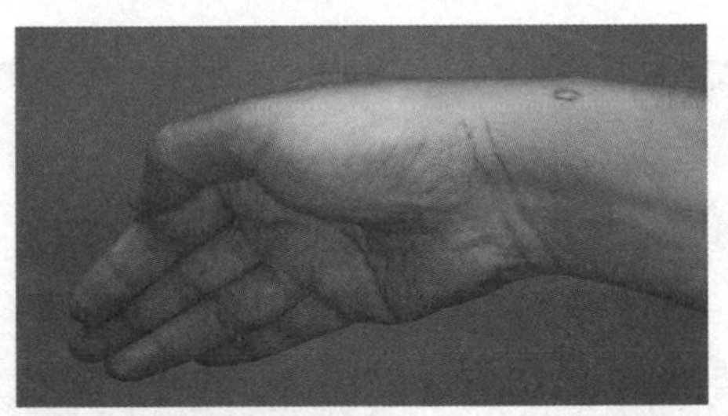

圖4．將手伸出呈現「手刀狀」，手掌向下壓，可以看見腕後有一小塊凸起骨頭，便是橈骨突起。

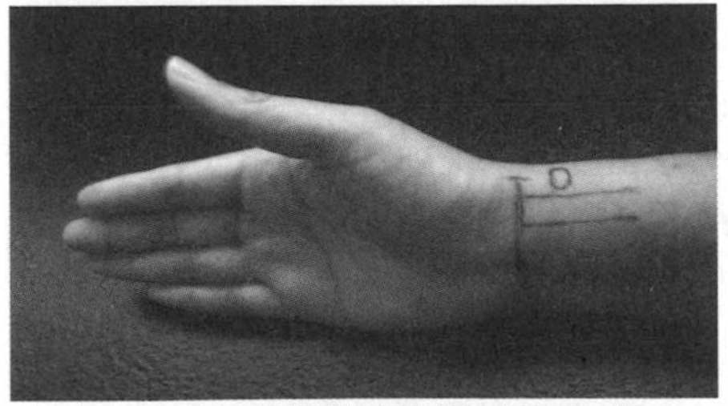

圖5．突起下方長型處為脈搏的位置。

2.定關

醫家用中指接觸突起（如圖6）後，沿著病家手之內側向中間滑下，在第一個凹陷處「約長形位置」可觸摸到脈搏跳動，這個位置稱為完成「定關」的動作。（如圖7）

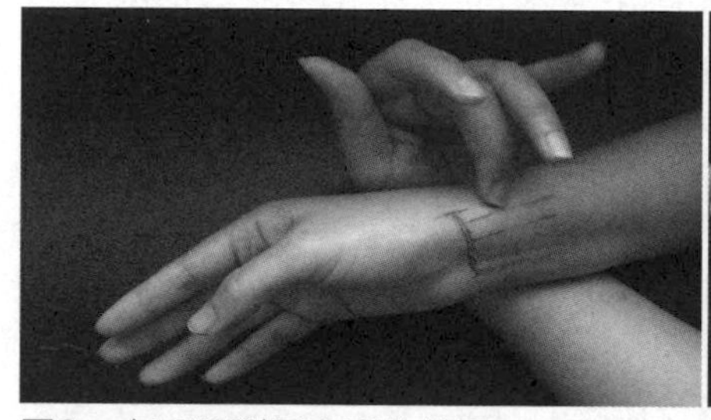
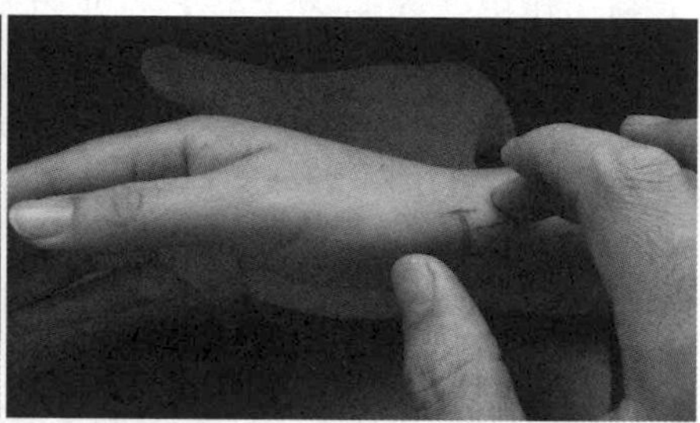

圖6．向下滑到長方形的位置。

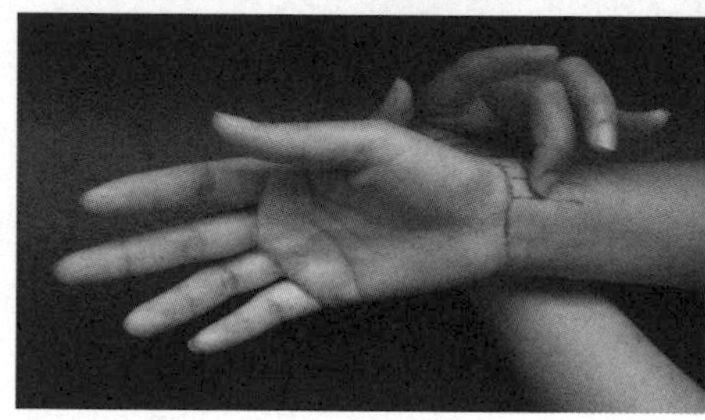
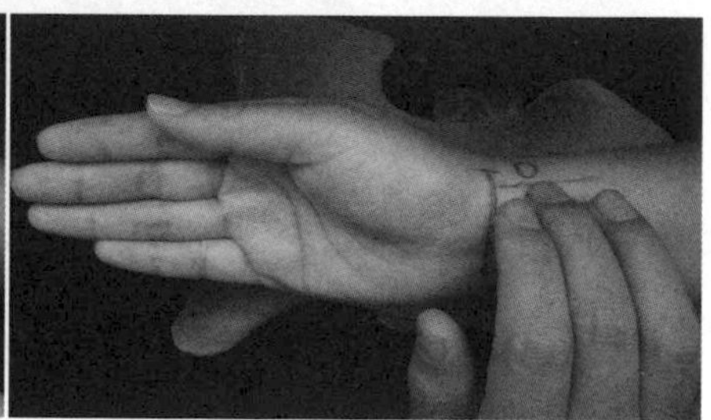

圖7．完成「定關」。

3.「定關」完成，將食指與無名指自然放在前後之脈管上（如圖8）

- 身高175公分以上的病家，三指間約略留有一小縫隙。
- 身高越高，間隙越大，身高越矮，三指越密。

4.食指、中指、無名指等三指彎曲呈45度接觸皮膚，並且三指成一直線排列，即完成正確的診脈定位。

（如圖8）

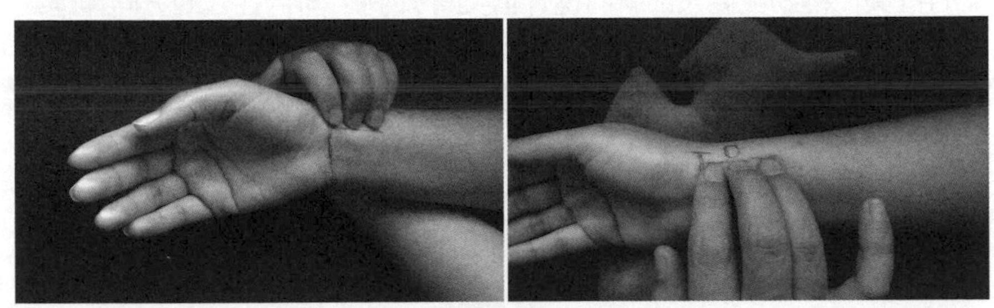

圖8．完成三指定位，稱為「三部定位之寸關尺」。

食指所指處為寸部，中指所指處為關部，無名指所指處稱為尺部。

5.反關脈

一種生理特異的脈位（當正常位置摸不到脈時應考慮）。由於生理位置的特異，橈動脈出現在腕關節的背側，因此切脈位置也在寸口的背面，這種特異的脈位，稱為反關脈。它可同時見於兩手或獨見於一手。

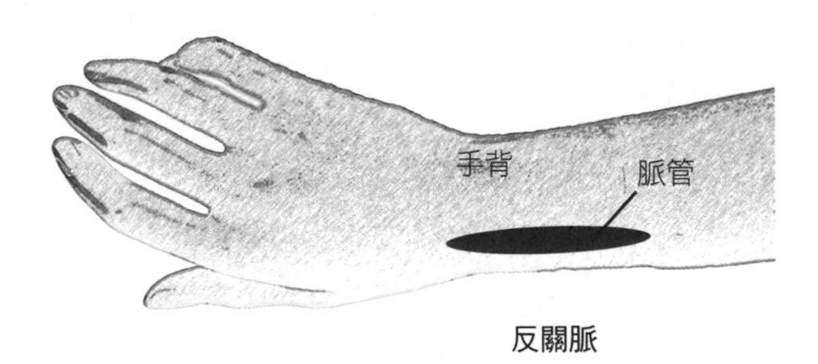

反關脈

6.斜飛脈

一種生理特異的脈位（當正常位置摸不到脈時應考慮）。由於生理上的特異，橈動脈從尺部斜向橈骨莖突背外側，向合谷穴的方向伸延，故寸部不能觸到脈博。這種脈位，稱為斜飛脈，與「反關脈」類同。

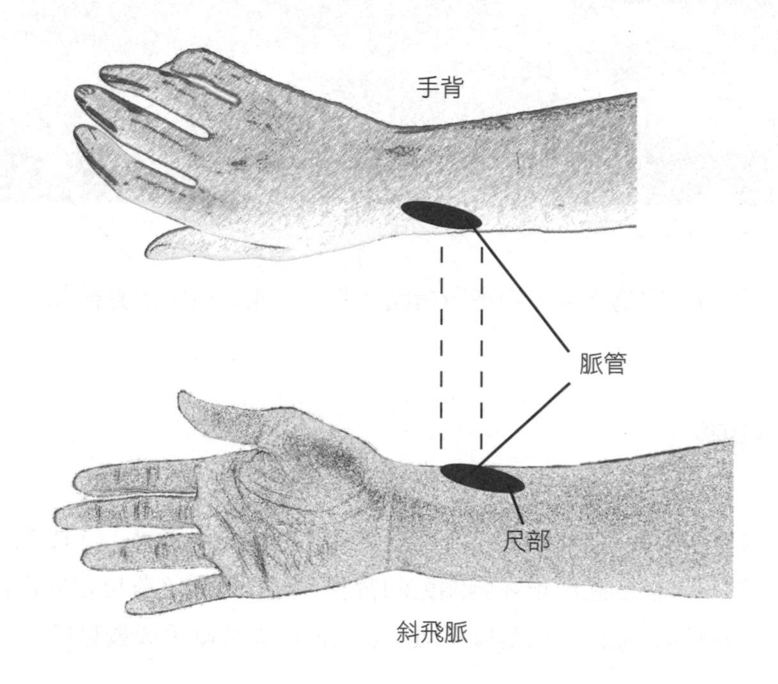

（上圖為掌面向下的手背面；下圖為掌面向上的手正面）

下指之舉、按、尋

舉、按、推尋，按脈技巧

切脈（把脈）時，運用指力的輕重和移動來探索脈象，可分為舉、按、尋等三種技巧：

【舉】輕手循之曰舉：當下指診脈時輕置於皮膚之間，輕指力而浮取來體察脈的變化稱「舉」。

【按】重手按之曰按：重按得脈於肌肉之下，重指力而沉取來體察脈的變化稱「按」。

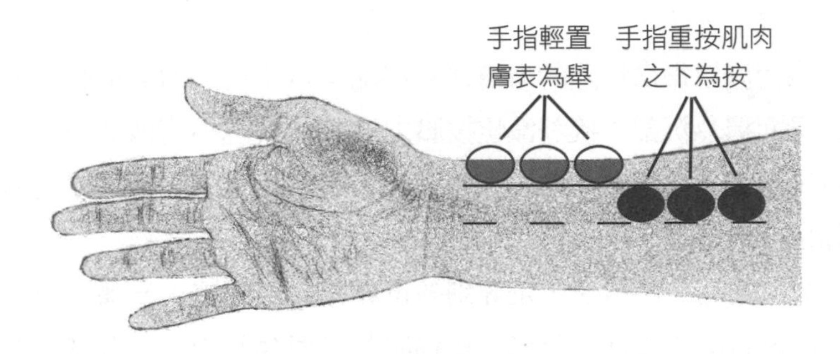

【尋】不輕不重，前後上下左右挪移探尋，有時需改變指力或移動手指尋找才能獲得較明顯感覺的稱「推尋」。

【舉按推尋】切脈時用不同的指力和手法候測脈象的方法。用輕重不同的指力，「上、下」候測，稱為舉、按；移動指位，左右尋找，稱為推尋。

綜合以上手法，即可摸清脈象的寬窄、浮沉、速率和力量等情況，再用以下的方法記錄。

「推尋、舉、按」定浮中沉三部

「推尋」法先用來尋找脈管位置，當確認位置時，運用 「舉按」法，可將脈管高度分成「浮中沉」三部。在之前「認識脈」的四項技巧，是先採一指來練習。現在則是練習三根指頭，於寸關尺三部，同時一體施力體會。

❖ 實際操作

先以「三指」不用力的輕按皮膚表層，定為上界；再以手指用力壓扁肌膚，手指力重到扣緊手骨感觸到骨面，定為下界；接著減輕按壓力道，使手指處在上下界間。如此將指力均分成三等分，分別稱為「浮」「中」「沉」三部。

在表面施以微微塌陷的力道稱為浮部；以手指用力壓扁肌膚，手指感觸到骨面稱為沉部；接著減輕按壓力道在浮與沉中間稱為中部。初學者反覆來回做不同指力的壓按訓練，便可將舉按所感受到的浮取部位與沉取部位分辨清楚。

另外，還有一種分法，是等到各位非常純熟上述「三部」分法時，可以進階練習的「五部」分法。在扁鵲著《難經》中，「五難曰：脈有輕重，何謂也？」「然。初持脈如三菽之重，與皮毛相得者，肺部也。如六菽之重，與血脈相得者，心部也。如九菽之重，與肌肉相得者，脾部也。如十二菽之重，與筋平者，肝部也。按之至骨，舉指來疾者，腎也。故曰輕重也。」這種分類法，初學脈者是使用不到的，我還是稍微解釋一下，各位看過就好。其中脈有輕重，指的是浮沉概念，「菽」指豆類的總稱，3、6、9、12、15顆豆子是有重量的差別，按照其差異來區分指下層次。除此之外，注意這句話並不是只有「按壓脈」的重量意思，其還有解剖學「組織構造」的概念在裡面，應該視為按壓脈的上下界，共可區分為五個層次，分別為：

「三菽之浮」按在皮毛間（稱為皮部），與肺相呼應。

「六菽之浮」，按在血脈間（稱為脈部），與心相呼應。

「九菽之重」，按在肌肉間（稱為肌部），與脾相呼應 。

「十二菽之沉」，按在筋間（稱為筋部），與肝相呼應 。

「十五菽之沉」，按之至骨（稱為骨部），與腎相呼應。

「健康脈」與「病脈」

接下來這段非常重要。要知道一個人的脈與健康是否出現問題，首先先要了解什麼是「健康」的脈象，如果摸到的不是「健康脈」，想當然其結果就是需要調整的「病脈」了。

健康不病的人，其脈象是呈現「適中」的現象，讓我們按部就班來體會。

輕輕搭上脈管處，在（皮部與脈部）層會感受到脈搏輕微跳動，接下來向下按在（肌部）時，其搏動會最為明顯，再往下按至（筋部骨部）時，脈搏跳動又逐漸減弱。換個角度來說，以中間層次的（肌部）為中心，脈形與力度皆明顯，其次將手移至（脈部）或（筋部），感受會隨之遞減，再移到（皮部）或（骨部）時，感受又更弱或摸不到脈搏跳動。臨床上又可減化為（浮中沉）三部，實際浮部包含皮部與脈部，中部仍為肌部，沉部包含筋部與骨部。因此「健康」不病的脈，通常是輕取（浮部）可以感受脈動，但是不很明顯，稍一往下按至（中部），便能感受到明顯跳動與柔軟的脈形，再重按至（沉部）則又減弱。

如果指下的感受不是以上所述之現象，就可以先視其為「病脈」，而採取前篇基礎脈學概論裡的內容，進行八綱辨證的分析。另外，當疾病發生時，不管是分三部或分五部來把脈，思考上差異不大，如外感脈浮，指的是皮部脈比脈部的脈還要明顯，而這兩個浮層又比中層與沉層還要明顯，初學者不妨先從三部脈來思考學習就好，待往後指感靈敏且思緒融通後再使用五部分析法。

還有，不管來的人手腕皮膚肌肉組織是厚或者是薄，大人或是小孩，其按壓的方法都是一樣，只要稍微按壓測試一下皮膚與骨頭的距離，自然就可以區分其比例來劃分浮中沉三部。

「舉、按、尋」分「總按」與「單按」

接下來，在「舉、按、尋」的時候，可採兩種模式分別進行。以食指、中指、無名指等三指，在寸關尺三部同時、同力道的進行「舉、按、尋」，稱之為「總按」；單用一指（如食指），在寸、關、尺的任何一部位，獨自進行「舉、按、尋」，稱之為「單按」。

【總按】食指、中指和無名指三指同時按在寸、關、尺三部脈，並且使用相同之力量，探尋脈象變化、脈搏速率、節律與反彈力，記錄整體感覺稱為「總按」。

「總按」一般用來分析患者的整體體質，也就是「氣血陰陽」這四大元素在體內的平衡問題，搭配上「八綱辨證」，便能快速的歸納與調整。

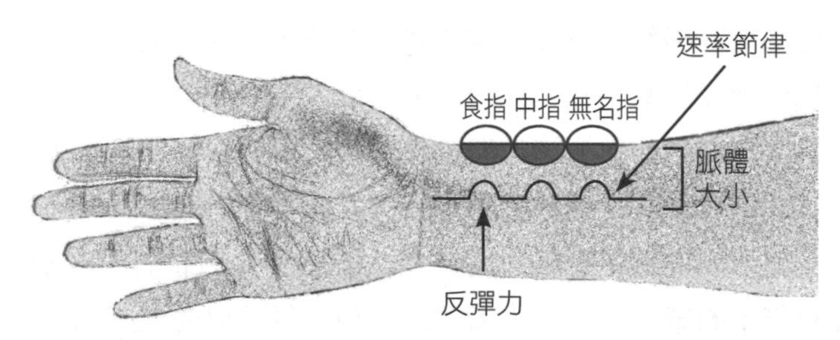

【單按】用單一手指（通常為食指），按在左右手寸關尺三部之某一部，來單獨體察此處脈象，稱為「單按」，如診寸部脈，用食指按之，其他兩指微微提起。所得到的結果，稱之為「獨異」脈象。

「單按」一般用來檢視體內臟腑的功能運作，當出現異常時，配上「臟腑辨證」的分析，便能快速掌握臟腑的病變。

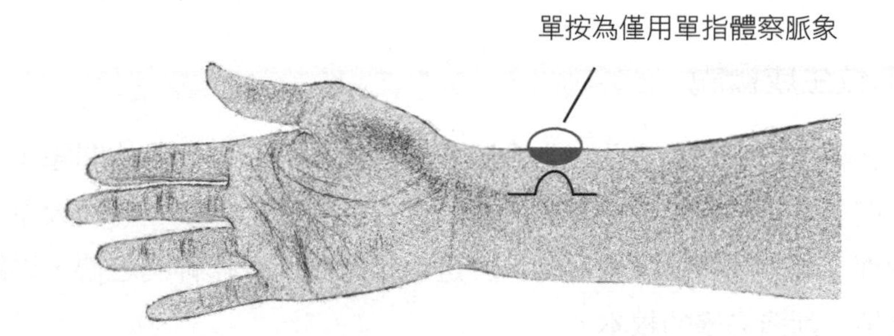

*在總按之下，當發現寸、關、尺三部脈之中，某一部位呈現異常脈動時，可使用食指單獨針對異常部位反覆舉按推尋，仔細記錄其脈象，即為單按之運用。

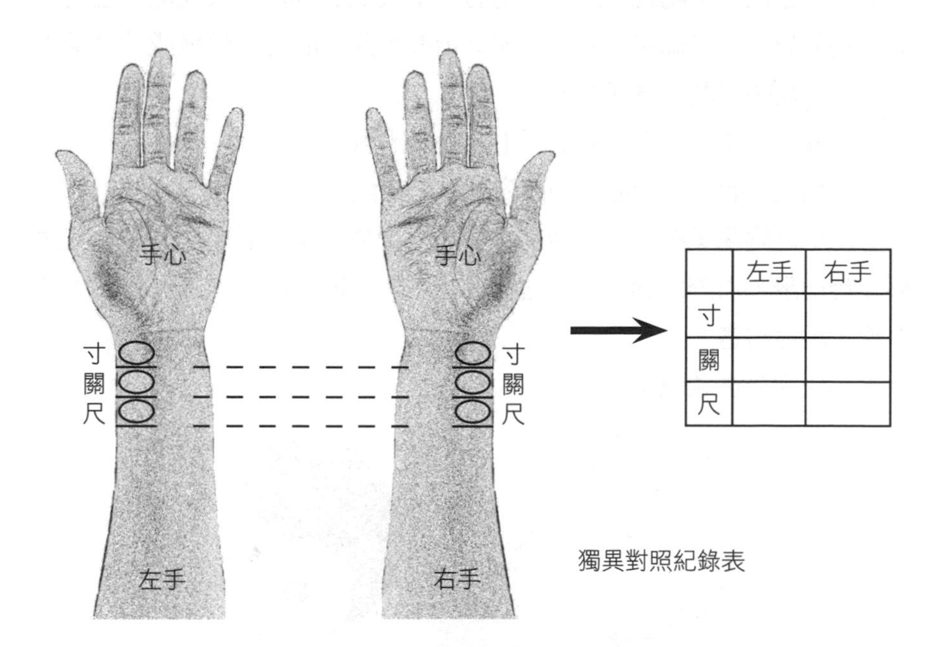

	左手	右手
寸		
關		
尺		

獨異對照紀錄表

五臟六腑之部位統屬

❖ 部位生成概說

在科技不發達的古代，先人為了解決人生與宇宙根本的問題（也就是人與宇宙是如何被創造的），經由大智慧者細心體察，仰觀天象、俯察地理、近取諸身、遠取諸物，於是始作八卦，以通神明之德，以類萬物之情，創造易學的根本。

易學是以「無極生太極」為宇宙的根本，主張由太極生成陰陽，由陰陽生成「金木水火土」五行，由五行生成萬物。表示太極為一切存在的第一原因，陰陽統一的核心主體。聖人瞭解掌握「天人地」之間一切事物的規律，具備用「易學」理論指導實踐的能力，發展成「陰陽文化」，藉此闡明創造原理之事實。

無極為「空」，似空非空而生太極之「有」。

太極之「有」，由靜轉動而分陰陽之「兩儀」。

兩儀之陰陽動轉，『太極動而生陽，動極而靜，靜而生陰」，其太極左旋曰陽，右旋曰陰，宇宙運轉之左右，亦即成陰陽。《易經》天道左旋，地道右遷。

形成太級極圖說：

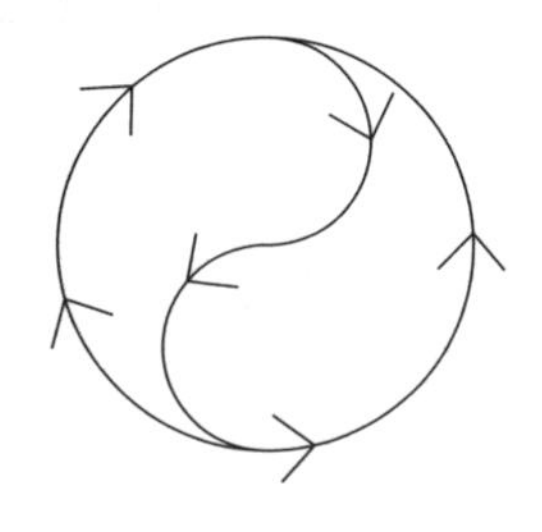

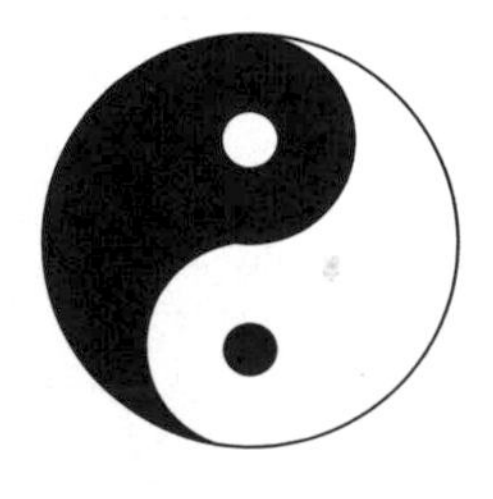

天之陽在左，由左至右；地之陰在右，由右至左。陰陽變化，四季流轉，而成水、火、土、風，形成天地萬物生生不息。物質生成，根本構成要素的基本粒子，也都具有陽性、陰性，或陽性與陰性中和之中性。以二性結合相對的關係形成原子。原子也帶有陽性或陰性，他們也以二性結合相對的關係，形成物質的分子。

在人的方面，現代科學家證明人之最初始的單位為DNA染色體，為雙股呈螺旋狀結構，如同太極原理不斷複製而成五行屬性之組織器官，相互運作形成人體。

在脈的部位統屬關聯上：腎為先天之本，陰陽水火二臟，生命之本源，位處兩尺。左陰為水，五行相生為水生木，木生火，生發向上故左關為木，左寸為火。右陽為火，五行相生為火生土，土生金，生發向上故右關為土，右寸為金。反映在左右寸關尺三部而形成臟腑五行辨證之理論基礎。

按照中醫觀念以陰陽為定位，男女生理結構相同皆是左手主陰（主血），右手主陽（主氣），陰陽化生五行相生循環為：先天之本／腎精，來自父母一陽一陰的精華，分為：**腎水**，水→肝木→心火；**腎火**（命門火），火→脾土→肺金。而心火與腎火相連，如同一太極循環相生不息。

	左（血）	右（氣）
寸（上焦）	火：心（小腸）	金：肺（大腸）
關（中焦）	木↑：肝膽	土↑：脾胃
尺（下焦）	水↑：腎陰、小腸	火↑：腎陽.大腸

水→木→火：左主血→腎水（骨髓造血）→養木（充養肝血）→上輸至心。

火→土→金：心火通命門火（下視丘體溫調節中樞→甲狀腺與腎上腺）調節人體體溫（陽氣）→陽氣協助腐熟水穀（脾陽與胃陽）→水穀

精微上輸於肺與氧氣相融合→入小腸化生為血液（金生水）形成一個循環。

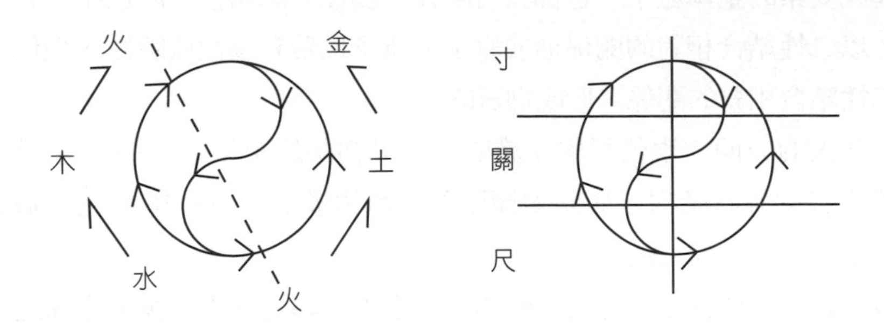

曾研讀脈學書籍的人一定很納悶，從古到今各個醫家、學派、書籍，談到這個部分，似乎沒有一致的標準，而使後代醫家為此爭論不休，例如《四診心法》：「右寸浮候胸中、沉以候肺；左寸浮候膻中、沉以候心。膻中即包絡也。右關浮以候胃、沉以候脾；左關浮候膈膽、沉以候肝。兩尺沉俱候腎、左尺浮候小腸、膀胱；右尺浮候大腸、命門。五臟皆一，惟腎有二，故曰兩尺候兩腎也。」《至偽訣》：「以大、小腸配於寸上，以三焦配於左尺，以命門配於右尺。」《滑壽》：「以左尺候小腸，膀胱前陰之病，右尺候大腸，後陰之病。」《脈訣》：「察其六部，的在何處，一部兩經，一臟一腑，左寸屬心，合於小腸，關為肝膽，尺腎膀胱，右寸主肺，大腸同條，關則脾胃，尺命三焦，不特臟腑，身亦主之，上下中央，三部分齊，寸候胸上，關候膈下，尺候於臍，直至跟踝，左脈候左，右脈候右。」《素問‧脈要精微論》：「尺內兩傍，則季脅也，尺外以候腎，尺裡以候腹中。附上，左外以候肝，內以候鬲；右外以候胃，內以候脾。上附上，右外以候肺，內以候胸中；左外以候心，內以候膻中。前以候前，後以候後。上竟上者，胸喉中事也；下竟下者，少腹腰股膝脛足中事也。」《脈經》：「王叔和創寸口診法，切脈專取兩手寸口，也稱「三部九候」，以寸、關、尺為三部，以浮、中、沉為九候。提出寸口分主臟腑的理論，以左寸屬心與小腸，左關屬肝與膽，左尺屬腎與膀胱，右寸屬肺與大腸，右關屬脾與胃，右尺屬命門與三焦。」

不知道哪個版本才是對的。其實，能夠立書流傳於世的醫者，有哪一位不是當代大醫家。而這些論點都是他們一再研究歸納的心得，哪有錯的道理。因此，當我們運用這些智慧結晶時，應當先將所有的可能性都列入參考，藉由問診來確認我們的分析是否正確，久而久之，就能像名醫一般，下指便知這個部位是指哪一個臟腑器官出現問題。

下表將各家說法歸納整理，方便我們照表詢問診病。

各家學說歸納表

	左手	右手
寸	心、小腸、胸中、心包絡	肺、大腸、胸中
關	肝、膽、膈	脾、胃
尺	腎陰、小腸、三焦、腹中、卵巢、子宮、前陰、膀胱	腎陽、大腸、命門、腹中、卵巢、子宮、後陰

〔說明〕

左寸	右寸
心與小腸功能性相同，脾胃吸收水穀精微後，在肺加入「天氣」，形成「宗氣」（指心尖搏動現象），再輸送至小腸，經「小腸火」化赤而成為血（指造血系統功能的一部分），輸送至全身。（左尺小腸乃腹腔小腸器官與解剖學上腎臟腎小管的過濾功能；左寸小腸乃指造血系統的一部分）。	肺與大腸功能性相同，肺吸收天氣（指氧氣）後，「氣」的下降（指胸腔擴張，向下擠壓，有助主動脈血液下注）使腸胃充血蠕動，當氣降至「大腸」（指大腸蠕動）時，傳導排出糟粕，所以「大腸」與「肺」氣形成一個由上往下的水穀通行之因果關係。 肺氣「肅降」通暢，則消化道通暢，排便也會通暢；反之，氣無法正常下降，將導致呼吸淺促、胃脹、腹滿悶與便秘的現象，常見於運動量少的人們。（右尺大腸乃大腸器官實質問題，右寸乃指肺氣對大腸蠕動的影響，兩處都與大腸有關）。

	當下降的肺氣過少時，則大腸的氣也會相對不足，進而導致蠕動不利，所以要改善這類「便秘」症狀，必須運動以增加肺活量，便秘自可改善。這也就是不運動的人只靠服用酵素軟便劑……等，服了有效不吃又回復便秘的原因。
左關 木屬風，主氣機疏泄，主藏血。左關摸不到，則指有形之液的「血」不足；摸的到，且反彈「有力」，則代表「氣太過」，屬於「疏泄」太過的現象，為「血中壓力」升高的一種表現。 風的性質有向上與橫行這兩種行進模式，反映出肝氣太過時，將有兩種影響它臟的可能：(1)向上：左關之上指左寸屬心，因此易擾心神，使得產生脾氣暴躁的現象。(2)橫行：左關之旁指右關屬脾胃，因此會影響脾胃功能導致腸胃潰瘍。	**右關** 脾胃腐熟食物吸收水穀精微。相當於西醫各種消化器官，分泌之消化液的綜合作用，再加上大小腸的吸收功能。
左尺 器官：指下腹腔、骨盆腔（下焦）裡，「實體」的器官問題，需兩尺同時參考。 功能：指「內分泌」系統與「血液」充足於否。	**右尺** 器官：指下腹腔、骨盆腔（下焦）裡，「實體」的器官問題，需兩尺同時參考。 功能：指生殖系統能力與身體的體溫（如陽熱）表現，再加上身體「機能代謝」的強弱。

臨床上，在三指總按的時候，寸、關、尺三部脈之中，常會有單一出現不同的脈象而呈現異常脈動，此時針對異常部位反覆舉按推尋，仔細記錄其脈象，稱為（獨異脈）。可運用以上「臟腑辨證」與「部位統屬」的觀念，將臟腑功能帶入思考，便能掌握疾病的部位、性質及邪正盛衰，進而正確判斷治療。

學習到這裡，只要能運用先前「八綱辨證」的技巧，再加上「部位統屬」，便可以正確的辨證論治。例如：王小明陪同朋友前來看診，閒暇之餘順便把把脈，記錄如下：

	左手	右手
寸		無力
關		
尺		

〔分析〕右寸主肺

(1) 主氣，司呼吸：肺氣虛則呼吸淺、短、語音低微。

(2) 主宣發肅降：氣虛無力宣發肅降會出現疲倦乏力、精神不振。

(3) 朝百脈、主治節：氣虛導致心肺無力會出現懶言怕動。

〔辨證論治〕

肺氣虛，臨床症狀為疲倦乏力、懶言怕動、呼吸淺、短、語音低微、精神不振。由於上述症狀並非急症，並且一般大眾通常只會以為是疲勞而已，所以不會當作是疾病看待，因此先前才不會主動想看病，治療的意願相對不高。但是我們仍然能如此切脈而得知他的現狀。

脈象蒐集與記錄

總　按

【部位】依高度可分為浮取（高）與沉取（低）兩個部份。
指下把脈的深度，淺表皮膚為位置浮，按至肌肉下為位置沉。
【速率】依流速可分為遲（慢）與數（快）兩個部份。
數脈：一分鐘85下以上。
正常：一分鐘60～85之間。
遲脈：一分鐘60下以下。
【反彈力】依隆起力可分為有力與無力。
脈的隆起力作用在手指指腹上，彈指有力者稱為實。
脈的搏動似有若無者稱為無力或虛。
脈的搏動不是有力脈或無力脈時，並且可以清楚感覺時稱為正常。
【形狀】依寬度可分為大與小兩個部份。
指腹的接觸面如果呈現滿指的現象，稱為脈大。
指腹的接觸面如果呈現一條細線的現象，稱為脈小。
非滿指且非細線者，稱為正常。

將上述體會運用下列表格圈選記錄。將食指中指無名指等三指輕觸右手皮膚上（寸關尺三部），於浮取部位記錄以下項目：

1.速率，在下表速率欄圈起體會脈象。

2.接下來在相同部位感受指下脈搏搏動之反彈力，在下表反彈力欄圈起體會脈象。

3.再來感受有無細線感或滿指的現象，在下表形狀欄圈起體會脈象。

4.同樣方式將三指重按至肌肉骨間，於沉取部位體會脈象，記錄方法同上：

右手	速率	反彈力	形狀
浮取	數、遲、正常	有力、無力、正常	大、小、正常
沉取	數、遲、正常	有力、無力、正常	大、小、正常

5.再換左手，方法記錄同右手：

左手	速率	反彈力	形狀
浮取	數、遲、正常	有力、無力、正常	大、小、正常
沉取	數、遲、正常	有力、無力、正常	大、小、正常

6.將上述步驟完成並且正確記錄，便可形成如下記錄：

右手	速率	反彈力	形狀
浮取	數	有力	大
沉取	正常	正常	大

左手	速率	反彈力	形狀
浮取	正常	正常	正常
沉取	數	無力	小

「總按」記錄的「可能」結果

脈的八綱	八綱辨證	思考方向
浮取	表	主：皮、脈、氣、陽、腑
沉取	裡	主：筋、骨、血、陰、臟
數	熱	主：熱、動、快、腑、發炎熱性疾病
遲	寒	主：冷、凝、慢、臟、痛
有力	實證	主：紅、腫、熱、痛（邪氣強，正氣也強，邪正相爭）
無力	虛證	主：正氣虛（邪氣虛，正氣也虛）
大	陽	主：太過、有餘、病進
小	陰	主：不及、不足、氣衰

❖ 浮取「數」

浮主表，數主熱。表示體表皮膚與組織液層，發生「熱」的症候，對照「八綱辨證」結果為「表熱證」，初學者，這時就可以運用網路或者中醫診斷學為工具，快速查出以下資料：「表熱證」，證名。感受風熱陽邪所致的表證。症見發熱、惡風、頭痛、口渴、咽痛、咳嗽、痰黃、舌苔薄白或微黃、脈浮數等。治宜辛涼解表，用桑菊飲、銀翹散等方劑。

再將查得的資料，詢問患者是否同樣發生上述的部份症狀，如果正確，便是一次很好的學習過程。

❖ 浮取「數而有力」或「數大有力」

除了表熱證外，還表現出病邪與體內免疫系統正在激烈對抗，此時表熱證的不舒服症狀會更加明顯。

❖ 浮取「數而小」

浮主表，數主熱，小主陰。說明體表因熱邪而耗傷陰液，症見發熱頭痛、咽乾舌燥、乾咳少痰等。治宜養陰清熱，參考葳蕤湯、桑杏湯等方劑。

有關浮取脈象的詳細解說，將於進階篇裡「28脈」的浮脈單元，再來探討。以下先提供浮脈關於感冒的食療參考。

養身調理－感冒

臨床症狀為：頭痛、鼻塞、流鼻涕、打噴嚏、怕風怕冷、全身發燒等症狀。

患病時多呈現浮脈。

〔浮而有力或盛大兼數→風熱型感冒〕

浮為風，有力為實（邪正相爭，感冒之象），大與數皆熱象，屬風熱型。

症狀：發熱、頭痛、微惡風寒、自汗、鼻塞無涕、咽喉腫痛、咳嗽、痰稠黃、口渴、舌紅苔薄白微黃等。

食療：桑葉、菊花各5克，竹葉、白茅根各30克，薄荷 3克，用沸水沖泡溫浸10分鐘當茶飲用。方劑可參考「銀翹散」

〔浮而有力兼緊→風寒型感冒〕

緊主寒痛，兼脈緊屬風寒型。

症狀：發熱、惡寒、頭痛、無汗、鼻寒聲重、噴嚏、流清涕、喉癢咳嗽、骨節痠痛、口不渴、苔薄白。（請參考進階篇「緊脈」單元）

食療：蔥白20克，淡豆豉12克，生薑10克，去皮，切細絲，沸水沖泡溫浸10分鐘，加入適量紅糖，趁熱頓服（頓服：一口一口分多次頻頻服用），蓋被取汗。方劑可參考「荊防敗毒散」。

❖ 脈轉小轉數

病不減。為疾病向深層發展，病情加重損傷陰液。

症狀：頭昏心煩、口乾、少痰、乾咳等。

食療：蔥白20克，淡豆豉12克，水梨（帶皮洗淨切片）一顆，加水三碗，蒸10分鐘當茶飲用。方劑可參考「葳蕤湯」。

❖ 浮而無力

氣虛型或一般體弱免疫力差者。

食療：粉光參6克，麥冬6克，五味子3克（碎），沸水沖泡溫浸10分鐘當茶飲用。方劑可參考「玉屏風散」。

❖ 沉取「數」或沉取「數而有力」或「數大有力」

由於沉主裡，反應體內五臟功能的部位，當出現「數、大、有力」等屬於總綱「陽」的脈象時，一般屬於急性發炎性的臟腑病症，很容易發生危險。因此，初學者當體驗到這類脈時，建議儘快就醫，交由專業人員來處理才是上策。

當經過正常步驟而摸不到脈，此人也有發生昏迷的症狀時，可以在電話求救後，進行以下急救手段。

養身調理－急救

〔突然昏厥、面唇發白、氣息微弱、口張自汗、膚冷肢涼〕

點穴：捏人中穴：用姆指尖深陷人中穴（鼻唇溝之上段，三分之一處）。

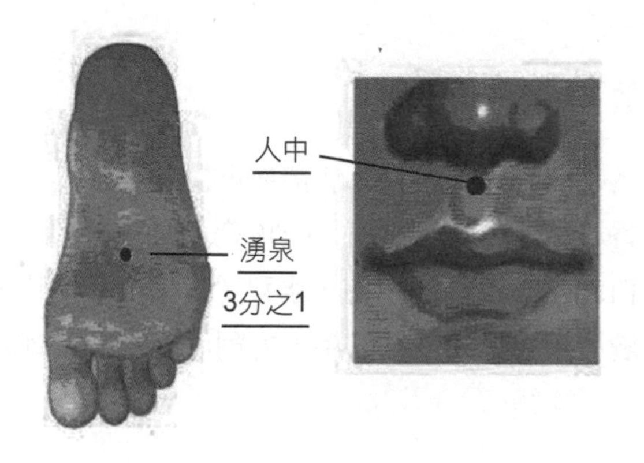

擦手足心：用掌側迅速的摩擦手心、足心，以皮膚熱為度。

針刺：取針（可用縫紉針暫代），或用尖狀物品在清潔乾淨的條件下，刺「人中穴」、「湧泉穴」（腳掌中央稍前三分之一處），強刺激手法，留針30－60分鐘，間歇捻轉。半小時後加刺足三里，平補平瀉，留針30分鐘。用本法配合其它急救措施，可提高搶救成功率。

食療：人參1隻，水2碗，燉煮取汁，採小口頻頻啥入的方式來服用。

方劑：可參考「參附湯」。

中醫常用急救方劑

獨參湯：用於「失血過多」如失血性休克，婦女大出血等。

黃連解毒湯：用於急性熱病或感染性、發熱性、疾病等。

行軍散：用於急性胃腸道感染，腹瀉等。

藿香正氣散：腸胃型病毒性感冒，導致上吐下瀉等。

安宮牛黃丸：腦中風。

蘇合香丸：心絞痛。

大承氣湯：發熱，便秘，腹部劇痛不可按等。

大黃牡丹湯：急性闌尾炎，急腹症等。

以上用藥一般均需要醫師辨證之後才可以用藥。

總按「無力脈」是學習中醫最好入門的項目，初學者建議先從「無力脈」著手。當人們知道你在學習中醫時，最常出現的場景就是「伸出手說：幫我把脈看看，我需要吃什麼『補』的來調養身體」。因此，「無力脈」就是最有力的證據，主虛證，出現時則當補之。但是「補」也是要有所區分的，看是要補「氣、血、陰、陽」這四大元素的哪幾項，因此可以藉由左右手，與浮沉部位的位置，「脈無力」時來分辨。

養身調理－補虛

虛證臨床多以氣、血、陰、陽四者為綱。

氣虛：脈以「右手」「浮大無力」或「浮取無」為主。指身體供應的能量不足，易出現頭暈疲倦、食量少、四肢無力、說話短氣等症狀。

食療：常用中藥有黃耆、人參、刺五加、太子參、西洋參、黨參、黃蓍、白朮、黃精、紫河車等燉煮食材服用。

方劑：可參考「補中益氣湯」。

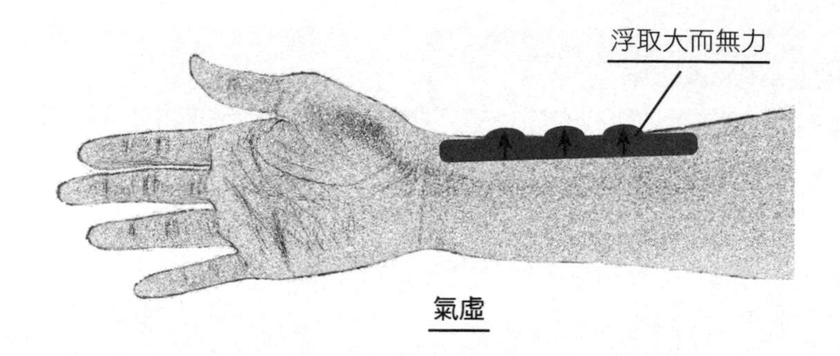

氣虛

血虛：脈以「左手」「浮取無力」，或者「浮沉皆無力」，或「浮取無、沉細無力」為主。血虛指血液及體液不足，影響血液循環及心臟活動力減弱，若失血過多，或生血不足，均可出現血虛證象。外在表現如臉色蒼白、唇色淡、指甲白、頭暈心悸、月經量少、手足麻等。

食療：常用中藥如當歸、熟地、何首烏、阿膠、枸杞、四物湯等；食物則可選擇牛肉、葡萄、桑椹、龍眼肉等。尤其以九製熟地最為方便。

方劑：可參考「四物湯」。

陽虛：脈以「右手」「浮取無力、沉也無力」為主，或者「兩手浮沉皆無力」。「陽」，反映臟腑的功能活動，氣虛是陽虛的先兆，陽虛是比氣虛更嚴重的狀況，除了氣虛的症狀，再加上明顯怕冷、四肢冰冷。兩者的區別在於，陽虛時臟腑功能不僅減退，而且還伴有寒象的病理現象。臨床表現除見倦怠乏力、氣短懶言、脈弱無力等氣虛症狀外，還可常見畏寒喜暖、四肢不溫、上腹冷痛、小便清長、體溫偏低等證。

食療：常用藥物如肉桂、鹿茸、杜仲等；補陽食物則可選擇羊肉、韭菜、薑、酒、胡麻仁、蔥蒜等為食材調理。禁忌生冷寒涼飲食。

方劑：可參考「四逆湯」。

陰虛：脈以「左手」「沉細數無力」為主，可以兼有略「數」的現象。常見身體過度勞累、熬夜失眠、或慢性疾病患者，外在症狀包括身體消瘦、口乾、皮膚乾燥、手腳心熱、面紅盜汗。

食療：滋陰清虛火常用藥材有西洋參、天冬、麥冬、玄參、沙參等；食療則可選擇龜鱉、梨等為食材之食物。

方劑：可參考「六味地黃丸」。

常見「總按」虛症的臨床表現

虛證	臨床表現
氣虛	氣短懶言、神疲乏力、食慾不振、食後腹脹或便溏、怕冷、易感冒。
血虛	面色蒼白或萎黃、頭昏眼花、心悸失眠、手足麻木無力、女子月經量少色淡。
陽虛	畏寒喜暖、神疲之力、四肢不溫、喜食熱飲、少氣懶言、倦臥嗜睡、脘腹冷痛、小便清長。
陰虛	形體消瘦、口燥咽乾、午後潮熱、低熱、手足心熱、盜汗、兩目乾澀、眩暈失眠、大便秘結。

單　按

單按是在總按之下的「寸」、「關」、「尺」三部脈之中，找出不同的脈象。

如食指中指感覺一致而無名指與其他兩指不同，則針對無名指之尺部進行單按。或三部之中某一部位呈現異常脈動時，針對異常部位反覆舉按推尋，仔細記錄其脈象。如此感受到的結果稱為（獨異脈），可運用下列表格記錄：

	左手	右手
寸		
關		
尺		

〔例〕

	左手	右手
寸	數	
關		
尺		無力

這樣便完成了單按的脈搏記錄，往後我們將運用這樣的記錄方式來分析疾病的所在與類型，及會對人體所造成的影響。

❖ 順序

1.先以感受得到脈搏跳動的部位（皮膚至手骨高度取一半）為依據判別浮／沉。

2.計算速率。

3.感覺大小與反彈力

先記錄總按後所得到的數據，依照八綱辨證分析來確認此人的體質。再按照獨異處單按後記錄其脈象來加以分析，確認此人當下正在不舒服的症狀。「獨異」方面，同樣先以「虛證」來練習就好，對照「部位統屬」的臟腑位置，當出現「無力脈」時，便反映出此部位的臟器功能衰退。

以下表格內容，提供簡單的脈症對照表現，當練習中有出現這類脈象時，可以參考臨床表現內容來詢問。

常見「獨異」虛症的臨床表現

虛證		臨床表現
心虛	心氣虛（左寸浮取無力）	神疲體倦、自汗少氣、心悸氣短、活動時加劇、心律不整
	心陽虛（左寸浮沉皆無力）	心悸氣短、祛寒喜暖、自汗肢冷
	心血虛（左寸浮小無力）	眩暈、面色無華、心悸失眠、多夢
	心陰虛（左寸浮沉皆小無力）	心煩不安、盜汗、口乾咽燥
肝虛	肝血不足（左關無力或小無力）	面色不華、頭昏目眩、失眠多夢、耳鳴如蟬、眼乾、視力減退、肢麻筋縮、爪甲失榮、女子經少
脾胃虛	脾胃氣虛（右關無力）	消瘦倦怠、神疲乏力、面色萎黃、食少納呆、食後脘腹脹痛或大便溏薄
	脾陽虛（右關浮無沉無力或兼遲）	納食減少、脘腹疼痛、喜溫喜按、口淡不渴、肢體浮腫、小便不利
	胃陰不足（右關小而無力或數）	胃痛隱隱、口燥咽乾、口渴、飢不欲食、乾嘔呃逆、大便乾結、小便短少
肺虛	肺氣虛（右寸浮取無力）	神疲乏力、咳喘少氣、動則氣喘、語音低微、面色晃白
	肺陰虛（右寸小而無力或數）	消瘦、乾咳少痰、短氣、痰中帶血、口乾咽燥、午後潮熱、盜汗、顴紅、口渴
腎虛	腎陽虛（右尺無力）	面色晃白、形寒肢冷、腰膝酸軟、男子陽萎、女子宮寒、生殖機能衰退
	腎陰虛（左尺無力）	形體消瘦、腰膝酸軟、咽乾口燥、五心煩熱、盜汗、男子遺精、女子經少

脈象解析

總　按

由於寸關尺三部所代表的是全身的健康狀態，因此我們可以藉此來分析人體的體質強弱與有無受邪（生病）。其分析與思考原理是參考中醫之「八綱辨證」法，我們可以先透過以下簡表進行分析運用，將所摸到的脈象對照所屬的「八綱辨證」內容來分析結果。

脈與八綱辨證對應表

脈	八綱辨證	思考方向
浮取	表	主：皮、脈、氣、陽、腑
沉取	裡	主：筋、骨、血、陰、臟
數	熱	主：熱、動、快、腑、發炎熱性疾病
遲	寒	主：冷、凝、慢、臟、痛
有力	實證	主：紅、腫、熱、痛（邪氣強，正氣也強，邪正相爭）
無力	虛證	主：正氣虛（邪氣虛，正氣也虛）
大	陽	主：太過、有餘、病進
小	陰	主：不及、不足、氣衰

〔例〕王小明、28歲、業務員。昨日外出工作適逢大雨，來不及防備而受涼，今日起床仍感不適而前來就醫，診其脈記錄如下：

左手	速率	反彈力	形狀
浮取	正常	正常	正常
沉取	數	無力	小

右手	速率	反彈力	形狀
浮取	數	有力	大
沉取	正常	正常	大

〔分析〕

a.右手浮取為【表】；速率為數為【熱】；反彈力為有力為【實】；形狀為大為【陽】。沉取正常、沉大則代表【表熱向裡蔓延】。

「八綱辨證」結果為【表實熱】，病情正在變化中。

症狀：「表實熱」指體表有熱邪（感冒）導致發燒、呼吸急促、大汗出、口渴等症狀。

b.左手沉主【裡】；無力為【虛】；小為不足；浮取正常。

「八綱辨證」結果為【裡氣血兩虛】。

症狀：體內正氣趨於體表抗邪導致裡之氣血不足、倦怠乏力、食不下、嗜睡、四肢無力等「裡虛證」。

由以上分析可知小明今日症狀為明顯倦怠無力、食慾不振，併有發燒、口乾、呼吸喘咳……等症。可以先處理表實熱證，待症狀緩解再補體虛來恢復健康。

單　按

三部之中某一部位呈現異常脈動時，稱為獨異脈，其所屬部位代表正在發生不適之症狀，也就是當下最不舒服的症狀可以由此得知，其分析與思考原理是參考中醫之「臟腑辨證」法，我們可以先透過以下簡表進行分析運用，將所摸到的脈象對照所屬的「臟腑辨證」內容來分析結果。

脈與臟腑部位統屬對應表

	左手	右手
寸	心、小腸、胸中、心包絡	肺、大腸、胸中
關	肝、膽	脾、胃
尺	腎陰、小腸、三焦、腹中、卵巢、子宮、前陰、膀胱	腎陽、大腸、命門、腹中、卵巢、子宮、後陰

〔例〕

	左手	右手
寸	數	
關		
尺		無力

〔分析〕

a.左寸這個部位可以反應出心（指腦部功能）、小腸（指造血功能或泌尿系統）、胸中（胸腔所屬部位）、心包絡（指心臟）等這四類思考方向。數為有熱邪，熱邪在胸中導致胸悶，熱迫心臟導致心悸，熱性上炎擾亂心神導致失眠多夢、思慮煩躁，熱耗津液使小便短赤等症狀。

b.右尺屬腎陽，無力為虛故稱為腎陽虛，其陽氣不足無法補充命門的火源使溫熱之氣無法傳至體表而產生怕冷倦怠、腰痠膝無力。大腸後陰因為腎陽虛無法助其吸收水液導致容易拉肚子。腹中子宮卵巢陽氣不足易導致月事不調、嚴重則不孕等。

歸納脈象所得到的結果，都可運用中醫診斷辨證之「八綱辨證」、「臟腑辨證」或其他辨證方法來對照分析（詳細對照表請參照「運用簡表」單元）。

其中又有一種歸納法是先人將其「辨證」好的經驗，分析組合而成的28個結果脈，記錄其所生之疾病與症狀，成為脈診的基礎。如同算數的九九乘法一樣，2×8＝16，不需算式而直接知道答案。「28脈」也是一樣，其答案已經包含「八綱辨證」的分析過程了。

因此，我們可以將總按結果，視其屬於28脈的哪一個脈，來辨別人們之體質與邪正關係。而將獨異之部位，單獨分析其所屬的是28脈的哪一個脈，將部位統屬之臟腑生理功能帶入28脈主病，來分析其正在不舒服的症狀。

最後，將「總按」與「獨異」分析出的結果交叉比對，便可形成八綱辨證、氣血辨證、臟腑辨證……等中醫之診斷結論，進而制定治則與處方。

〔例〕左手總按浮取無力（左主血，無力為虛），左關極無力（「肝」氣血兩虛），兩相分析顯示此人「貧血」。由於「浮取無力」表示「氣不推血」，血液無法正常上輸到頭部，而發生頭暈、目眩、心悸、失眠、頭痛、眼睛乾澀等症狀；體表也因為供血不足而導致精神不振、頸肩酸疼。

〔例〕左手總按無力（左主血，無力為虛），左寸極無力（「心」氣血兩虛），兩相分析顯示此人長期血不養心，導致發生「腦神經衰弱」的現象。

〔例〕左右兩手總按無力（氣血皆虛），兩尺脈更無力（腎虛明顯），兩相分析顯示此人長期身體虛弱，導致發生「腎虛」的現象。

❖ 養身調理－貧血

「貧血」指血液中紅血球與血紅素量低於正常值：當紅血球數在男性少於450萬/mm3，在女性少於380萬/mm3；血紅素量在男性少於13.0 g/dl，在女性少於11.5 g/dl；血容量在男性少於40 %，在女性少於35 %時，就是貧血了。

一般來說，最常發生的貧血當屬缺鐵性貧血（IDA），主要原因是鐵的吸收供應攝取不足所造成。因為缺乏鐵質而造成血紅素的合成產生缺陷，使得血液中紅血球內的血色素減少而得。造成缺鐵性貧血的原因包括血液流失、鐵質吸收不足、懷孕哺乳時未適當補充鐵質。

貧血的臨床症狀為：頭暈、目眩、心悸、失眠、頭痛、精神不振、頸肩酸疼、眼睛乾澀等症狀。脈象多呈現「左手沉而無力或沉細無力」、「左手關尺無力」、「芤脈」。

・食療

1.直接食用含鐵質較多之食物，如雞蛋、油菜、菠菜、南瓜、黃豆、肝類、瘦肉、葡萄、紅棗、龍眼肉、魚類、花生仁、胡桃、豬血、羊血等。其中：

南瓜被清代名醫陳修園讚譽為「補血之妙品」，除鐵質之外，還含有鈷，是構成維生素B12的重要成分之一，用來幫助血液中的紅血球正常運作，鋅則是會影響成熟紅血球的功能。

葡萄含有多種維生素和氨基酸，以及豐富的鐵、磷和鈣，是婦女、孕婦、老年、體弱貧血者的補血佳品，購買儲存不易時也可改用葡萄乾來取代。

紅棗性暖，養血補血，可以改善血液循環，其中含有豐富的維生素、果糖和各種氨基酸，可以增加血液中紅血球的含量、增加骨髓造血功能。

龍眼肉即桂圓肉，含有豐富的鐵質，維生素A、B、葡萄糖和蔗糖等，也是孕婦和產婦的補血上品。

2.龍眼肉15克，桑椹30克，蜂蜜30克，燉服。

3.桂棗點心

材料：桂圓十粒、大棗十粒、蜂蜜二十克、西洋參粉三克。

作法：桂圓去殼，大棗去核，放入小碗中，西洋參粉平均散於其上，上澆蜂蜜，用碗蓋密閉後，放入電鍋中，外鍋加半杯水，待開關跳起，放涼收藏好，每日早晚各吃二粒，湯汁可沖茶喝。

4.補血果菜汁

材料：檸檬1/4個、蘋果一顆、葡萄5粒、荷蘭芹一小把、香菜一小叢。

作法：將材料洗淨，一起放入果汁機加水打勻，再加入檸檬汁即可。

・小叮嚀

補充鐵質是治療缺鐵性貧血的首要方法，改變飲食與習慣，消除容易造成貧血的原因是非常重要的。以下是補鐵的注意事項：

1.蛋黃補鐵很好，但是蛋黃含鐵量雖然高，但是鐵的吸收率僅為3%，並非補鐵的佳品，且多食容易引起膽固醇偏高。動物肝臟雖然含鐵量高、且吸收率達30%以上，但是容易殘留抗生素與生長激素等藥物。還是選用無農藥殘留的植物類如地瓜、地瓜葉、紅菜、黑木耳、金針菜、黑芝麻等較佳。

2.如果已根據醫生指示服用鐵劑治療缺鐵性貧血，正確的方法是直到貧血症狀穩定後，再續服6至8周以補充體內的儲存鐵。

3.多吃蔬菜、水果對於補充鐵也有很大幫助。這是因為蔬菜水果中富含維生素C、檸檬酸及蘋果酸，這類有機酸可以與鐵形成絡合物，從而增加鐵在腸道內的溶解度，有利於鐵的吸收，預防貧血。

4.過量飲用咖啡與茶，是會導致缺鐵性貧血的。這是因為咖啡中的多酚類物質和茶葉中的鞣酸會與鐵形成難以溶解的鹽類，進而抑制鐵質的吸收。因此，記得飲用咖啡和茶時候應當適量，一天一至兩杯就好。

5.缺鐵性貧血是可能因疾病引起的，例如痔瘡出血、腫瘤、消化道潰瘍、長期服用阿司匹林等。如果有以上因素發生貧血，要先到醫院就診排除才行。

6.方劑可參考「四物湯」。但是，相信大家都有買過四物湯的經驗，一份下來根本不只是四種藥材，甚至十多種藥材加在一起的四物都有，實際上稱其為「十全大補」都不為過。要知道真正的四物就只有四種藥材而已「熟地、當歸、芍藥、川芎等」，而其中真正稱為補血上劑的是「熟地」，是用生地黃經過酒浸砂仁拌後蒸熟曬乾等加工九次為正品，達到去雜質而保留適當鐵質與膠質的成品，如此費功的製程，市面上根本很難買到，當然費用也非常昂貴。也唯有這樣，才能達到補血而不上火，快速見到效果的目的。

❖ 養身調理－腦神經衰弱

「腦神經衰弱」一般來說是指醫學上所說的「自律神經失調」或「衰弱性精神官能症」，其現象通常發生在患者，因為身體某些部位的不舒服而就醫，但是經過相關檢查之後結果卻都正常。

例如一會頭暈目眩，一會胸悶心悸，一會又變成失眠睡不著，一下看耳鼻喉科，一下換成胸腔科，又或者睡眠障礙科。針對症狀給藥，有吃有改善，沒吃又復發，也不知道哪時該吃哪時該停或混著吃是否有副作用，導致整天緊張兮兮，擔心自己是否罹患什麼嚴重的疾病。其神經過度緊張、情緒不穩定、精神創傷等影響大腦內關於睡眠之神經功能，導致失調（衰弱），使得興奮提高而造成睡眠時間不長或睡眠時不能深層熟睡是主要原因。

一般起病緩慢，症見頭痛、頭暈、腦脹、耳鳴乏力、思想不集中、健忘、失眠、多夢、記憶力減退、心悸、煩躁不安、焦慮以及陽萎、月經不調……等。脈象多呈現「寸脈弱」。

・食療

1.百合15克，遠志6克，酸棗仁15克，水煎服。

2.安神飲：小麥、百合各25克，蓮子肉、夜交藤各15克，大棗2個，甘草6克。把小麥、百合、蓮子、夜交藤、大棗、甘草分別洗淨，用冷水浸泡半小時，倒入淨鍋內，加水至750毫升，用大火燒開後，小火煮30分鐘。隨時皆可飲用。

3.花生葉（乾品）25～50克。水煎沸10分鐘，取汁200毫升，睡前溫服，連服3日。

4.水煮花生（適量）。花生含有健腦的卵磷脂、腦磷脂、維生素

A、E、K、礦物質鈣、磷與胡蘿蔔素、花生鹼等成份，是腦神經系統所需的重要物質。常吃可以改善腦血管循環，增強記憶，延緩老化，故又稱為長生果。

5.未成熟的香蕉皮，剁碎，放入鍋子裏，加入1500cc開水水煮20分鐘，倒出當茶飲一日內飲畢。青綠色香蕉皮煮過後可以產生穩定腦神經的血清素，用來幫助睡眠與對抗憂鬱躁鬱。但是須注意腎臟病與糖尿病患者應該小心食用，以免鉀離子過多造成傷害。

❖ 養身調理－補腎

腎虛臨床上會表現出與腎相關的機能減退症狀。如思考變慢、記憶力減退、性功能低下、容易骨折、白頭髮、貧血、憋不住尿、腰腿發軟等。脈象多呈現「尺脈微」。

‧食療

1.鹿茸粥：鹿茸5克，粳米100克，生薑3片，鹽少許。將粳米洗淨加水適量煮成米飯。另在砂鍋中加水3杯煮滾後加入米飯續煮至濃稠。加入鹿茸末〈鹿茸炙後研末〉及薑絲、鹽即可。

2.韭菜240克，胡桃肉（去皮）60克。同芝麻油炒熱，日食之，服1月。

3.九層塔炒牡蠣：牡蠣1斤，九層塔2兩，蔥薑末、紅辣椒各少許。

作法：牡蠣加少許鹽巴攪拌，以水洗淨瀝乾。再用熱油爆香蔥薑末，加入牡蠣及九層塔炒勻並調料，灑上紅辣椒末即可。

4.海參30克、黑芝麻60克燉煮服用。

5.常吃一些補腎食品，例如：人參、白木耳、黑芝麻、黑豆、何首烏、枸杞子、蓮子、芡實、大棗、靈芝等，都會有不錯的效果。

6.常食用韭菜炒蝦仁或炒雞蛋或內服韭菜子。韭菜子服法：用韭菜子20公克，鹽湯送下，每日一至二次。

7.山藥又名薯蕷，藥名淮山。根據現代醫學研究，山藥除了含澱粉質、精蛋白外，還含有尿囊素、精胺酸、淀粉脢等，能補腎益精、固澀止遺，為食補佳品。煎湯服可防治陽萎、早洩、遺精、腿軟。糖尿病患者，常食山藥，可穩定血糖。

8.烏雞赤豆湯：烏骨雞1隻（約1斤半）、赤小豆10兩、黃酒1匙。

作法：先將烏骨雞切成小塊。赤小豆洗淨濾乾。用大蒸碗，先倒入1/2的赤小豆墊底，鋪上一層雞塊，再倒入另一半赤小豆，再鋪上剩餘的雞塊及內臟，淋上黃酒1匙。在雞塊上加細鹽半匙撒勻，略鹹即可。將蒸碗放入鍋內，同大火隔水蒸3小時（蒸碗不加蓋，讓水蒸氣回滴入碗）即可。

二十八種脈象與養身調理

通常學習脈診的人初學時，一定都會在書本中接觸到28脈，並且認為熟記28脈就能斷證看病，但是往往臨床把脈時，指下的感覺卻又無法與熟讀的28脈，找到相對應的關係而順利解讀脈象，以致於這項技能漸漸式微而不被重視。

要知道所謂的28脈是指一種（組合的脈形），也就是將之前提到的〈脈之八綱–浮、沉、遲、數、大、小、有力、無力〉這八個方面，取其中的幾個不協調的部份，合在一起統一分析，而得到相關的臨床意義。

常見組合共有28個思考方向，能幫助縮短把脈辨證的時間，與提高問診效率，確認疾病症狀。例如：28脈中的洪脈，是由（浮大數極有力、沉取力減）這樣的八綱脈組合而成，摸到洪脈直接對應（火熱性、發炎性）病症。

當總按摸到洪脈時，指全身性發炎、發熱的症狀明顯；獨異摸到洪脈，指部位或臟器出現發炎的現象。

另外，學習會思考時，也可以從八綱脈組合來印證，如「浮」指表、「大」為陽、「數」為熱、「極有力」為實，加起來成為表實熱證，因此會出現體表發炎發熱。有了這樣的認知，往後每一個脈都將這樣分析介紹，如此才能學習到28脈的精髓。

接著，我們運用先前對脈形的了解，將28種經驗脈再歸類一次，可區分為：

<table>
<tr><td rowspan="2">高度分類</td><td>浮脈類：浮、洪、散、濡、芤、革、虛。</td></tr>
<tr><td>沉脈類：沉、弱、微、伏、牢。</td></tr>
<tr><td rowspan="3">速率分類</td><td>遲脈類：緩、遲。</td></tr>
<tr><td>數脈類：數、動。</td></tr>
<tr><td>停頓類：促、結、代。</td></tr>
<tr><td rowspan="2">形狀分類</td><td>寬脈類：大。</td></tr>
<tr><td>寬脈類：小。</td></tr>
<tr><td>力量分類</td><td>有力類：實。</td></tr>
<tr><td rowspan="2">其他分類</td><td>長度類：長、短。</td></tr>
<tr><td>特殊觸感：滑、澀、弦、緊。</td></tr>
</table>

下文便就上述28種脈象分別說明。

浮脈

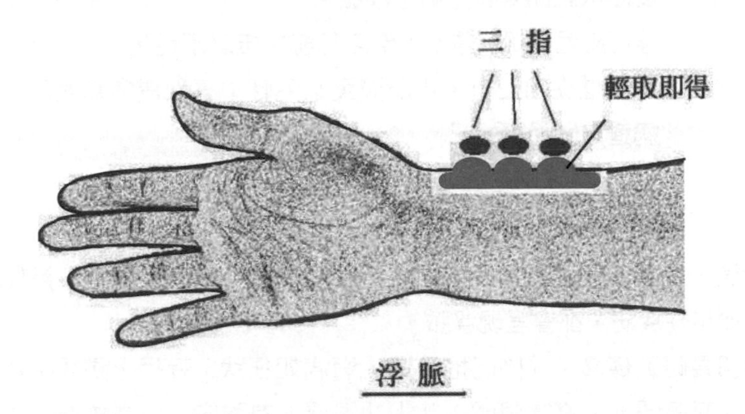

浮 脈

浮取明顯，重按力減。或輕取即得，舉之有餘，按之不足。

▶▶入門體驗

當人體出現浮脈時，通常只要仔細觀察病家的寸關尺三部，就可以肉眼看見脈搏之跳動，如脈浮出體表。（寸關尺三部皆浮稱為總按皆浮；三部中只有一個指頭的部位浮起稱為單按之浮，詳細分析請見總按分析與單按分析）。

▶▶浮脈原理

因為致熱性病原影響人體導致心跳加速、代謝增強而身體發熱，體表血管因散熱而舒張，血液與淋巴液流量相對增加而呈現脈浮。

▶▶名家論述

❖ 脈象

《四診心法》：皮脈取之而得者，謂之浮脈。
《脈訣匯辨》：浮在皮毛，如水漂木；舉之有餘，按之不足。
《瀕湖脈學》：浮脈惟從肉上行，如循榆莢似毛輕；三秋得令知無恙，久病逢之卻可驚。

❖ 主病

1.浮候諸陽，主病位在表，凡外感之感冒或體內機能亢進之陽病、熱邪、火邪、發炎性疾病，都會呈現浮脈。

如《金匱要略》條文：「防己地黃湯，治病如狂狀，妄行，獨語不休，無寒熱，其脈浮。」條文說明：此人「脈浮」為體內「血虛生熱」，而呈現出的陽熱症狀。（裡主血，「浮脈」的浮取明顯、沉取力減，這個「沉取力減」，也可視為「血虛」，血虛則「內熱」自生，熱性升發則脈浮）

起因為血虛生熱，風邪性陽，同性相感使風邪乘虛侵襲，導致風熱相煽，熱擾心神而出現如狂狀、妄行、獨語不休等症。

2.浮取部位主「表」–這裡所指的「表」，有幾種思路可以參考：

a. 如果是對應體表「組織」，則考慮「皮、脈、肌」的部位是否有異象。
b. 如果是指體表「物質狀態」，則考慮「氣與陽」是否有異象。
c. 如果是「邪氣侵擾」，則是「風邪」的問題（浮主風）。
d. 如果是體內「器官」出現問題，則考慮「腑器」（胃、膽、大小腸、膀胱）的病變。（臨床運用請見「總按分析」）

3.浮為「秋天」脈，春、夏、冬三季摸得此脈，則為「病脈」。如果在秋天摸到「浮而適中柔和」的脈，則視為季節的本脈，為正常脈象。但若是指下感覺到的浮脈「中央堅、兩邊虛」，此謂「太過」；若指下感覺到的浮脈「細而微」，此謂「不及」。都是「病脈」。

4.《脈訣匯辨》

浮脈為陽，其病在表。左寸浮者，頭痛目眩。浮在左關，腹脹不寧。

左尺得浮，膀胱風熱。右寸浮者，風邪喘嗽。浮在右關，中滿不食。

右尺得浮，大便難出。六腑屬陽，其應在表，故浮主表病也。

巔之上，惟風可到，雜亂其清陽之氣，痛眩之自來。（巔之上指頭部）

肝為風木之藏，風盛則木張而肋脹。（肝五行屬木，與風相應，風盛則脈浮）

膀胱受風，風盛熱淫，津液自燥，故令小便秘澀。

肺受風邪，清肅之令不行，氣高而喘嗽。（肺主肅降之氣，風邪犯肺則肅降不利形成喘咳。）

風木乘脾，中氣憊而食減。（浮為風邪，右關部位在脾，故風木乘脾）

腎家通主二便，風客下焦，大府燥而不快。（大府指大腸腑）

（上述內容的解說請見「總按、單按」分析）

總按分析

浮取部位主表——對應體表組織皮、脈等兩個層次

皮部，又稱為「三菽之浮」（指三顆豆子的重量下壓的深度），或「肺」之浮。浮取按在這個部位如果感受明顯脈動，表示「邪氣」與「正氣」相互爭鬥的部位在「體表的皮膚」部位。

脈部，又稱為「六菽之浮」或「心」之浮。浮取按在這個部位，如果感受明顯脈動，則表示「邪氣」與「正氣」相互爭鬥的部位在「皮下組織液」（淋巴液）流動的層次。

「浮部」包含「皮部」與「脈部」的位置，如果按在這個部位，感受得到明顯脈動，則表示疾病影響的範圍，包含體表之「體溫調節」、「體液代謝」與「毛孔排汗」等功能，皆受到影響，進而可能引起體表肌肉發生無力或是僵硬、酸痛等症狀。

因此，當把脈摸到浮脈時，可以視為皮、脈部位遭受到感冒病毒侵犯，在《傷寒論》之「六經辨證」裡，稱之為「太陽病」。「太」者大也，「太陽經」的位置，為體內「陽氣」升發、匯聚於人體體表外層的部位，其影響的範圍相當的大，整個表皮（皮部）與皮下組織液層（脈部），都在其範圍內，因此所謂的「太陽病」，其鑑別的脈象便是要有「浮脈」。

再換個方式來認識，太陽層次裡的物質，《傷寒論》中稱之為「營氣」（提供體表營養的物質）與「衛氣」（提供體表防衛的物質），所以太陽「脈浮」的部位，又可視為「營、衛」層。「營氣」與「衛氣」來自於體內物質升發到外層部位，而形成的「體熱」（陽）與「水蒸氣」（氣）狀態物質，整體「營衛層」可以表現出人體「陽與氣」的多寡，因此醫家簡稱為「浮主陽」、「浮主氣」來方便思考。整個「太陽」層，

就是指浮取的部位，對應體表物質為「氣與陽」。邪氣侵入人體致病，會先經由外部而影響體表的「太陽經」，產生諸多體表不適的症狀，而稱之為「太陽病」。如《傷寒論》條文：「太陽之為病，脈浮，頭項強痛而惡寒」。

有了脈象，就方便思考判斷，當「太陽病」時，陽氣在體表抵抗風寒之邪，寒邪偏盛，陽氣不足以抗邪時，體表會怕冷怕風，稱為「惡風寒」，歸為「太陽病」。陽氣的道路是走「督脈」脊柱，而「督脈」統諸「陽」，與「膀胱經」沿著脊柱循行，上至頭顛的「百會穴」。當「寒邪」傷「陽」時，頭背部會先遭受寒邪侵犯，而寒性「收引」，會造成「不通則痛」的現象，自「後項」往「頭頂」痛起，因此「惡寒、頭痛」的症狀會最明顯。此時，體內「血脈」與「裡陽」，自己會不斷供應「營衛之氣」，輸送到體表來抵禦外邪，「脈管」理當充盛而趨於體表，脈浮的現象因此而明顯。

以上便是「脈象」與「病因病機」的思考結果，如果能將脈象與症狀相互參合而得到合理說明，便能精確的選方、用針、用藥，來迅速去除疾病。

浮主風

風性輕揚、迅速、無孔不入，這裡是指導致感冒的原因，起初為風邪，所以感冒的脈浮又指風邪。

臨床上感冒的症狀，隨著變化的不同，又可以兼有其他不同的症狀，因此浮取部位又可同時出現其他「兼脈」，代表發生「寒、暑、濕、燥、火」等不同之症候，所以古人認為「風為百病之長」，風邪可同時夾帶其他不同之邪，共同侵犯人體之「表」。

兼脈

浮沉的部位，是可以同時出現其他脈象的，如速率的遲脈、數脈；有力的實脈、無力的虛脈；形狀的細小脈等。當這類其他脈出現在「浮部」時，便成為「浮脈」裡的兼脈。此時思考判斷的方向是（「浮脈」指人體部位的「體表」。而「兼脈」，則是指在這個體表部位，發生了「邪氣侵犯」，或是「正氣失調」的狀態）。例如：

1.浮而有力→表實（浮主病在表，有力為實）。表示「邪正相爭」於體表，造成體表症狀明顯。如《金匱要略》條文：「風水，惡風，一身悉腫，脈浮而渴，續自汗出，無大熱，越婢湯主之。」條文說明：「風水」之病，突然一身水腫，來勢急劇，是因為風邪致水。病在表，故惡風；水蓄體表，為陰寒實邪而無大熱；裡陽因水蓄而鬱熱導致口渴、自汗出且脈浮，乃邪正相爭之有力脈象，屬於「風水挾熱」之水腫證型，採宣散水濕、清肺胃鬱熱之越婢湯來治療。

2.浮而無力→表虛（浮主病在表，無力為虛）。表示體虛之人，體表營衛皆虛。如《傷寒論》條文：「太陽病，外證未解，脈浮弱者，當以汗解，宜桂枝湯。」條文說明：當得到太陽病，在外證未解時 （如頭項強痛而惡寒等表症仍在），脈「浮弱」指浮取無力脈屬表虛證，用桂枝湯來調和體表營衛之氣，表氣足則微似汗出而表邪解。

3.浮而兼數→風熱（浮主病在表與浮主風邪，數為熱邪），風熱之邪傷體表衛分為感冒初期，發熱、惡寒、頭痛、呼吸系統感染之咳嗽、發炎等症。（稱為風熱型感冒）但也有可能出現非「風熱感冒」的例外現象，如《金匱要略》條文：「諸浮數脈，應當發熱，而反洒淅惡寒，若有痛處，當發其癰。」條文說明：脈浮主表，數主熱，首先考慮外感表熱證，應當發熱重、惡寒輕，兼見呼吸系統感染症狀。如不見上述症狀，而反呈現惡寒嚴重，加上身體出現固定點的疼痛，則是體內有熱毒壅塞，而導致脈浮熱盛、肉腐化膿；當血壅滯、體表衛氣不暢，則反洒淅惡寒。

4.浮而兼遲→表冷（浮主病在表，遲為寒）。體表陽氣受寒涼之邪氣侵襲而耗損，出現惡寒甚、體痛骨節疼等症。

5.浮而兼細→氣少（浮主病在表，細為不足）。汗出太過導致氣虛無力與體表津液不足。

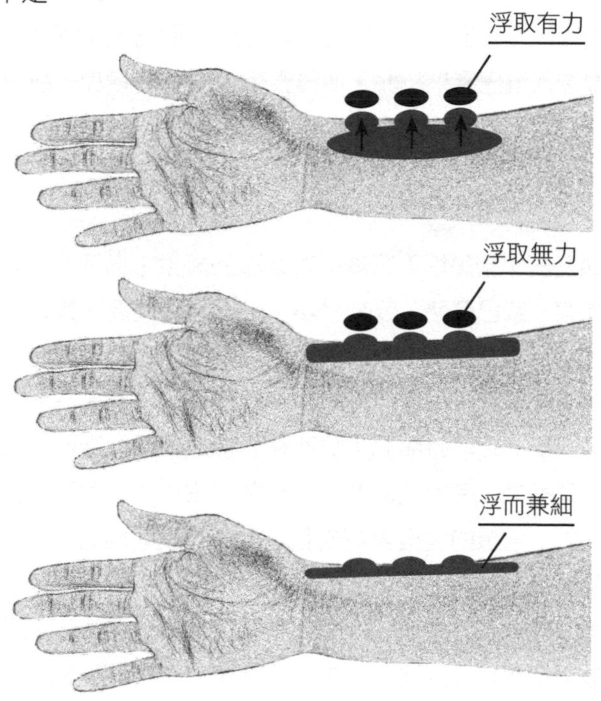

6.浮而兼緩→太陽病中風證

浮，主病在表，緩為指下軟而略慢的感覺，像風一樣柔和，合在一起指風邪。如《傷寒論》條文：「太陽病，發熱汗出，惡風脈緩者，名為中風」。條文說明：當人體吹到風，並且感受到風時，也就表示「風邪」進入體表了，古人認為「風」無孔不入，其性開泄，也就是能隨意進入體表而令毛孔打開，如果在不注意時吹到風之後，處在無風處也會怕風寒，則表示風邪停留在體表，此時便是太陽病初起（浮脈主風，感冒了）。

太陽體表受到風邪侵擾，剛開始會出現「惡風寒、頭痛、肩頸僵硬」，之後體內陽氣感受到體表有風邪侵犯，便開始啓動防禦機制，迅速支援體表防衛之氣與陽氣，共同來對抗邪氣，因此造成體表溫度升高而發熱。接下來，人體體溫升高，可以由毛孔的開合來調節，當「氣」的「固攝力」正常作用於體表時，則可以控制毛孔開合，讓體表形成「汗出」散熱，因此產生發熱汗出的現象。接著皮下脈管壓力得以紓解，而呈現柔軟狀態，加上血中免疫球白大量進入淋巴層來抗邪，使體表組織液黏性增加，所以脈除了「浮取明顯、重按力減」外，還會兼有出現些微粘稠感，稱為脈浮緩。

7.浮而兼緊→太陽病傷寒證

浮，主病在表，緊為指下感覺按如緊繃的繩索，指寒邪。如《傷寒論》條文：「太陽病，或已發熱，或未發熱，必惡寒，體痛，嘔逆，脈陰陽俱緊者，名曰傷寒」。條文說明：若體表衛氣失守，風寒之邪大勝，必令體表惡寒，怕冷使得肌肉緊縮，導致血脈凝滯不通而體痛。寒氣令肌肉緊縮，進而導致肺氣不得下降（吸氣時膈肌下降不利）造成氣往上逆而出現嘔逆感。接著身體只好關緊門戶，令毛孔緊閉，使邪氣不得再入，此時再提升兵力（陽氣）來決一死戰。這樣的過程會造成體熱無法藉由毛細孔往外透發，使體溫不斷升高而發生「高熱」症狀。

就算發燒，寒邪仍在體表內，因此會同時出現體溫高，但是又會怕冷，就算緊抱衣被仍不解其寒的現象。由於「寒盛」，令體表組織收引緊僵，因此出現脈與體症相合的「浮緊脈」。

出現「脈浮」，但沒有感冒的症狀，而是出現體內器官不舒服的現象，這時則考慮腑器的發炎性病變。

由於體內「腑」器相通，主要是傳化「飲水、食物、糟粕」 的功能，其通道如膽、胃、大小腸、膀胱等，因此容易導致體外病邪直接藉由食物通道侵入腑器而感染發炎。當發生這類問題時，其產生的火熱，便會使脈管趨向體表，接著擴張散熱而出現浮脈，此種狀態則視為〈浮主腑〉病。如《傷寒論》條文：「太陽病，醫發汗，遂發熱惡寒，因復下之，心下痞，按之濡，其脈浮者，大黃黃連瀉心湯主之。」條文說明：患了太陽病，醫者使用汗法，竟然發熱惡寒不止，於是誤認為有裡症，而改採瀉下法來攻下，結果成了心下痞。「心下」指胃口部，「痞」則表現如覆碗狀且不通的感覺。通常這是由於感冒表邪未解而使用下法後，將病毒帶往胃腸道，造成慢性胃發炎的現象，導致局部腫脹不通，便成了心下痞、按之濡、脈浮等症狀。

又如《金匱要略》條文：「脈浮發熱，渴欲飲水，小便不利者，豬苓湯主之。」條文說明：體內「水與熱」互結，而導致「鬱熱」傷陰、胃燥、小便不利，宜豬苓湯來滋陰利水。

或《傷寒論》條文：「發汗已，脈浮數，煩渴者，五苓散主之。」條文說明：發汗已（感冒經過發汗後，病邪未完全去除），脈浮數（體表有熱邪）、微熱（指體表有些微熱甚）、消渴小便不利（指口渴甚，喝了水也不能止渴，也不會形成尿液排出）。

脈浮，病在表，數為熱邪。「脈浮數」則表示體表有感冒熱邪未清除，而出現微熱症狀，體熱不斷消耗內部水分，導致血液中的水分不足，引起血液濃度升高，進而刺激渴覺中樞，而發生口渴甚的症狀。補充的水分都被拿來調節發熱的體溫，或者蒸散至中焦組織間而蓄積，所以喝了水也不能止渴，也不會形成尿液排出而出現消渴、小便不利的症狀。仲景認為這是 「太陽之熱」傳入「膀胱之腑」，故口渴、小便不通。使用藥物（五苓散）來解熱行水止煩渴。

單按分析

	左手	右手
寸	頭痛目眩	喘嗽鼻塞
關	脅痛腹脹	多食而瘦或泄瀉
尺	尿血淋濁、小便不利、囊腫尿澀	腸風下血、內痔出血

左寸脈浮　主頭痛目眩

左寸主心腦主血脈，心腦在高巔之上，惟風可到，因此脈浮為風邪擾亂頭頂清陽之氣引起目眩；邪氣遏阻血脈而導致頭痛。（如風寒頭痛）

右寸脈浮　主喘嗽鼻塞

右寸主肺，肺主氣司呼吸，脈浮為感冒風邪。風邪損傷肺經正常功能導致肺氣失其肅降，氣不得降則壅於上而形成喘嗽；另外肺開竅於鼻，肺氣壅塞則引起鼻塞。（如風寒襲肺型咳嗽）……（證型方藥可以參考〈附錄.疾病辨證用方參考〉）

左關脈浮　主脅痛腹脹

肝主氣機的疏泄，而風為陽邪，能助長氣的運行，因此造成氣行太過而無法宣洩，沿著膈下壅滯導致脅痛腹脹。（如肝功能失調引起腸胃功能不適）（如肝氣鬱結型脅痛）

右關脈浮　主多食而瘦或泄瀉

胃主受納腐熟飲食水穀，風為陽邪，胃為陽腑，風陽傷胃則多食而瘦；脾主運化飲食水穀與水濕，脾經傷風則導致飲食水穀運化功能失調而不能食；水濕運化的功能失調而泄瀉。（此處泄瀉相當於腸胃型感冒造成的拉肚子現象）（如濕熱型泄瀉）

左尺脈浮　主熱在小腸、膀胱、腎

小腸受風，風為陽邪，小腸為陽腑，風盛熱淫則「腎臟通透過濾血液的功能（中醫生理功能歸為小腸分清別濁）」損傷而發生尿血淋濁的症狀。（如熱淋）
膀胱受風，風盛熱淫，膀胱津液自燥，令其小便秘澀。（如小便不利）
腎臟受風，腎開竅於二陰，風盛熱淫則囊腫尿澀。

右尺脈浮　主腸風下血

右尺主大腸，風陽侵犯大腸導致腸風下血。（如腸風下血型便血）
【腸風下血】因風熱影響腸胃或濕熱蘊積腸胃，久了損傷陰絡導致大便時而出血，故名。臨床表現：於排便前發生出血如注，血色鮮紅，肛門無腫痛，舌紅等症狀。如痔瘡出血。

案例練習

女，35歲，一覺醒來先感到上鼻腔乾痛，進而傳至咽部產生咽痛、音啞、咳嗽、頭脹痛等，身體未發熱。

❖ 總按紀錄

右手	速率	反彈力	形狀
浮取	85	略有力	大
沉取			

左手	速率	反彈力	形狀
浮取	80	略有力	大
沉取			

分析：左右兩手浮取較沉取大而略有力，大為陽、浮在表、乃陽熱之邪犯表。

❖ 單按紀錄

	左手	右手
寸	浮而有力	浮而有力
關		
尺		

分析：兩寸主上焦，有力則邪正相爭於頭部則痛。

❖ 綜合分析

總按、單按皆以浮脈呈現為表邪侵犯之脈，有力為實、大為陽，主熱邪犯表，邪正相爭，故頭痛脹痛。兩寸獨異，視為上呼吸系統感染為主，故咽痛、音啞、咳嗽。

方劑：銀翹散加減。

洪脈

浮取大而極有力或兼數（如觸摸湧泉，上頂力道與面積都大），重按力減。

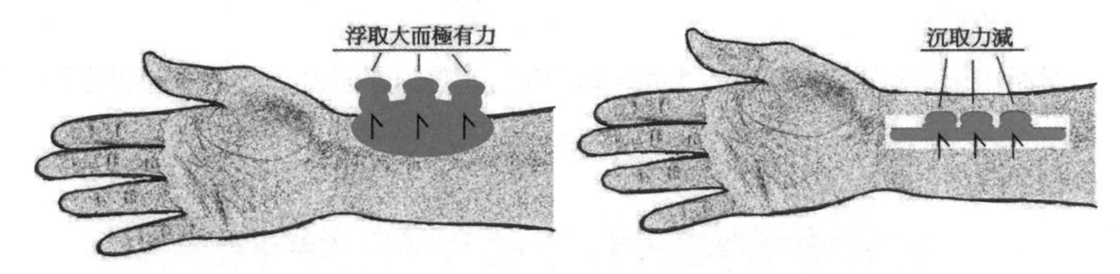

洪脈

▶▶入門體驗

可以利用泡熱水澡時，人在熱水中全身發熱汗出的時刻摸脈，輕取大而有力且快，肉眼可以看見脈搏之跳動。常見於急性傳染病、嚴重化膿性細菌感染等實熱證，與甲狀腺功能亢進、風濕性心臟病等。

▶▶洪脈原理

因為致熱性的病原影響人體，導致脈壓增大、心跳加速、代謝加強而身體發熱，使體表血管因散熱而舒張，體表血流量相對增加導致需大量汗出呈現脈如洪水來襲狀。

▶▶名家論述

❖ 脈象

《四診心法》：來盛去衰，洪脈明顯。上來應指而盛，下去減力而衰，謂之洪脈。

《脈訣匯辨》：洪脈極大，狀如洪水；來盛去衰，滔滔滿指。

《瀕湖脈學》：脈來洪盛去還衰，滿指滔滔應夏時，若在春秋冬月分，升陽散火莫狐疑。

❖ 主病

洪為盛滿，氣壅火亢。主熱病。相當於急性、熱性之傳染病，包含流行性感冒、肺炎、腦炎、流行性出血熱……等。

洪為夏脈，春秋冬見之則為病脈。夏天脈其形如洪而適中（浮候來盛下垂如鉤狀，去衰則又柔和）則為平脈。若來盛去亦盛，此為太過。來不盛去反盛，此為不及，都是病脈。（註：「來」指浮取；「去」指沉取）

《脈訣匯辨》：按洪脈在卦為離，在時為夏，在人為心，時當朱夏，天地之氣，酣滿暢遂，脈者得氣之先，故應之以洪。

洪為盛滿，氣壅火亢。左寸洪者，心煩舌破。洪在左關，肝脈太過。
左尺得洪，水枯便難。右寸洪者，胸滿氣逆。洪在右關，脾土脹熱。
右尺得洪，龍火燔灼。

總按分析

「洪脈」是指「病邪與正氣」正在激烈相爭，部位在表之皮部，因為戰況劇烈，體內正氣趨於體表抗邪，而形成大量陽熱出於體表（病菌侵犯體表組織與淋巴系統，微血管擴張釋放出大量免疫球蛋白，這樣的機制致使體溫升高）。

臨床出現高燒、大汗出、口大渴、嚴重則神昏譫語……等急性火熱性病症。此類疾病多半具有傳染性且發病快速、劇烈、嚴重，當初現時請速就醫，勿隨意服用成藥以免延誤病情。

如《醫方集解》白虎湯（瀉火之劑）：通治陽明病脈洪大而長，不惡寒，反惡熱，頭痛自汗，口渴舌胎，目痛鼻乾，不得臥，心煩躁亂，日晡潮熱。

由於洪脈多因感冒而造成，因此脈形也如浮脈一般浮取明顯、重按力減，歸在浮脈類有助記憶與分析，屬於感冒病程發展中的一個證型。

如《金匱要略》條文：「脈浮而洪，浮則為風，洪則為氣。風氣相搏，風強則為癮疹，身體為癢，癢為泄風，久為痂癩；氣強則為水，難以俯仰。……」條文說明：脈浮為外感風邪，洪指鬱熱氣實，外感風邪致病時，「風邪盛」而「生熱化火」，則在皮膚上出現「癮疹」癮疹身癢，稱之為「泄風」。「癮疹」因癢而搔癢，久則成為「痂癩」之疾。當病變深入發展時，體內之氣將失調，而受邪氣鬱滯不能化水的關係，導致水聚成病。

又如《金匱要略》條文：「咳而上氣，此為肺脹，其人喘，目如脫狀，脈浮大者，越婢加半夏湯主之。」條文說明：「肺脹」是指肺氣脹滿，泛指「喘咳胸滿」的病症，可見於肺炎、急性支氣管炎、支氣管哮喘、肺氣腫合併感染等疾患。此人出現咳嗽上氣喘急、目睛上突、脈浮大。由於「浮」主表、主肺，「大」主熱，此為「風熱」挾「飲邪」上逆所致，急用「越婢加半夏湯」來宣洩肺熱、降逆平喘。

單按分析

	左手	右手
寸	心煩舌破	胸滿氣逆
關	肝火旺盛	消渴脹悶
尺	小便澀少	大便閉結

左寸脈洪　主心煩舌破

熱擾心神則心煩；火性炎上，心開竅於舌則口舌生瘡。
（急性期則出現熱病、頭疼、嘔吐、神昏、嗜睡和畏光的腦炎症狀）（如重感冒逆傳心包）

右寸脈洪　主胸滿氣逆

洪脈指熱邪，熱邪壅肺導致氣逆胸滿。（如急性肺炎）（肺炎型熱入氣分）

左關脈洪　主肝火旺盛

洪為熱，肝屬木，木火相生，木旺則肝火旺，火熱生風炎上至頭面。臨床表現則有頭痛（肝陽型），眩暈（肝火上炎型）、面赤、嘔血（肝火犯胃型），咳血（肝火犯肺型），嚴重則發狂等症。

右關脈洪　主消渴脹悶

胃熱則食穀即消、煩渴引飲；脾熱則脹悶。
（渴而飲多，食多而反消瘦，尿多和出現尿糖的一類病症，類似於西醫的糖尿病。屬中醫【中消】範圍。以多食易飢而形體反見消瘦為主症，兼見大便秘結、小便黃赤頻數、舌苔黃燥等。多因胃火熾盛，消耗水谷精微而精血受傷所致。）

左尺脈洪　主水枯溺澀

左尺主小腸泌尿系統、主液，火耗津虧則小便澀少。（如腎虛火旺型尿血）

右尺脈洪　主大便閉結

右尺主大腸、主津，洪主火熱，火耗津虧則大便閉結。（如便秘導致發燒腹痛）（陽明腑實證）

案例練習

男，12歲，全身發熱數日，溫度38～40度之間上下游走，服退燒藥汗出熱減，隨即復熱，精神不振、身無力。

❖ 總按紀錄

右手	速率	反彈力	形狀
浮取	110	有力	大
沉取	110	略有力	略大

左手	速率	反彈力	形狀
浮取	110	有力	大
沉取	110	略有力	略大

分析：兩手皆洪脈。

❖ 單按紀錄

	左手	右手
寸		
關		
尺		

分析：無獨異

❖ 綜合分析

浮洪熱盛故全身發熱數日，反覆發作乃清熱力道不足，可大劑清熱散邪。

方劑：白虎湯加減。

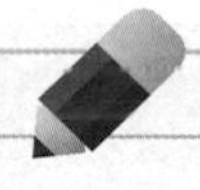

故事小品

期待已久的春吶露天場地一開唱，全場數千人塞爆了整個會場，當然也少不了比基尼辣妹當衆跳起了熱舞。可惜天公不作美，當唱到第五首歌曲時開始下著大雨……。飯店的一角，村民們圍觀著一對母女，議論紛紛「這個女孩還好嗎？」村長摸了摸發燙的臉頰，手連忙縮了回來，像是摸到了能發火的東西！

「好燙啊！快找醫生來。」

小鳳虛弱著發著高燒，當時張媽媽托著小鳳的頭。「你覺得怎麼樣？」

小鳳道：「我覺得很昏」。此時見她右手緩緩無力的抬起觸摸著頭（暈眩狀），口中喃喃自語……「好熱」。

飯店老闆隨即捧來了一盆冷水，「快，用冷水敷她的額頭！」實在是杯水車薪，小鳳的身子，似乎越來越發燙，她還時時勉力想睜開眼睛來，可知她的神智，還不是全部昏迷。但是現在，她卻一動也不動了，除了胸口急速的起伏，和鼻孔的翕張，顯得她的呼吸十分沉重。

就在這時候，住在附近的老中醫已匆匆進來，一見到小鳳，便立刻伸出手來為小鳳把脈，「他的脈象狀如洪水，滿指滔滔，不怕，體內正氣正與病邪對抗，待我宣洩邪熱便無大礙。」

張媽媽焦急的問道：「我現在需要去抓什麼藥嗎？」老醫師：「原本應該給她服用白虎湯來退熱，但是現在症狀比較急，讓我來施針處理好了。」

只見其取出大小粗細不同的針具，迅速在其後背椎體放血，又令其躺下，補下了數針。

小鳳這時仍然睜大了眼睛，可是她的目光已然散亂，她的口唇顫動著，但是發出的聲音卻只是毫無意義的譫語，似乎不覺得有針刺激其體內而感到疼痛。老醫師說：「這幾針應該就夠了，等等吧！一會就退了」。

……過了一個多小時，媽媽輕輕撫摸著小鳳的額角，她發現小鳳的額上已是清涼的，「中醫真有著不可思議的功效」，小鳳的體溫逐漸恢復正常了。

除了感謝之餘，張媽媽也為往後退休生活找到了一個新的方向……。

▶▶養身調理——感冒發燒

感冒發燒，是指人體感受六淫之邪（風、寒、暑、濕、燥、火），在體內化熱導致體溫升高持續不降，伴有惡寒、面赤、煩渴、脈數等主要臨床表現的一種併發的病證。

通常口腔溫度約在37.3℃以上或一晝夜間溫度波動在1℃以上，即可認為發燒。體溫很少會超過41℃，如果有超過，注意罹患細菌性腦膜炎或敗血症的可能性會相當高，應趕緊就醫。

根據兒科醫學會最近發現認為，在孩子發燒時不要過度使用退燒藥。發燒其實是一個好的現象，中醫稱為「邪正相爭」，說明人體正在抵禦炎症，是人體自然的防衛機制。

體溫升高會使細菌或病毒增長速度減慢，也會刺激部分免疫系統更加活躍，並且使對抗感染的免疫球蛋白增加，有助於抵禦細菌或病毒，從而有助於病人迅速康復。

在孩子熟睡時，千萬不要把他們叫醒起來吃藥。除非自己醒來，而且感覺不舒服，不然舒服的睡眠對患者非常重要，只需注意孩子是否有嚴重疾病的徵兆，還有一定要多喝水幫助排除病菌與病理產物。

另外，如果有超過三週以上的不明原因發燒，千萬不能當做一般感冒來治療，此時需要透過精密複雜的檢查和判斷才能找到真正的病因來對症治療。

浮洪脈 臨床多出現高燒、大汗出、口大渴、嚴重則神昏譫語……等。	【食療】 西瓜一粒（連白肉）打成果汁。或甘蔗汁500cc，西瓜汁500cc，混合服用。或椰子汁200cc，1日2到3次。方劑可參考「白虎湯」。
浮洪滑數脈 發病較急，初起時多見熱象偏盛、咳嗽、痰黃、喉嚨痛、在病勢發展過程中，有時能出現神昏，譫語等。	【食療】 乾魚腥草30公克，加水5000ml，煮十分鐘後過濾飲用，可視情況加量使用。方劑可參考「麻杏石甘湯」。

細數脈

多因熱性疾病後期，體內陰津耗傷而出現乾燥的症候，臨床表現為骨蒸潮熱、咳嗽、唇燥舌乾無津、皮膚乾燥、指甲乾枯等。

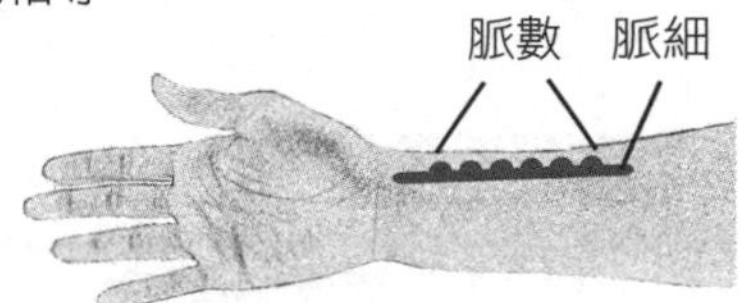

【食療】

百合9克，梨1個，白糖15克。混合蒸2小時，冷後頓服。
方劑可參考「百合固金湯」。

03 chapter

散脈

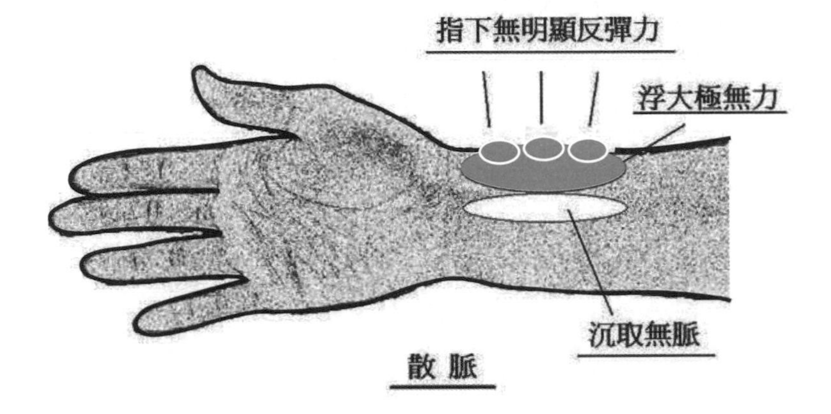

浮取大而極無力，重按無。

▶▶入門體驗

危亡之脈，一般人身上不易摸見。夏日可以在中暑之人出現頭昏、無力、冒冷汗等快要休克的時機摸到。

▶▶散脈原理

散脈是因為心臟功能減弱，血管緊張性極度降低，而處於舒張狀態下所形成。為交感神經興奮性降低，腎上腺素、去甲腎上腺素分泌減少所致。

名家論述

❖ 脈象

《四診心法》：浮，中，沉三部極無力，按之且大，渙漫不收，謂之散脈。

《脈訣匯辨》：散脈浮亂，有表無裡；中候漸空，按則絶矣。自有漸無之象，亦散亂不整之象也。當浮候之，儼然大而成其為脈也；及中候之，頓覺無力而減其十之七八矣；至沉候之，杳然不可得而見矣。

《瀕湖脈學》：散似楊花散漫飛，去來無定至難齊，產為生兆胎為墮，久病逢之不必醫。

❖ 主病

1. 散主虛劇，腎敗之候。此時期例如腎上腺素分泌突然減少形成血壓與血糖快速下降導致昏迷。
2. 《脈訣匯辨》

   散為本傷，見則危殆。左寸散者，怔忡不臥。散在左關，當有溢飲。左尺得散，北方水竭。右寸散者，自汗淋漓。散在右關，脹滿蠱壞。右尺得散，陽消命絶。

總按分析

「散脈」浮取大而極無力，說明元氣將散；按之則無，乃是「先天之根本」敗絕，為無根之脈，屬危亡之證。為人體病症發展中，進入到死亡危險的階段，休克就是其中的一個表現。

如《金匱要略》條文：「肺死臟，浮之虛，按之弱如蔥葉，下無根者，死」。此條文的浮之虛，按之弱如蔥葉，下無根者，就是散脈的浮大極無力、重按無的表現。

臨床上洪脈大汗出之後；或者大失血的革脈之後，出現心臟衰弱的休克現象，容易形成「散脈」，也是屬於浮脈類疾病發展病程中的一個脈象，主危急症候，因此歸在浮脈類提醒注意。

單按分析

	左手	右手
寸	怔忡不寐	自汗淋漓
關	溢飲之病	鼓脹逆滿
尺	真水涸竭	陽消命絕

左寸脈散　主怔忡不寐

心主血脈，血脈虛散導致血不養心則出現心虛怔忡；血不養神則神耗不寐。
如心陽不足型心悸（元氣敗脫型中風）。

〔怔忡〕指心跳劇烈的一種症狀。跳動往往上至心胸，下達臍腹。是由於心血、心陰虛損，心陽不足所致。與心悸大致相同，但病情較重。

右寸脈散　主自汗淋漓

肺氣耗散，氣液兩脫。
如中暑，大熱大汗出後休克（肺虛、腎虛型喘證）。

心悸為陣發性，怔忡多為持續性；心悸有虛有實，怔忡多偏於虛；一般說心悸多屬功能性，怔忡多屬器質性。這是二者在臨床上區別的要點。但有些怔忡又是心悸的進一步發展，似又不能截然分開。故臨床上常是心悸、怔忡並稱。
〔不寐〕指難以入睡，或睡而不熟。多由於勞神過度，陽虛內熱，血虛不能養心，憂思鬱結，老人陽氣衰，胃不和或火熾痰鬱，溫病裡熱盛等原因所致。

左關脈散　主溢飲之病

肝主氣機疏泄，散脈無氣使得身體水液無法正常流通而出現皮下水腫的症狀。

〔溢飲〕指水液滯留於體表及皮下組織，與一般所謂水氣病相同。臨床表現為身體疼痛，四肢浮腫沉重，或見喘咳等，類似於心臟病水腫，腎炎水腫等狀況。

右關脈散　主鼓脹逆滿

主脾胃，脈散則後天之本將絕，脾升胃降之職失序導致鼓脹逆滿。
單腹脹大又稱鼓脹，其症狀為單獨腹部腫大，而軀體四肢皆消瘦，如肝硬化腹水。

左尺脈散　主北方水竭

左尺主腎陰，是一身之陰會聚收納之處，真水涸竭則先天本絕，主死。

右尺脈散　主陽消命絕

右尺主腎陽，是一身之陽會聚收納之處，真陽消散則命氣垂絕，主死。
如元氣敗脫型中風。

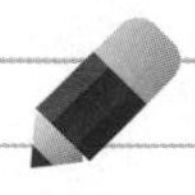

故事小品

昨日清晨六點多，張媽媽在睡夢中彷彿聽到「碰」的一聲，於是起身看看，發現女兒小鳳的房門正打開著，看著房內昏暗的燈光，心理隱隱透出一股不安的氣氛，於是趕緊走向房門，伸手開啟電燈開關，「啊！大家快來……快來幫忙！」，此時的小鳳正倒在床邊地上，面色蒼白，棉被上染滿鮮血一直延伸到地面，真是太嚇人了，大驚之下立即驚動了家人。意識漸漸模糊的呻吟著「頭好暈，冷……」左手支撐著地面右手拉著媽媽想爬起來，此時卻感到渾身軟弱無力。產後這1~2天，出血量一直很多且顏色鮮紅，其中不乏含有一些小血塊，之後惡露的量愈來愈少，如今突然湧出大量鮮血，難道今天我竟然要死在這裡？

此時的張媽媽突然想起不久前曾接觸過的脈診課，心想不能慌，先把脈看看，「阿弟先去打電話，其他人幫忙讓她就地躺好」。左手一搭上脈，好亂又無力，稍一用力往下按，怎麼空掉了而且完全摸不到跳動。「這是散脈，快幫忙掐掐這個人中穴」。「爸爸快幫我點一根艾條，快點」。「來了、來了」爸爸慌張的邊說邊拿來。「快灸頭頂百會穴這裡」。一會，小鳳意識逐漸清醒，「嗡歐嗡歐……」救護車的鳴笛聲也越來越清晰，「現在變成虛脈了，好險」，這樣應該就沒事了。

04 chapter

濡ㄖㄨㄢˇ 脈

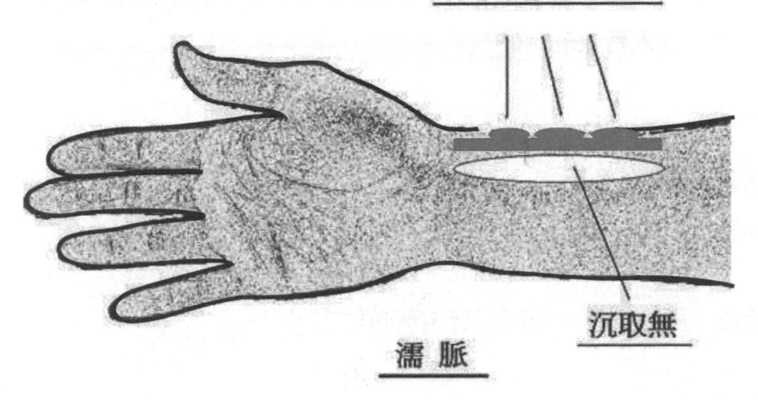

浮取細而無力，重按無。

▶▶入門體驗

夏日溼熱氣候，中暑汗出過多或腸胃型感冒吐瀉過度造成脫水時可見。

▶▶濡脈原理

濕邪瀰漫在皮膚與肌肉之間，阻滯氣機，擠壓脈道。或因人體津液大量流失導致電解質不平衡，心肌搏動無力，並且脈管因為水分流失而變細。

名家論述

❖ 脈象

《四診心法》：浮而無力謂之濡脈。

《脈訣匯辨》：濡脈細軟，見於浮分；舉之乃見，按之即空。

《瀕湖脈學》：濡形浮細按須輕，水面浮綿力不禁，病後產中猶有藥，平人若見是無根。

❖ 主病

1.濡陽虛病。

《四診心法》濡陽虛病。濡，為陽分無力脈，故主諸陽虛之病。

2.濡主陰虛，髓竭精傷，病因新暴，勢必垂亡。

3.《脈訣匯辨》

濡主陰虛，髓竭精傷。左寸濡者，健忘驚悸。濡在左關，血不榮筋。左尺得濡，精血枯損。右寸濡者，腠虛自汗。濡在右關，脾虛濕侵。右尺得濡，火敗命傾。

總按分析

濡為陽分無力（浮取細而無力），代表體內陽氣不足無法供應體表，相對的脾胃運化所需的陽氣也會不足，導致胃氣不充，而出現內傷虛勞，泄瀉少食，自汗喘乏等症狀。

浮主氣分，浮取可得細脈，氣猶未敗；沉主血分，沉按如無，此為精血衰敗。如果濡脈出現在久病的年老之人身上，其脈與證皆屬於陰陽兩虛的現象，還不至於到達死症的情況；若平人或少壯者或暴病見之，名為無根之脈，去死不遠。

濡主陰虛，可見於下血之人。如《金匱要略》條文：「病人面無色，無寒熱。脈沉弦者，衄；浮弱，手按之絶者，下血。」條文說明：「失血」並非由於外感疾病，而是屬於「內傷」出血，出現或衄或下血或吐血的現象。

若病人出現沉弦脈，沉為腎脈，弦為肝脈，肝腎陰虛、陽氣亢逆使血隨氣湧，故知衄血而造成的面無血色；若是浮弱脈（「弱」指「細而無力」的脈象），按之無，便是「濡」脈的結構（浮細無力、重按無）。「陰不攝陽」則虛陽外浮而「脈浮」，「氣不攝血」則血脫於下，下血「脈沉無」。

臨床上的「濡脈」，容易出現在夏日暑濕的氣候，因為暑熱導致大汗出而耗傷陽氣，津液也隨之消散，形成陰陽兩虛的現象，此時再加上夏暑特有的濕氣包覆侵犯體表，擠壓脈道陽氣而造成濡脈，屬於外感的一種形式，因此歸屬浮脈類來探討。

如《金匱要略》條文：「傷寒八九日風濕相搏身體疼煩，不能自轉側，不嘔不渴，脈浮虛而澀，桂枝附子湯主之。」條文說明：得了傷寒表證八九日不解，脈「浮」指表邪仍在；「虛」指無力脈，說明傷寒多日表陽已虛；「澀」為細小不足之象。

因此，可以將此脈視為浮取細而無力的濡脈，由於體表陽虛，風寒濕邪停留肌表導致經脈流行不利，形成身體疼煩、不能自轉側的症狀，使用桂枝附子湯來溫經助陽、祛風化濕。

如果是腎性高血壓引起水腫的人，因為有水濕之氣擠壓脈道陽氣，所以同樣可能形成濡脈。

單按分析

	左手	右手
寸	健忘驚悸	腠虛自汗
關	血虛筋縮	脾虛濕侵
尺	精枯血損	火敗命傾

左寸脈濡　主健忘驚悸

心主血脈，濡為氣血不足，心神失養則驚悸善忘。
症見自覺心跳悸動不安的病證。心血不足則見面色萎黃，頭暈目眩。心悸若因驚恐、惱怒而發作的，稱為「驚悸」，但多先有心氣內虛的內在因素。（如心血不足型）

右寸脈濡　主腠虛自汗

肺主皮毛主氣，浮細無力屬氣虛。「肺氣虛」腠理不固，則濕邪得以入侵而困住體表陽氣，導致陽氣「鬱熱」蒸騰汗液外泄。
其表現除有表證症狀外，以身體困重、自汗或汗出惡風為特點。（如暑邪挾濕型感冒）

左關脈濡　主血虛筋縮

肝藏血，左關脈濡主肝血虛少，血虛無法滋養筋則導致筋縮。
筋的營養來源是從肝而得。筋附於骨節，由於筋的弛張收縮，使全身肌肉關節運動自如，血虛筋縮，筋則不能動而拘急酸疼。（如肝血虛型）

右關脈濡　主脾虛濕侵

脾土運化水濕，脾虛不能運化則稱為土不制水。（如脾虛型泄瀉）

〔土不制水〕土指脾土，水指水濕，即脾虛不能運化水濕，導致濕濁停滯，出現多吐稀白痰，小便不利、大便溏泄或水腫等病症。

左尺脈濡　主精枯血損

左尺主腎陰，腎主收藏陰陽精氣，理當脈沉，如今脈浮細無力，為腎陰虛損枯竭之象。（如腎陰虛型）

〔腎虛〕也稱「腎虧」。是腎臟精氣不足的病變。一般症狀有精神疲乏，頭暈耳鳴，健忘，腰酸，遺精，陽痿等。

右尺脈濡　主火敗命傾

右尺主腎陽命門，腎主收藏陰陽精氣，理當脈沉，如今脈浮細無力，為腎陽虛衰且浮越於上，有耗脫之象。（如腎陽虛型）

「腎」主一身陽氣，腎陽衰微，則一身之陽氣皆虛，腎陽亦稱「元陽」，是「命門火」的體現。「命火不足」主要症狀有身寒、怕冷、腰酸、滑精、陽痿、夜尿頻多等。如虛弱的程度較嚴重，則主要表現除上述症狀加重外，常見精神萎靡、腰痛、脊冷，天亮前泄瀉或浮腫。

案例練習

女，28歲。感冒發熱汗出，已多日未癒，時感精神不佳、困重、嗜睡、睡眠品質不佳、偶覺頭暈、惡風、惡寒、手腳冰冷。

❖ 總按紀錄

右手	速率	反彈力	形狀
浮取	66	無力	小
沉取	正常	正常	正常

左手	速率	反彈力	形狀
浮取	70	無力	小
沉取	正常	正常	正常

分析：浮細無力，為浮濡脈。

❖ 單按紀錄

	左手	右手
寸		
關		
尺		

分析：無獨異脈

❖ 綜合分析

浮取「細而無力」，浮主表，「細而無力」指體表為濕邪所困，而且氣與津液皆不足，此乃發熱汗出後，氣與津液隨著汗出而耗散導致體表空虛，水濕之氣乘機侵犯困住體表陽氣。

濕性「黏滯」，使得脈搏略顯不暢與身感困重；濕邪是屬於陰邪，最易傷陽，陽氣耗傷則令人精神不佳、嗜睡、惡風、惡寒；脈細小為津血不足，使人時而頭暈不適。

沉取正常指柔和適中的脈象（有「胃氣」之脈），表示身體正逐漸回復中，可不服藥物多休息即可。

05 chapter

芤ㄎㄡ脈

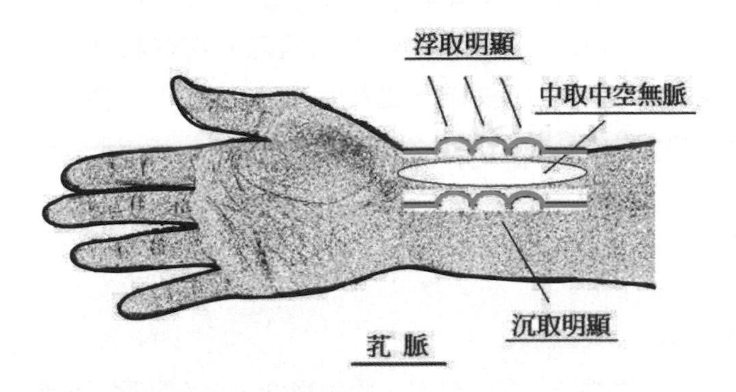

浮取明顯，中取空無，沉取明顯。

▶▶入門體驗

可以尋找急性大出血的人，通常會出現此脈。例如產婦剛生產完或急診室車禍出血之人或捐血500cc以上者。或大汗出、大吐、大泄瀉後可以短暫出現。

▶▶芤脈原理

大失血或亡津液後，人體大量水液快速流失，血管擴大（血不載氣，導致氣向上越），但管內為無形之氣支撐故壓力降低，按之豁然而空。按尋上下血管壁，尚能覺其跳動，中候無脈者，因血液減少，新血未至，血管壁未能來得及調整而呈現中空的現象。進一步發展為革脈、散脈或微細欲絕脈。

名家論述

❖ 脈象

《四診心法》：浮沉有力，中取無力，謂之芤脈。

《脈訣匯辨》：芤乃草名，絕類慈蔥；浮沉俱有，中候獨空。

《瀕湖脈學》：芤形浮大輕如蔥，邊實須知內已空，火犯陽經血上溢，熱侵陰絡下流紅。

❖ 主病

1.芤主失血。

2.《脈訣匯辨》

芤狀中空，故主失血。左寸芤者，心主喪血。芤在左關，肝血不藏。左尺得芤，精漏欲竭。右寸芤者，相傳陰亡。芤在右關，脾血不攝。右尺得芤，便紅為咎。衛行脈外，營行脈中，凡失血之病，脈中必空，故主證如上。

總按分析

亡血則脈空，如吐衄崩漏，一切諸失血、傷津症皆可見。

在浮脈類的洪脈「大汗出」後，或者是身體突然發生失血，而還未形成「革脈」之前（「革脈」下一個單元會說明），容易出現芤脈。如芤脈原理所提到的內容發展，屬於浮脈類的變化之一。

單按分析

	左手	右手
寸	失血亡陰	衄血咳血
關	嘔血亡陰	崩下亡陰
尺	精傷漏泄	大便下紅

左寸脈芤　心主喪血

由於大汗出導致。中醫視汗為心之液，大汗耗傷陰液，導致血脈空虛可以出現芤脈。
（如陰虛火旺型汗證）（熱傷耗血「亡陰」）。

〔亡陰〕由於高熱、出汗過多、大量吐瀉等，耗損陰液所出現的一種病理反應。主要表現為身熱、汗多、煩躁不安、口渴而喜冷飲、呼吸氣粗．四肢溫暖、唇舌乾紅、脈虛數等。

右寸脈芤　主衄血咳血

右寸主肺，開竅於鼻，芤主失血。芤在肺則咳血；或為鼻出血稱之為**衄**血，經久則相傳亡陰。
（如熱邪犯肺型衄血）（陰虛肺熱型咳血）。

左關脈芤　主嘔血亡陰

肝主藏血。如果肝不藏血可以出現嘔血亡陰。
（如肝火犯胃型嘔血。）

〔肝藏血〕指肝是藏血之臟，既能貯藏血液，又能調節血量，當人處於休息或睡眠狀態時，部份血液回流到肝並貯藏起來，活動時肝血又運送到全身，供給各組織的需要。如果傷肝可以影響藏血的功能，甚至可能引起出血或出血性病症的發作。

右關脈芤　主崩下亡陰

脾主統血。如果脾不統血可以導致崩下亡陰。
（如脾虛型崩漏。）

〔脾不統血〕指脾氣虛不能統攝血液。脾具有統攝血液的功能，使血液循經運行，若脾陽虛弱，不能攝血，則血不循經。臨床上出現多種出血的病症，如月經過多、崩漏、便血、衄血、皮下出血等。

左尺脈芤　主精漏欲竭

左尺主腎陰收藏，脈芤則陰不收而外漏將導致精傷欲竭。
（如腎虛不固型遺精。）

右尺脈芤　主大便下紅

右尺屬大腸，芤主失血，故大便下血。
（如脾胃虛寒型下血。）

案例練習

女，42歲，常覺潮熱不適，夜不安臥，精神緊張。

❖ 總按紀錄

右手	速率	反彈力	形狀
浮取	數		小
沉取	數		小

左手	速率	反彈力	形狀
浮取	數		小
沉取	數		小

分析：兩手細數為陰虛有熱之脈。

❖ 單按紀錄

	左手	右手
寸		
關		
尺	芤	

分析：左尺獨芤，問其是否有帶下或出血之症狀，如無則考慮有無切除器官。

❖ 綜合分析

子宮卵巢切除導致荷爾蒙失調，出現潮熱盜汗，夜不安臥，精神緊張。

方劑：長期佐以六味地黃丸加減。

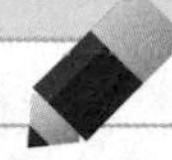

故事小品

空手道競技場上，阿兵嘿嘿地笑，突然間跳了起來，「呼」地一掌便向阿弟的胸前疾砍了過去。阿弟身子向旁一閃，「咻」地避了開來，這是一場冠亞軍的爭鬥！開賽三分鐘，就在阿兵的身子直衝過來之際，阿弟眼睛為之一亮，已然看清對方招式中的空隙，一個跳躍，重重一掌直砍下去，正好砍在對方的鎖骨之處，那地方受了重擊，「拍」地一聲響，斷裂的骨頭似乎插入了肺中，自阿兵的口中發出可怕的慘叫聲「啊！」

阿兵雙手按在胸前，雙膝跪下，感到口裡一甘味湧出，頓時吐出大量鮮血。阿弟連忙扶著阿兵，「別動，不然會牽動到傷口」。順手搭在他的脈搏上，按尋尚能覺其跳動，但是指下會有一種空空的感覺，「屬於芤脈」，姐姐產後我曾摸到這樣的感覺，是突然失血造成的，不會有生命危險。在衆人的協助下送醫處理，當下內心實在是深感抱歉……。

06 chapter 革脈

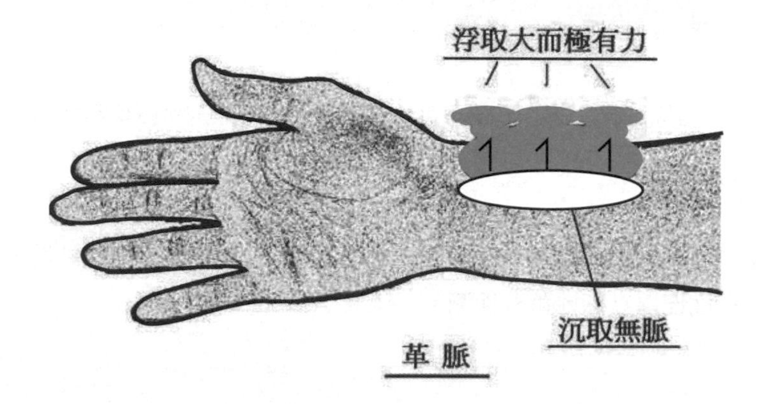

浮取大而極有力，重按無。

▶▶入門體驗

主要見於再生障礙性貧血出血、肝病出血、婦女流產、功能性子宮出血等患者脈上可體會。另外臨床上，血管硬化導致高血壓之患者也同樣可以體驗到「革」的感覺。

▶▶革脈原理

失液過多導致血容量不足，但心之搏動與血管內壓並未降低而形成管壁彈性降低，血管壁變硬。

名家論述

❖ 脈象

《四診心法》：浮而極有力謂之革脈。

《脈訣匯辨》：革大弦急，浮取即得；按之乃空，渾如鼓革。恰如鼓皮，外則繃急，內則空虛也。故浮取於鼓面而已即得，若按之則虛而無物矣。

《瀕湖脈學》：革脈形如按鼓皮，芤弦相合脈寒虛。

❖ 主病

1.革主表寒，亦屬中虛。

革屬浮脈類，主病位在表，當浮取脈摸到如鼓面張大緊繃有力時，可以是體表因為失血造成陽氣耗傷，「陽不足」則相對「寒盛」，而寒性收引脈管導致出現革脈，故稱為表寒。

當失血過多導致血壓快速下降時，人體為了升高血壓，會緊急收縮脈管來解決，這時脈管便會呈現緊繃的革脈，但是實際上是因為失血中虛造成的，因此稱為「革主中虛」。

2.《脈訣匯辨》

革主表寒，亦屬中虛。左寸革者，心血虛痛。革在左關，疝瘕為祟。左尺得革，精空可必。右寸革者，金衰氣壅。革在右關，土虛而疼。右尺得革，殞命為憂。

3.《瀕湖脈學》女人半產幷崩漏，男子營虛或夢遺。

總按分析

脈如皮革，浮取大而極有力，浮主表，大而極有力為表邪有餘（陽虛則陰寒盛）。沉主裡，沉取無則內不足。惟表有寒邪，故有弦急之象；惟中虧氣血，故空虛之象顯現。

學生來信表示，近日有兩位自述將要洗腎的病人，這兩人的「右尺」脈摸起來的感覺，一按上去便覺得脈管沒有彈性且有力，不知這是不是革脈。就如同按在沒有彈性的塑膠管上，若是，其脈理是不是腎水不夠來滋養脈管，換句話說，是腎水已涸？以上的形容相當貼切，將這段文字對照起來，更能體會革脈的脈症現象。

女人得之，半產（小產）漏下，以血驟去，故脈則空也。

如《金匱要略》條文：「脈弦而大，弦則為減，大則為芤，減則為寒，芤則為虛，虛寒相博，此名為革。婦人則半產漏下，男子則亡血失精。」條文說明：革脈包含「弦」與「大」這兩種脈形。（「弦」與「大」指的是形容詞，而非28脈裡的名詞脈）「弦」解釋為減，意指寒象；「大」解釋為芤，意指裡不足的虛象。

實際上就如同我們所形容的革脈一樣，浮取大而極有力，重按空無。女子得此脈而無外傷，多因小產經血崩下所致。

男人諸虛病，多因精血不足之故（男子之「精」乃「氣血生化」之源），當出現革脈，於年老腎衰者易見之。由於精傷則無以化生血，因此精血不足則症見瘦弱少氣、夢遺洩精、目視不明等精極之症。

突發性失血過多與外感感冒同屬於「新病」，（指非長期不癒的「舊病」），因為突然發生，病邪未嚴重損傷臟腑，所以回復力也會相對的快，這是屬於浮脈類的特點，因此革脈雖不是感冒過程的脈象，但是同樣有發病突然，回復迅速的特點，歸在浮脈類以供參考。

臨床上許多高血壓患者會出現革脈，是因為長期服用降壓藥導致心跳過慢（寒）、血管壁硬化（指下按如皮鼓）、加上貧血（中虛）。是屬於藥物作用導致的革脈，與失血導致革脈雖然脈象一樣，但是原因不同，應當有所區別。

單按分析

	左手	右手
寸	心膈疼痛	逆氣上壅
關	疝癥瘕聚	大腹疼急
尺	精血空虛	半產精極

左寸脈革　主心膈疼痛

心血大虛，心膈疼痛。
常見於冠心病患者（如心陰虧損型心痛）。

右寸脈革　主金衰氣壅

肺金虛衰，肅降不利，逆氣上壅。
可參考中醫〔肺脹〕，即肺氣脹滿。是泛指喘咳胸滿的病症。由於肺失肅降所致，有虛實之分。實證多由邪氣壅肺，肺氣不降；虛證多由肺腎兩虛，導致腎不納氣，而肺氣上逆。可見於肺炎、急性支氣管炎、支氣管哮喘、肺氣腫合併感染等疾患。

左關脈革　主疝瘕為祟

常見於肝硬化腹水患者。
革脈浮大緊乃表寒邪盛的表現，寒盛則陰凝，左關為藏血之臟，陰凝則血凝，多屬疝癥瘕聚誘發疼痛之象。

右關脈革　主大腹疼急

土虛引木邪來犯，木剋脾土導致大腹疼急。
（如肝鬱胃痙攣型胃痛。）

〔疝瘕〕見《素問·玉機真臟論》等篇，或稱「瘕疝」。是指小腹部熱痛，泌尿道流出白色粘液的病症。
〔癥瘕積聚〕癥瘕和積聚，都是腹內積塊，或脹或痛的一種病症。「癥和積」是有形的，而且固定不移，痛有定處，病在臟，屬血分；「瘕和聚」是無形的，聚散無常，痛無定處，病在腑，屬氣分。
「積聚」中焦病變為多，「癥瘕」下焦病變及婦科疾患為多，因而有不同名稱。「癥瘕積聚」的發生，多因情志抑鬱，飲食內傷等，致使肝脾受傷，臟腑失調，氣機阻滯，瘀血內停，日久漸積而成。而正氣不足，更是本病發生的主要原因。

〔瘕聚〕婦女任脈受病的證候。主要症狀為腹部臍下有硬塊，推之可移，痛無定處）。

〔木剋土〕五行中五種相剋關係之一。其義與「肝氣犯脾」，「肝氣犯胃」類同。

〔肝氣犯胃〕指由於肝氣偏亢，過於疏泄，影響脾胃，以致消化機能紊亂，或稱「肝氣犯脾」。
臨床表現，一方面出現肝氣症狀，如頭眩，脅痛，易怒、胸悶，小腹脹，脈弦等；一方面出現脾胃症狀，如胃脘痛，吐酸，厭食，腹脹，大便泄瀉等。如病情遷延，較長時間失卻協調，稱為「肝脾不和」，可見於慢性胃炎，胃十二指腸潰瘍病，胃腸神經官能症，肝炎，肝硬化等疾病。

左尺脈革　主精血空虛

左尺主腎陰，革脈中虛則體現精血空虛的現象。
如傷寒方選之「陰盛於內、隔陽於外」。

〔精血〕血的生成，本源於先天之精。人在出生以後，血液的再生，來源於後天飲食，靠中焦脾胃的氣化，吸收飲食中的精微物質加以變化而成。精的生成，同樣是靠後天飲食的化生，所以有「精血同源」之說。
「精氣」是臟腑機能活動的物質基礎，精血的盈虧是象徵人體健康的重要標誌之一。由於腎主藏精，肝主藏血，故臨床上精血不足的病症，往往須用補肝益腎等法治療。

右尺脈革　主半產精極

女人得之，半產漏下，以血驟去，故脈則空也。男人諸病，多由精血不足之故。
妊娠在三個月以上，胎兒已經形成時墮下稱為「小產」或「半產」。
如（腎陽虛型崩漏）（腎虛不固型遺精）。（傷寒方選之陰盛於內隔陽於外）。

案例練習

男，62歲。睡眠品質不佳、常覺口乾、目乾、脾氣不佳、煩躁。

❖ 總按紀錄

右手	速率	反彈力	形狀
浮取	60	極有力	大、硬

左手	速率	反彈力	形狀
浮取	60	極有力	大、硬

分析：浮大極有力、硬，重按無。為革脈。

❖ 單按紀錄

	左手	右手
寸		
關		
尺		

分析：無獨異脈

❖ 綜合分析

浮大極有力本為實證、陽證之狀。今患者並無明顯發熱發炎不適之症，加上按之有硬的感覺，乃血管硬化導致管壁彈性疲乏，壓力紓解產生有力現象。脈遲乃長期服用降壓藥所致。

治以滋陰、活血、化瘀。

方劑：三七、丹蔘、知柏地黃丸等長期保養。

養身調理——高血壓

血壓是血液壓迫動脈血管壁所造成的壓力，體內血液循行必須具有這種壓力血液才能送達各個器官與肌肉。一般來說血壓分為兩種表現法：

一是收縮壓：當心臟收縮把血液送到血管時所測得的血壓。

二是舒張壓：心臟在不收縮時所得到的壓力。

當收縮壓超過140毫米汞柱；舒張壓超過90毫米汞柱就稱為高血壓。

臨床症狀易出現：頭痛、頭暈、頭脹、耳鳴、失眠、心悸、易疲勞、健忘等。脈象多呈現為：「雙手浮革脈」或「浮沉皆大而有力」。

❖ 食療

・宜多食菠菜、大蒜、芹菜、紫菜、荸薺、海帶、蓮藕等。

・芹菜汁、蜂蜜（或糖漿）各等量混合飲用。每日三次，每次服40毫升。

・杭菊花10克，烏龍茶〈普耳茶〉3克，用沸水沖泡，每日代茶飲。

・鮮荷葉一張，粳米100克，糖適量。先將荷葉洗淨煎湯，再將湯與粳米同煮成粥，調入糖。每日服用1次。

・菊花10克，生山楂15克，草決明15克，冰糖適量同煎，去渣取汁，入冰糖，代茶飲用。

・方劑可參考「三七丹參散」。

07 chapter

虛脈

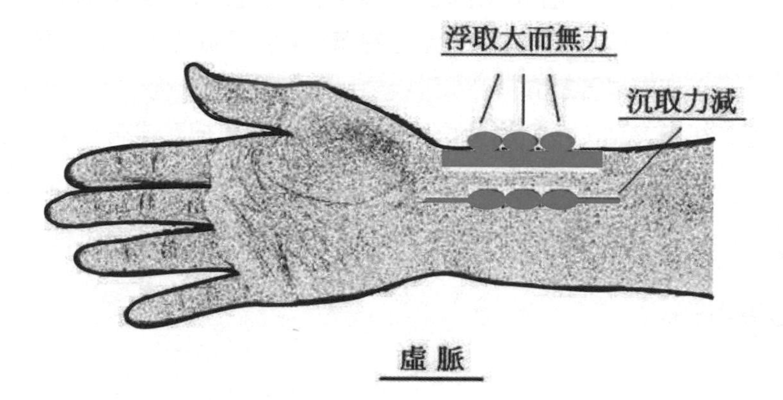

虛脈

浮取大而無力，沉取力減。

入門體驗

常出現在懶言、呼吸短促、四肢困倦、面色恍白無神之人的脈上。感冒大病一場後的身體虛弱時期可以見得。

虛脈原理

虛脈是因為交感神經興奮性降低，心肌收縮力減弱，血流量減少所形成。

▶▶名家論述

❖ 脈象

《四診心法》：浮，中，沉三部俱無力，謂之虛脈。

《脈訣匯辨》：遲而浮大且緩則為虛脈。體象：虛合四形，浮大遲軟；及乎尋按，幾不可見。虛之為義，中空不足之象，專以軟而無力得名者也。

《瀕湖脈學》：舉之遲大按之鬆，脈狀無涯類谷空，莫把芤虛為一例，芤來浮大似慈蔥。

❖ 主病

1.虛主諸虛或血虛。

2.《脈訣匯辨》

虛主血虛，又主傷暑。左寸虛者，心虧驚悸。虛在左關，血不營筋。左尺得虛，腰膝痿痺。右寸虛者，自汗喘促。虛在右關，脾寒食滯。右尺得虛，寒證蜂起。

總按分析

虛主諸虛，是因為不管浮取或沉取寸關尺皆屬無力脈，無力為虛故為諸虛。如《傷寒論》條文：「服桂枝湯，大汗出、脈洪大者，與桂枝湯如前法。若形如瘧，一日再發者，汗出必解，宜桂枝二麻黃一湯」。條文內的脈洪大指的就是浮大無力的「虛」脈。條文說明：太陽病脈浮緩是屬於中風證，又稱為桂枝湯證，自然是應當服用桂枝湯，但是其服用方法為「熱服，須臾啜熱粥，以助藥力。溫覆取微似汗，不可令如水淋漓。汗出病差，停後服。服一劑盡，病證猶在者，更作服」。

臨床上常見病人認為大汗出會讓症狀緩解快，病就好的快，因此在溫覆（指蓋被）取汗時過度汗出，甚至自行加上泡熱水澡來幫助汗出，實際上這樣處理會讓身體體液大量流失，損傷正氣，導致體表空虛而再次感受邪氣。大汗出期間如果剛好正是體表發熱時，會出現不惡寒而發熱、大渴、脈浮大有力沉取力減的洪大脈，可給予白虎湯來解表熱、養胃津正氣來治療。

如果錯過這個時期，隨著汗出而耗傷體表津液與正氣，邪氣會試著往裡傳變，此時如果人體裡部的防禦仍在時，邪氣將無法往裡傳變，其中之一的變化，就會是出現體表風寒邪氣，因汗出而減弱，而正氣也相對耗散，脈象則呈現洪大（指浮大）卻無力的脈（指虛脈）。其症狀仍是太陽中風證（體表發熱惡風寒）時，仍用桂枝湯來調和體表營衛之氣，以達扶正去邪的目的，如此便能治癒。

如果是出現虛脈，寒熱如瘧狀，則表示因為汗出導致正氣虛，此時寒邪已弱、正氣也弱（惡寒輕），胃氣鼓動減少則發熱次數也減少，而無法順利發汗去邪，因此選用補正的桂枝湯，加上少許麻黃湯來幫助體表循環而成為桂枝二麻黃一湯。

虛主血虛，浮取大而無力，沉取力減。浮取主氣、沉主血，今浮取與沉取比較，沉比浮更虛故以血虛之症狀體現。

如《傷寒論》條文：「太陽病，發汗，遂漏不止，其人惡風，小便難，四肢微急，難以屈伸者，桂枝加附子湯主之」。此條文症狀，臨床上常見虛脈。條文說明：感冒（太陽病）誤用發汗法，或是本該發汗但是發汗太過，這類情況導致體表津液（血）耗傷會有的症狀與治法。

發汗，遂漏不止，使得體內水分與鹽分（鈉離子）快速流失，形成電解質失衡而產生「小便難」的現象。人體內的鈉離子大多存於血液及細胞外液「組織液」中，對人體的體液平衡與其他的生理功能都有很大的影響。而鈉離子是細胞外液中帶正電的離子，在體內能維持滲透壓與協助神經、心臟、肌肉……等各種生理功能正常運作。鈉離子的排除，是經由腎臟的尿液排除，當汗水大量流失時，鈉也可以經由汗水排出體外。體內鈉離子含量減少時，腎上腺皮質會分泌醛固酮，用來增加遠曲小管和集尿管的通透性，使更多的鈉可以再吸收回血管中，同時下視丘會分泌抗利尿激素，用來作用於腎臟以減少水分的排除，進而達到調控體內水液與鈉的比例，因此形成小便難。

毛孔大開，體表空虛，使得風邪能夠再次入侵，而產生惡風的「太陽病」不解（脈當浮大無力）；體內水液流失，心臟無力（脈當沉取無力），「虛脈」因此產生。人體肌肉組織和神經元，也會受到電解質的活動激活。例如肌肉的收縮，取決於鈣、鈉和鉀等，這些關鍵電解質的平衡影響。電解質不平衡會造成肌肉筋攣，常見運動選手於劇烈運動中發生肌肉抽筋的症狀便是例子。

此條文因為汗出所致，同樣有電解質不平衡的現象，初期先有四肢輕微筋攣，嚴重則四肢抽筋的症狀稱為四肢微急，難以屈伸。（中醫視為血與津液不足，無法養筋導致筋縮現象）至於治療的方法其實不難，太陽病發汗不解，表證仍在時，由於發汗後「津」已傷，因此「表證」只能選用桂枝湯來調和營衛，以達到解表的功效，不可再用其他發表藥來傷津耗液。

其他兼症起因都是電解質不平衡所致，因此選用炮附子一味藥來處理便足夠。因為附子現代藥理發現，對於腦垂體與腎上腺皮質系統有興奮作用，能刺激人體快速分泌醛固酮，用來達到調節電解質的功能，電解質一回復，小便難四肢微急難以屈伸等症自然得以解除。

如《金匱要略》條文：「夫男子平人，脈大為勞，極虛亦為勞。」條文說明：虛勞病的脈象，脈浮大而無力，為虛陽外浮、裡陰不足的現象；如重按極無力則為散脈，精氣內損嚴重，亦可稱之為虛勞。

虛主傷暑，暑傷元氣，氣泄（大汗耗氣與傷津液）則脈浮大無力屬虛脈。

如《傷寒論》條文：「服桂枝湯，大汗出後，大煩渴不解，脈洪大者，白虎加人參湯主之。」條文說明：如果感冒「暑傷」發燒，錯過「洪大有力」脈的「白虎湯」治療時機，可能因為身體不斷發熱，使得血管中的血液含水量，一直發散而嚴重缺少，導致出現大煩渴不解的症狀。

這是因為血中有熱，影響到「心」而產生「煩」的現象，血中水分缺少使得濃度上升，刺激下視丘渴覺神經造成「大渴」的感覺，心臟也會因為大汗出而電解質不平衡（尤其是鈉、鉀離子），導致出現洪大而無力（虛脈）的心臟衰弱現象。這時雖然體熱仍未除，但是並不惡寒（與桂枝二麻黃一湯相區別），心臟卻已受傷，因此仍以白虎湯的石膏來清體表熱，知母來清血中的熱，甘草粳米來養胃補津，還剩下回復心的氣血方面，就需要再加入人蔘來大補氣血，而成為白虎加人參湯。

失血過多的革脈，或是浮脈、洪脈等感冒病症後的虛弱期，以及危急症候的散脈恢復期，常呈現虛脈的脈象，同屬於浮脈病症的時期之一。但是長時間的虛勞導致陰血不足，也是可以出現虛脈的。

如《金匱要略》條文：「男子面色薄者，主渴及亡血，卒喘悸，脈浮者，裡虛也」。條文說明：失血過多或長時間勞累過度，肝臟失養，導致肝血不足，無法滋養頭面，而出現面色淡白無血色；而津液與血同源，血不足則津液亦不足，則出現口渴的現象；肝臟上輸心臟的血液不足，造成「血不養心」而心悸喘悶。

「脈」則會呈現浮大無力的脈象，可視為裡虛。這時請注意，如果是因為失血造成的裡虛脈浮，屬於脈證相合，經調補可以很快回復；如果是因為長期虛勞造成的裡虛脈浮，則陰虛極而陽無根外散，屬於危證，不可不注意。

單按分析

	左手	右手
寸	驚悸怔忡	自汗氣虛
關	血不榮筋	消化不良
尺	腰膝痿痺	命門火衰

左寸脈虛　主驚悸怔忡

心血虛少則心悸，心虛則心神不寧而怔忡。
（如心血不足型心悸。）

屬〔心虛〕證，泛指心臟的氣血不足。主要症狀有心悸怔忡、短氣、健忘、易驚、心中苦悶不樂，睡臥不安，面色不華，或自汗、盜汗等。

右寸脈虛　主自汗氣虛

肺主氣，脈虛則體表衛氣虛而毛孔固攝不利導致自汗出。
（如肺氣不固型自汗。）

表證自汗有兩種情況：一是「衛弱營強」。因衛外的陽氣虛弱，失去外固的能力，汗液自行溢出，臨床表現為身不發熱而時自汗出。另一種情況是「衛強營弱」，因陽氣鬱於肌表，內迫營陰而汗自出，臨床表現為時發熱而自汗，不發熱則無汗。
「強與弱」只是相對比較而來的，治法是用桂枝湯扶正祛邪，調和營衛，但服藥時間應有區別，發熱時而自汗出的，應在未發熱前服藥：無熱自汗的，則服藥時間不拘。

左關脈虛　血不榮筋

肝藏血，肝主筋。血虛則筋失所養而不榮，導致肌肉痠疼僵硬。
（如肝血虛型虛勞。）

筋「肌腱」的營養來源是從肝而得。筋附於骨節，由於筋的弛張收縮，使全身肌肉關節運動自如，血虛筋縮，筋則不能動而拘急酸疼。

右關脈虛　主消化不良

脾胃虛衰，飲食雖入但是無法運化水穀導致消化不良。
（如脾胃虛弱型痞滿。）
*「痞」詳見「名詞解釋」

左尺脈虛　腰膝痿痺

腎主骨，腎虛則骨痿髓枯，腰膝痿痹。主要症狀為腰背酸軟，難於直立，下肢痿弱無力，骨痛、身重、有麻痹感、四肢沉重難舉。
（如肝腎虧損型痿證。）

右尺脈虛　真火衰弱

虛主諸虛，右尺主命門故命門火衰。如腎陽虛型虛勞。

即指「腎陽衰微」的病理現象。「命門火衰」多由元氣虛弱或腎精耗傷所致。臨床上可見下元虛冷的證候，如精神萎頓、腰酸、肢冷、陽痿、滑精、小便清長或黎明泄瀉、水腫等症。

案例練習

女，56歲，退休中，常感下腹脹滿不適，稍一不慎或咳便感覺漏尿，痔瘡多年。

❖ 總按紀錄

右手	速率	反彈力	形狀
浮取	65	無力	大
沉取		無	

左手	速率	反彈力	形狀
浮取	65	無力	大
沉取		無	

分析：浮大無力重按力減為虛脈，為氣血兩虛。

❖ 單按紀錄

	左手	右手
寸		
關		
尺	無	無

分析：兩尺無，為下焦空虛。

❖ 綜合分析

氣血兩虛無力收攝，加上下焦空虛故產生氣陷之現象導致胃下垂、子宮下垂壓迫膀胱故下腹脹滿、漏尿，痔瘡不癒。

治以補氣升提為先。

方劑：補中益氣湯加減。服用15日後，症狀明顯改善，後輔以提肛動作加腎氣丸加減。

08 chapter

沉脈

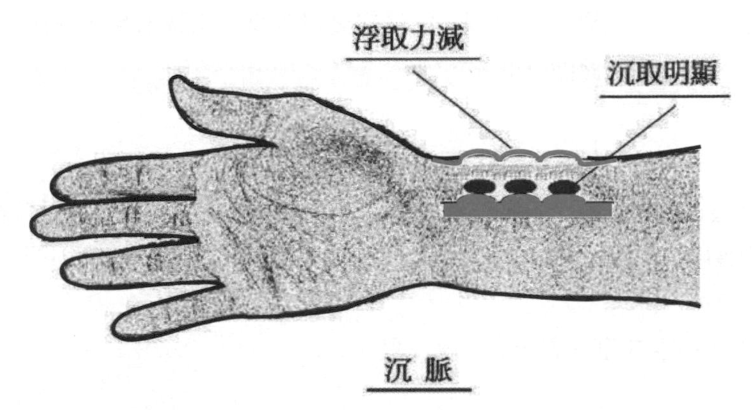

沉取明顯，輕取力減。

▶▶入門體驗

下指置於皮膚上時，感受不到脈搏跳動，必須重按至皮膚明顯凹陷時，才可感受脈搏跳動，尤其冬天時脈多呈現沉脈。

▶▶沉脈原理

心輸出量減少，體表血管收縮。

名家論述

❖ 脈象

《四診心法》：筋骨取之而得者，謂之沉脈。

《脈訣匯辨》：沉行筋骨，如水投石；按之有餘，舉之不足。

《瀕湖脈學》：水行潤下脈來沉，筋骨之間軟滑勻，女子寸兮男子尺，四時如此號為平。

❖ 主病

1.沉候諸陰，主病在裡，凡病之在內、在臟的疾病或六淫、七情等致病因素影響臟腑、血脈或骨髓等而引起的證候，都會呈現沉脈。

2.沉取部位主裡–主筋、骨、血、陰、臟。

3.《脈訣匯辨》

沉脈為陰，其病在裡。左寸沉者，心寒作痛。沉在左關，氣不得伸。左尺得沉，精寒血結。右寸沉者，痰停水蓄。沉在右關，胃寒中滿。右尺得沉，腰痛病水。

五臟屬陰，其應在裡，故沉主裡病也。

心失煦燠之權，為寒所制則痛。

木失條達之性，為寒所遏則結。

腎主精血，若有陰而無陽，譬之水寒則凝。

肺位高脈浮，布一身之陰陽者也。倘使倒置，則真氣不運，而或痰或水為害。

脾胃喜溫，不浮不沉，是其候也。脈形偏於近下，則土位無母，何以營運三焦，熟腐五穀，中滿吞酸之證至矣。

腰臍以下，皆腎主之。右腎真火所寓，而元陽痼冷，則精血衰敗，腰腳因之不利。病水者，腎居下焦，統攝陰液，右為相火，火既衰熄，則陰寒之水不得宣泄。

兼脈：無力裡虛，有力裡實。沉遲痼冷，沉數內熱。沉滑痰飲，沉澀血結。沉弱虛衰，沉牢堅積。沉緊冷疼，沉緩寒濕。

4. 沉為冬脈也。春夏秋見之，則病脈也。如果在冬天取之，其氣來沉以搏，則為正常脈。若來如彈石者，此謂太過。其去如數者，此謂不及，亦病脈也。

總按分析

沉脈主要是指邪正相爭部位在裡之臟腑、血脈或骨髓。多屬於慢性疾病纏身或年老器官功能退化而呈現的脈象。

沉而有力：裡實。邪正相爭於體內造成紅腫熱痛等急性病症。

「裡實證」指外邪化熱入裡，結於胃腸，出現壯熱、煩渴、腹痛、便秘等腑實證候。或泛指人體內部機能障礙引起氣血鬱結、停痰、食積、蟲積等。

「下法」主要用於裡實證。因證候不同，可分為寒下、溫下、潤下及逐水等法。攻下法是通過通便、下積、瀉實、逐水，以消除燥屎、積滯、實熱及水飲等證的治法。

沉而無力：裡虛。臟腑功能衰退、血氣營養不足。（相當於慢性病導致虛弱性體質或貧血現象，屬於補法之範疇。）

沉而兼數：裡熱，屬於臟腑發炎性的疾病。

沉而兼遲：裡冷，屬於臟腑功能緩慢低下，或是因寒積聚，產生「不通則痛」的症狀。

沉而兼細：腎病氣少、陽衰。沉主腎病、骨病，細為血少氣衰，腎之不足則腎虛骨病而腰脊痛痺；其部位在臟腑則腎主一身之陰陽，腎虛則臟腑功能衰敗為陽衰。

有表證而見脈沉時，代表邪氣由表影響到裡。如《金匱要略》條文：「太陽病，其證備，身體強几几然，脈反沉遲，此為痙，栝蔞桂枝湯主之。」條文說明：太陽病之症狀，頭項強痛、惡寒、發熱、汗出、惡風等都具備，脈原本當見浮緩脈，今反沉遲，因外感表虛汗出，進而導致體內津液不足，不能濡養筋肌，造成筋緊筋縮而出現脈沉遲弦緊、頸項強急、伏仰困難，為痙病的脈症表現，宜用栝蔞桂枝湯主之。

單按分析

	左手	右手
寸	暴忿傷營	肺病喘咳
關	肝膽氣結	中滿食滯
尺	小便癃閉	寒侵便溏

左寸脈沉　主暴忿傷營

左寸主心，心又主血，部位在浮。今脈沉為氣下沉，為氣鬱於裡的表現，損傷營血，多為暴忿所致。
（如氣滯心胸型心痛。）

右寸脈沉　主肺病喘咳

右寸主肺，肺又主氣，部位在浮。今脈沉為氣逆，肺氣逆則痰升而喘咳。
（如肺氣鬱痺型喘證。）

左關脈沉　主肝膽氣結

肝膽主疏泄。今脈沉為氣郁，疏泄不利則肝膽氣結。
肝氣鬱結，表現為兩脅脹痛或竄痛、胸悶不舒、或噁心、嘔吐酸水、食慾不振、腹痛腹瀉、周身竄痛。
（如肝氣鬱結型脅痛。）

右關脈沉　主中滿食滯

脾胃運化水穀，陽氣為用，沉屬陰脈，損傷脾陽而導致中滿，損傷胃陽而導致食滯。
食滯臨床表現為厭食，胸脘痞悶，香酸噯腐，腹脹泄瀉、大便酸臭、舌苔濁膩等。
（如飲食積滯型痞滿。）

左尺脈沉　主小便癃閉

左尺主泌尿系統，脈沉則陽氣不足無法氣化水濕造成小便癃閉。
（如腎陽衰憊型癃閉。）

〔癃閉〕是指尿閉或排尿困難，下腹脹滿的一種證候。「癃」是小便不暢，點滴而出，下腹緩緩脹滿；「閉」是小便不通，點滴不出，病勢較急，一般統稱為「癃閉」。
本證包括由於膀胱、尿道的「器質性」或「功能性」疾病，造成排尿困難和尿瀦留；或由於各種原因引起腎功能減退或衰竭，而造成的尿量極度減少等。
導致癃閉的原因很多，臨床所見則不外虛證和實證兩類。如因濕熱下注，或瘀血、結石阻塞，多屬實證；如因腎陽不足、不能氣化，或腎陰虧損、津液內虛的，多屬虛證。

右尺脈沉　主寒侵便溏

右尺主大腸，沉主陰，原本命門火位出現陰寒脈象，則大腸火弱無法溫化水濕造成大便溏瀉。
「大便溏瀉」，泛指排便次數增多，糞便稀薄，甚至瀉出如水樣便而言。
（如腎虛型泄瀉。）

養身調理——冬令進補

❖ 食療

・桂圓、紅棗、老薑各等份，加入適量水熬煮20分鐘，最後放入紅糖適量即成。

・黨參15克，大棗20克。洗淨。泡發。加水適量煮1小時。喝湯吃棗。

・薑母鴨：番鴨1隻、老薑1斤，酒、麻油、冰糖等適量。
老薑洗淨，用量的1/3先壓汁，剩下的老薑切片備用。麻油熱鍋，加薑母片爆炒。放入鴨肉同炒，炒至微香，加酒與薑汁煮滾。以冰糖調味煮至鴨肉熟透。

・羊肉爐：羊肉塊 2斤、老薑半斤、辣椒3根、蒜頭2兩、冰糖4大匙、米酒4大匙、醬油 5大匙、白蘿蔔適量、紅蘿蔔適量。
滷包材料：小茴香、八角、花椒、肉豆蔻、肉桂、山奈、山楂、陳皮、月桂葉、甘草、桂枝、草果等各3錢，棉布袋1只。
羊肉沾醬：豆腐乳 3塊、辣豆瓣醬2匙、醬油膏 1匙、味增1匙。
a.將羊肉塊用滾燙熱水川燙2分鐘後撈出，瀝乾備用。
b.用油炒香薑片、辣椒、蒜頭。
c.放入羊肉塊、白蘿蔔、紅蘿蔔、滷包、冰糖、醬油及水3000CC，大火煮滾後，轉小火燉煮60分鐘。
d.關火，淋上米酒完成。

・一般選用之食物有牛肉、豬肉、雞肉、鴨、魚、鱉、羊肉、腰子、排骨等山產海產。自由搭配中藥方劑之四物湯、加味四物湯、八珍湯、十全大補湯、當歸補血湯、補中益氣湯、歸脾湯等。使用陶瓷鍋或不銹鋼鍋慢火或在電鍋中慢燉，燉補時可加適量的米酒或米酒頭。

・進補的禁忌：

a.有感冒、咳嗽、發熱、及身體過於虛弱的人，均不宜進補。

b.有血管病變的人：如心臟病、高血壓、動脈硬化的人也不宜。

c.有腎臟病、痛風、糖尿病、高血脂的人，湯汁及動物脂肪應避免。

d.生理期的婦女進補該適量，否則經血量會增加。

e.氣喘發作除與氣溫驟變有關外，常因吃補或喝補藥酒後引起發作，應小心注意。

09 chapter 弱脈

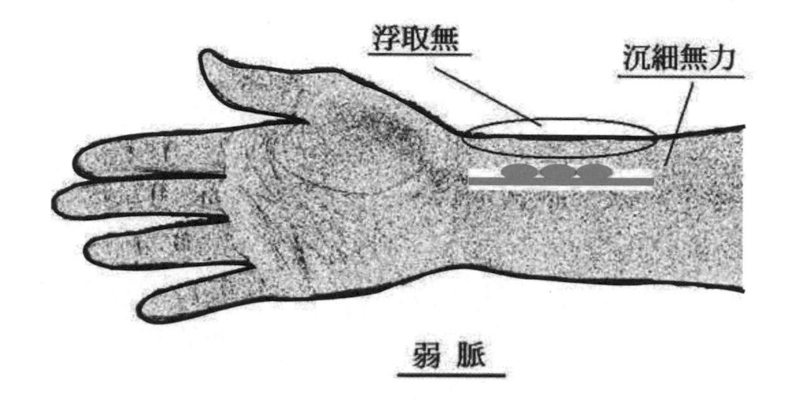

弱 脈

沉細無力，浮取無。

▶▶入門體驗

常見於慢性消耗性疾病、心力衰竭的患者。

▶▶弱脈原理

有效循環血容量嚴重不足或心臟輸出量減少，血壓降低，血管彈性回縮，直徑變小，脈搏無力。

名家論述

❖ 脈象

《四診心法》：沉而無力謂之弱脈。

《脈訣匯辨》：弱脈細小，見於沉分；舉之則無，按之乃得。沉而且細且小，體不充，勢不鼓也。

《瀕湖脈學》：弱來無力按之柔，柔細而沉不見浮，陽陷入陰精血弱，白頭猶可少年愁。

❖ 主病

1.弱脈主陰虛陽衰。

2.《脈訣匯辨》：弱為陽陷，真氣衰弱。左寸弱者，驚悸健忘。弱在左關，木枯攣急。左尺得弱，涸流可征。右寸弱者，自汗短氣。弱在右關，水穀成痾。右尺得弱，陽陷可驗。

總按分析

浮以候陽，陽主氣分，如今浮取摸不到脈，則屬陽氣衰微。沉取細而無力，沉主陰，細為血少氣不充足，故主陰虛陽衰。

單按分析

	左手	右手
寸	驚悸健忘	自汗短氣
關	木枯攣急	腹部脹滿
尺	腎虛血枯	真火衰弱

左寸脈弱　主驚悸健忘

心氣虛弱，驚悸健忘。

〔心氣虛〕主要症狀有心悸、短氣（活動時加劇）、胸悶不舒，自汗。多見於某些虛弱病人，以及貧血、心律不整、神經衰弱等。

右寸脈弱　主自汗短氣

肺虛陽弱，自汗短氣。
（如肺氣虛。）

〔肺虛〕泛指肺氣不足或肺陰虛而言。臨床表現有少氣，呼吸淺短，耳聾，咽乾等。

左關脈弱　主木枯攣急

肝血失榮，血不養筋則筋縮攣急。
（如肝血虛。）

右關脈弱　主水穀成病

脾胃氣衰，水穀為病。
脾胃氣虛，則失於健運，易致腹部脹滿。主要症狀為食慾不振、腹脹滿時輕時重，按之不痛或喜溫喜按，面白唇淡，舌苔白滑等。
（如脾氣虛。）

左尺脈弱　主腎虛血枯

腎虛血枯，泉源並竭。
（如腎陰虛。）
相當於〔腎水不足〕，即由於腎精耗損過度所致。臨床表現有腰酸疲乏，頭暈耳鳴，遺精早泄等。

右尺脈弱　主陽衰可驗

命門氣虧，真火衰弱。
（如腎陽虛。）

〔腎陽虛〕腎主一身陽氣，腎陽衰微，則一身之陽氣皆虛，主要症狀有身寒、怕冷、腰酸、滑精、陽痿、夜尿頻多等。

▶▶養身調理——慢性疲勞

「慢性疲勞」定義為持續或斷續疲勞長達6個月以上，並且休息也無法改善，時常伴隨有頭暈、頭痛、耳鳴、肌肉酸痛、身體乏力、憂鬱、失眠、注意力不集中、記憶力減退等症狀。

換句話說，也就是具有類似感冒、全身肌肉僵硬酸疼與各種精神症狀。時間一久，容易導致各類慢性疾病如過敏症、腸胃不適、經前症候群、性功能障礙、心悸、盜汗等。

提供以下檢測項目，大家可以自我檢測一下是否有疲勞現象！

☐ 常發生廣泛性頭痛。
☐ 常覺得頭暈昏沈。
☐ 嗜睡。
☐ 失眠。
☐ 從事一般活動也會產生持續24小時以上之全身疲倦感。
☐ 沒什麼食慾。
☐ 會突然加快、心悸。
☐ 腰痠背痛、肩膀僵硬。
☐ 怕風怕冷。
☐ 體溫微熱（37.5～38.5）。
☐ 常常懶洋洋、容易疲倦。
☐ 頸部或腋下疼痛性淋巴腺腫。
☐ 會有遊走性的非發炎性關節痛。
☐ 容易焦慮。
☐ 做什麼事都提不起勁。
☐ 健忘
☐ 思考力減退
☐ 無法集中精神

請將打勾的數目合計，參照解說，檢視現在的疲勞程度。

〔解說〕

0～4：情況尚可

只要懂得抒解壓力與疲勞，適度轉換心情與出遊、運動，很快就能回復健康。

5～8：普通

已經屬於疲勞了，但是在現今的環境中，對於普遍存在工作、家庭、金錢等壓力的人們，這樣的疲勞度可以說是和一般人差不多。為了不讓疲勞情況惡化，請試著找出原因與適合自己的方法來消除疲勞。

9～14：需要注意

屬於相當疲累了，如果不改善，將會引發各類疾病。請積極改善生活作息、充分休息。

14～18：重度疲勞

你的疲累程度已經會影響到日常生活，並且身體也開始出現不適症狀了。請及早就醫診治。

❖ 食療

・薏仁山藥粥

食材：白米半碗，山藥半斤，薏仁半碗（先泡水二小時以上），水四碗。

作法：白米洗淨，水煮滾，山藥去皮。白米入水煮滾，改小火熬煮半小時。山藥磨成泥狀，或切丁放入粥中。用勺子攪拌，再煮10分鐘即成。可加糖或加鹽。

・茶飲

藥材：黨參15克，大棗20克。泡發洗淨。加水適量煮1小時。喝湯吃棗。

方劑可參考「生脈飲」。

· 大補湯

食材：可選用雞腿、豬尾巴、豬尾椎骨、豬肋骨、鱸魚或豆腐等，任選一樣。

藥材：黃耆3錢、黨蔘3錢、山藥3錢、當歸3錢、何首烏3錢、淫羊藿3錢、枸杞3錢、鎖陽3錢。

作法：食材先用沸水燙過，去除血水。再將藥材加入4碗水與1碗料理米酒浸泡30分鐘，放入食材燉熟即可。

· 氣力排骨湯

食材：小排骨半斤、老薑2片、米酒1湯匙。

藥材：黃耆3錢、黨蔘3錢、山藥5錢、麥冬3錢、石斛3錢、炒白扁豆3錢。

作法：先將食材小排先用沸水燙過，去除血水。再把藥材加入4碗水與1匙料理米酒浸泡30分鐘，開大火煮滾，去除浮沫後改為小火，燉約1小時，調味後即可食用。

微脈

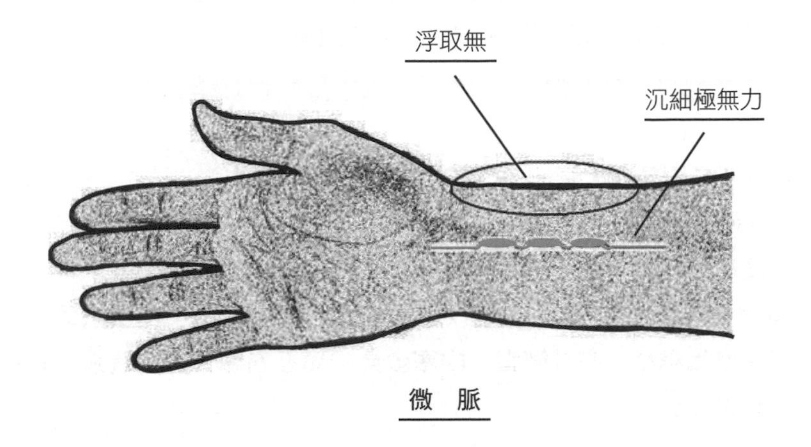

微　脈

浮取無，沉細極無力，似有若無，欲絕非絕。

▶▶入門體驗

休克初期或暈針之患者常可出現微脈，通常體質虛弱之人「尺」部也常可摸見此脈。

▶▶微脈原理

心臟功能衰竭或因失血失液致血容量過低、血壓過低，血管收縮變細所導致。

▶▶名家論述

❖ 脈象

《四診心法》：浮中沉三部極無力，按之且小，似有似無，謂之微脈。
《脈訣匯辨》：微脈極細，而又極軟；似有若無，欲絕非絕。
《瀕湖脈學》：微脈輕微瞥瞥乎，按之欲絕有如無。

❖ 主病

1.微主諸虛，亡陽氣血大衰。

2.《脈訣匯辨》
微脈模糊，氣血大衰。左寸微者，心虛憂惕。微在左關，寒攣氣乏。左尺得微，髓竭精枯。右寸微者，中寒少氣。微在右關，胃寒氣脹。右尺得微，陽衰寒極。

總按分析

微乃渺小難見，輕取之而如無，輕取為陽故為陽氣衰；重按之而欲絕，重按主陰故為陰氣竭。如《傷寒論》條文：「下之後，發汗，晝日煩躁，不得眠，夜而安靜，不嘔，不渴，無表證，脈沉微，身無大熱者，乾薑附子湯主之。」條文說明：感冒經誤治或處置失當以後，心與腎的陽氣突然衰弱而形成的少陰病證治法。條文中的「少陰病證」，是指心腎陽虛導致白天腎上腺分泌不足，交感神經興奮下降、低血壓、低血糖，大腦因此受到影響而緊張、不安、虛弱無力、白天嗜睡卻煩躁不得眠、脈沉微細。

一到夜晚，則腎上腺素作用於交感神經的機制快速下降，回歸到副交感神經興奮的機制，因此反而能夠停止煩躁現象，而出現夜晚安靜。不「嘔」，是用來提示沒有出現「少陽病」的症狀；不「渴」則是用來提示沒有出現「陽明病」的症狀；「無表證」則說明此患者沒有殘存表證的症狀；體表與身體都沒有發熱，是很單純的「少陰證」，因此選用「乾薑」來暖後天脾胃之本以助運化，附子壯心腎陽氣以助腎上腺分泌正常，便能改善此症狀。

微脈陽氣衰、陰氣竭，故稱之為「諸虛」。如《傷寒論》條文：「少陰之為病，脈微細，但欲寐也。」條文說明：「少陰病」是體現人體心腎陰陽俱衰的現象，而其又以腎陽虛衰為主要的證候。腎陽虛衰，腎上腺素分泌不足，便出現欲寐的症狀，如嗜睡、精神萎靡不振。

又如《傷寒論》條文：「太陽病，發熱惡寒，熱多寒少，脈微弱者，不可發大汗，宜桂枝二越婢一湯。」條文說明：「太陽病」發生時，當一個人的脈象呈現微弱脈時，指脈象非常無力，由於脈搏的跳動力是由體內陽氣多寡來決定的，無力時則表示體內陽氣不足。此條文「太陽病」的寒邪是弱的（體表惡寒輕且沒有傳變），同樣的正氣也弱 （脈無力），此時身體虛弱，體表因寒而鬱熱，使身體發熱時輕微惡寒，感覺熱多寒少。在「太陽病」時期而虛弱的情況下，不可用發大汗的方式來去表邪，可採用調和營衛正氣的桂枝湯來扶正，體表鬱熱可以靠少量的石膏來清熱，再加上少量的麻黃中之麻黃鹼來興奮中樞神經，鼓動心臟、收縮血管、升高血壓，幫助體表循環來回復正氣。

微脈主久虛，氣血衰弱，陽微則惡寒，陰微則發熱之病。微脈浮沉皆搏指無力，因此氣血皆衰弱。陽氣虛則惡寒，陰血虛則生熱，如久病體弱之人或是更年期虛弱之人，容易出現怕冷，但是又有煩躁失眠、潮熱盜汗的虛熱症狀。

單按分析

	左手	右手
寸	驚悸少寐	喘促汗多
關	筋脈寒攣	胃虛冷逆
尺	精髓衰竭	陽亡命絕

左寸脈微　主神虛驚悸

神氣大虛，驚悸少寐。
心有藏精神、主汗液的功能。如心氣虛弱不能收斂，則出現心神浮越、精神散亂、健忘易驚、心悸怔忡、自汗多汗或動則汗出等症狀。
（如心虛膽怯型心悸。）

右寸脈微　主虛寒喘促

肺主氣司呼吸，當肺氣虛衰時，呼吸不利將導致脹滿喘促。
（如肺腎氣虛型肺脹。）

左關脈微　主肝虛寒攣

肝陽虛衰則氣血無法疏泄運行，因此形成寒凝肝經血脈，導致筋脈寒攣。
肝的經脈絡於外陰部，經過小腹，分布兩脅。如寒邪凝滯於肝的經脈，可使該經脈攣急，出現下腹脹痛，牽引睪丸墜痛，並見肢冷畏寒，舌苔白滑等。
（如肝腎陰寒型腹痛。）

右關脈微　主胃虛冷逆

脾胃主運化，當陽虛運化失常將導致食積，堆積多了終將上逆而出現陰冷呃逆的現象。
「胃陽虛衰」主要症狀有嘔吐清水或冷涎、口淡喜熱飲、舌苔白潤等。
（如脾胃陽虛型呃逆。）

左尺脈微　主髓竭精傷

腎臟虛寒，精髓衰竭。
（如腎陰虛。）
腎所藏的精，來源於飲食的不斷的補充，是維持人體生命和生長發育的基本物質。腎精並能滋養骨和髓，《靈樞・海論》說：「腦為髓之海」。故腎直接和腦、髓、骨的生長，發育和功能情況有關，「腎精足」，人體自然就會顯得精力充沛。
人體的精髓虧虛，當補之以厚味，使精髓逐漸充實；厚味，指富於營養的動植物食品，也指味厚的藥物，如熟地，肉蓯蓉，鹿角膠等藥。

右尺脈微　主陽亡命絕

元陽內亡，命氣垂絕。
（如傷寒方選之附子湯類。）
〔亡陽〕由於大汗不止，或吐瀉過劇，或其它原因耗傷陽氣，以致陽氣突然衰竭，出現大汗淋漓，汗出如珠而微粘、畏寒、手足冷、呼吸微弱、面色蒼白、口不渴，或渴喜熱飲、唇舌淡潤，甚則口唇青紫、脈微欲絕或浮數而空等，類似休克的現象。

11
chapter

伏脈

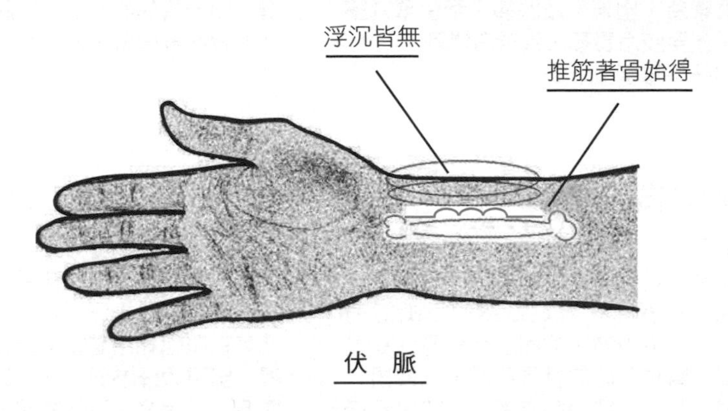

伏　脈

浮沉皆無，推筋著骨，按之始得。

▶▶入門體驗

伏的意義為隱伏而不可見，因此下指於浮中沉時皆摸不到脈，必需推筋至骨，才可以感受脈於骨間搏動。臨床上針對虛胖之人的脈象，易見類似「伏而無力」的脈象。伏脈見於危證時，代表心陽衰竭或津液大傷、血壓過低等危候。

▶▶伏脈原理

血容量顯著減少，導致靜脈壓降低，回心血流量減少，心輸出量急劇減少，或心臟功能障礙或心肌缺血缺氧，收縮無力，導致輸出量下降、血壓下降致60mmHg以下。

名家論述

❖ 脈象

《四診心法》：推筋著骨，按之始得，謂之伏脈。

《脈訣匯辨》：伏為隱伏，更下於沉；推筋著骨，始得其形。

《瀕湖脈學》：伏脈推筋著骨尋，指間才動隱然深，傷寒欲汗陽將解，厥逆臍疼證屬陰。

❖ 主病

1. 伏脈主閉鬱。伏脈是氣機鬱伏，肢厥劇痛等證。由於邪氣閉塞而正氣不能宣通，脈遂潛伏不顯。如溫病學派吳鞠通說：「通體皆厥，……脈沉伏或并脈亦厥……，用大承氣湯。」

2. 《脈訣匯辨》

伏脈為陰，受病入深。左寸伏者，血鬱之愆。伏在左關，肝血在腹。左尺得伏，疝瘕可驗。右寸伏者，氣郁之殃。伏在右關，寒凝水谷。右尺得伏，少火消亡。

總按分析

平常陰寒內伏，適逢外感寒邪內侵，陰氣壯盛，陽氣衰微，四肢厥冷，為陽衰陰盛則脈不能鼓出。

如《金匱要略》條文：「病者脈伏，其人欲自利，利反快，雖利，心下續堅滿，此為留飲欲去故也，甘遂半夏湯主之。」「夫水病人，目下有臥蠶，面目鮮澤，脈伏，其人消渴。病水腹大，小便不利，其脈沉絕者，有水，可下之。」

伏脈其主病多在沉陰之分，為陰邪外鬱，陽氣內伏則邪氣鬱伏於隱深之處，非輕淺之劑所能攻克。可服用乾薑、附子及灸關元等，使陽回脈復出。

感冒火邪內郁，不得發越，診得脈伏為陽極似陰，必有大汗而解，乃汗由氣化，則邪從汗解。

伏脈可與積病相關。如《金匱要略》條文：「積者，臟病也，終不移；……。諸積大法，脈來細而附骨者，乃積也。寸口，積在胸中；微出寸口，積在喉中；關上，積在臍旁；上關上，積在心下；微下關，積在少腹；尺中，積在氣衝。脈出左，積在左；脈出右，積在右；脈兩出，積在中央。各以其部處之。」

單按分析

	左手	右手
寸	心包血鬱	胸脅脹滿
關	肝血瘀伏	食停脹滿
尺	疝瘕結核	火衰陽伏

左寸脈伏　主心包血鬱

左寸主心主血脈故脈伏血鬱，心營澀伏。
〔血鬱〕指動脈粥樣化、冠狀動脈栓塞，往往引起心絞痛、心臟病、中風或壞疽等併發症。
常用的藥物有：
- 丹參：增強血液的流通，溶解血管壁上的瘀積。
- 生地：稀釋粘稠的血液，增加血液的流量。
- 山楂：溶解血管壁上的瘀積。
- 田七：溶解血管壁上的瘀積。

右寸脈伏　主肺氣鬱伏

右寸主肺，伏主閉鬱故肺氣郁伏。
（相關參考：【息積】古病名。病因肺失肅降，肺氣長期鬱積所致。症見胸脅脹滿，呼吸氣逆，但不妨礙飲食。類似於肺氣腫、氣喘等病。）

左關脈伏　主肝血在腹

肝主疏泄藏血，陽衰閉鬱則肝血瘀伏。
肝血瘀伏與肝纖維化相關，可使用丹參、桃仁、三七，再加上益氣健脾的冬蟲夏草、黃耆、人參及甘草等中藥來調理。

右關脈伏　主寒凝水穀

脾胃陽衰，運化失司則食停脹滿。
消化機能不振，主要症狀有食少不化、嘔吐、泄瀉、四肢清冷、面色萎黃、唇淡等。多見於慢性消化不良，慢性痢疾等病。可使用溫陽去寒法，使病人的生理功能得以復原，達到祛除寒邪，以及治療疾病的效能。
如脾胃陽虛的人可用理中湯來治療。

左尺脈伏　主疝癖結核

寒氣深入，癥瘕疝疾。
中醫所謂的「癥瘕積聚」，「癥」和「積」是有形的，固定不移，痛有定處，病在臟，屬血；「瘕」和「聚」是無形的，聚散無常，痛無定處，痛在腑，屬氣。子宮肌瘤在中醫範疇屬「癥瘕積聚」，意指腹內積塊，或脹或痛的病症。

右尺脈伏　主火衰陽伏

相火氣衰，真陽鬱伏。
在症狀上可見到惡寒踡臥、手足厥冷、口鼻氣冷、冷汗自出、嘔吐泄瀉、或腹中急痛等現象。由於此時已是陰寒凝聚，陽氣衰微欲絕的生死關頭，所以必須用「回陽救逆」的方法來急救。
此法通常用於寒邪「直中三陰」的急症，或熱病汗出太過導致「邪入三陰」的危境，藉以回復病人的陽氣，挽救危險逆症。四逆湯是本法代表方劑。

▶▶養身調理——肥胖

「肥胖症是指體內的脂肪量過多，男性體重超過理想體重的25%；女性體重超過理想體重的30%就算是肥胖。

理想體重＝22 x身高平方（公尺）。（±10%都算理想範圍）

❖ 食療

・約一台斤的絲瓜一條不必削皮，用洗米水浸20分鐘，切去頭尾，再切塊。連同一顆艾草 （濕的大約1~2兩，乾的亦可，重量減半）， 切成小段一起放入電鍋內鍋中，外鍋放入兩杯水，煮熟後喝絲瓜湯，一週一次。「用來清膽固醇」

・高纖飯：五穀米加白米2杯，青江菜、瘦肉少許，油5大匙，鹽、醬油少許：青菜洗淨切細，肉切小丁後熱炒至五成熟時，將米淘淨瀝水與肉及調味料倒入一起，翻炒至十分均勻後，倒入電鍋內加開水高出米約1公分（半節手指），待飯鍋跳到保溫時，燜5分鐘後再按下，如此反覆2-3次，中間開鍋蓋翻攪肉及飯，以免軟硬不均。

・韭菜50公克，納豆40公克，韭菜用開水燙過即可，切碎用油炒過再和納豆拌在一起即成一道菜。

・菠菜沙拉：菠菜葉80公克，苜蓿芽半盒，幼薑絲10公克，紅甜椒、黃甜椒各10公克，胡椒、鹽少許。（1）將菠菜的根切除，苜蓿芽洗淨裝盤備用。（2）油加熱，加入薑絲、紅、黃甜椒絲、胡椒及鹽爆香，倒入菠菜拌均勻，即可裝盤。

・冬瓜煮粥或做菜常食用，大量則效果佳。

・鮮荷葉200克，蓮子50克，鮮藕100克，綠豆芽150克。先將藕切成絲，蓮子與荷葉加水煎湯備用，熱油後，放入藕絲炒至七分熟再加入蓮子、綠豆芽與加入荷葉、蓮子湯適量，加鹽即成。

・山楂5錢，決明子5錢，荷葉3錢，生大黃1錢，生黃耆5錢，生甘草1錢。以上各味煎湯代茶飲用。

12 chapter

牢脈

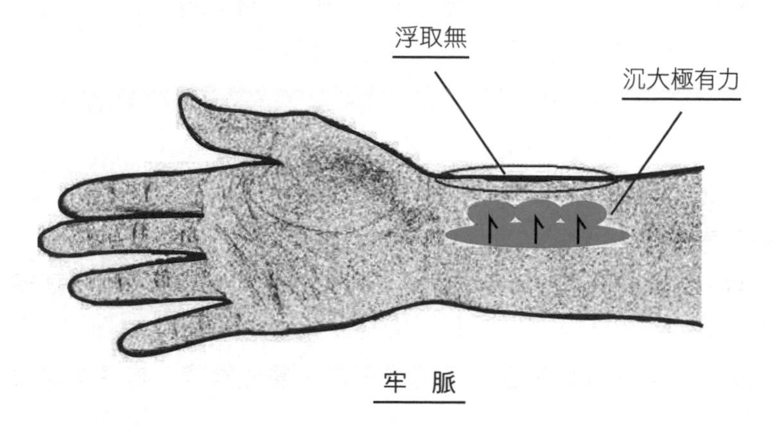

牢　脈

沉大極有力，浮取無。

入門體驗

脈體浮取無，沉取脈大且寸關尺三部皆一致，彈指有力。應指具有堅硬之感，如同革脈，但部位在沉。常見於高血壓、動脈硬化或體內有腫瘤的患者。

牢脈原理

血管彈性降低遇上血壓增高，外周血管阻力增大，緊張度增強所導致。

▶▶名家論述

❖ 脈象

《四診心法》：沉而極有力謂之牢脈。
《脈訣匯辨》：牢在沉分，大而弦實；浮中二候，了不可得。
《瀕湖脈學》：弦長實大脈牢堅，牢位常居沉伏間。

❖ 主病

1.牢主疝、癥、瘕、心腹寒疼。
2.牢脈多是病氣牢固，證屬陰寒積著，虛證無此脈象。
3.牢脈主實，有氣血之分：癥積有形痞塊，是實在血分；瘕聚無形痞結，實在氣分。
4.若牢脈見於失血、陰虛等症，乃脈證不合，屬假實證，是疾病危重的徵象。
5.《脈訣匯辨》
牢主堅積，病在乎內。左寸牢者，伏梁為病。牢在左關，肝家血積。左尺得牢，奔豚為患。右寸牢者，息賁可定。牢在右關，陰寒痞癖。右尺得牢，疝瘕痛甚。

總按分析

牢脈深居於內，如同樹以根深為牢，部位為深入於下；又如監獄以禁囚為牢，深藏於內。形容病氣牢固，陰寒積著。

牢脈所主之證，以其在沉部，屬陰寒；以其形弦實有力，為堅積。積之成也，正氣不足，而邪氣深入牢固。乃由於陰寒而使血氣凝結之故。（現代醫學通稱腫瘤，屬於中醫的疝、癥、瘕病的範圍。）

仲景曰：「寒則牢固。」又有堅固之義也。見於裡，則呈現「裡寒實」的心腹寒疼症狀。

單按分析

	左手	右手
寸	伏梁內結	息賁逆滿
關	肝結血積	陰寒痞癖
尺	奔豚氣逆	陰凝積結

左寸脈牢　主伏梁內結

伏梁指心下至臍部周圍有包塊（或氣塊）形成的病證，大多由於氣血結滯所致，久不癒，令人病煩心。
（如瘀血痺阻型心痛。）

右寸脈牢　主息賁逆滿，肺之積聚

肺之積聚，氣逆不降，名曰息賁。

〔息賁〕古病名，五積病之一，屬肺之積。症見右脅下有包塊，形狀如覆著的杯子，呈急迫感，有見胸背痛、吐血、伴有寒熱、咳嗽、嘔逆、呼吸迫促等症狀，這是痰熱郁肺所致。

左關脈牢　主肝結血積

肝之積聚，肥氣結核。
肝之積，名曰肥氣。

〔肥氣〕古病名。五積病之一，屬肝之積（《難經‧五十六難》）。左脅下有腫塊突起，狀如覆杯，久則咳嗽嘔逆，脈弦細。本病多由肝氣鬱結，瘀血停聚所致。類似脾臟腫大、胰臟腫塊等疾病。（如氣滯血阻型積證）

〔脂肪肝〕屬中醫「積聚」病範疇，主要為三酸甘油酯在肝內持久積聚所致的疾病（肝臟內脂肪細胞過多且飽滿，著名的法式鵝肝就是鵝的脂肪肝）。本病多因長期進食高脂肪、高膽固醇飲食、長期過量飲酒、肝炎治療後期體重增長過快、罹患內分泌及代謝疾病所致。

右關脈牢　陰寒痞癖，脾之積聚

脾之積聚，名曰痞氣。痞氣屬脾之積（《難經‧五十六難》）。
右胃脘部位有腫塊突起，形狀像覆著的盤子一樣，日久不癒，會使人發黃疸，營養不能吸收而使肌肉消瘦，四肢無力等。多因脾虛氣鬱，痞塞不通，積氣留結所致。主要以瀉心湯（大黃黃連、附子、半夏、生薑、甘草瀉心湯）；陷胸湯（大陷胸湯、小陷胸湯）等論治。

左尺脈牢　主奔豚氣逆

腎之積聚，奔豚上沖。

〔奔豚〕古病名，見《靈樞》、《難經》、《金匱要略》等，為五積之一，屬腎之積。《金匱要略》稱之為「奔豚氣」。豚，即小豬。「奔豚」一由於腎臟寒氣上衝；一由於肝臟氣火上逆。
臨床特點，發作時下腹氣上衝胸，直達咽喉，腹部絞痛，胸悶氣急，頭昏目眩，心悸易涼，煩躁不安，發作過後如常，有的夾雜寒熱往來或吐膿症狀。因其發作時胸腹如有小豚奔闖，故名。
從證候表現看，類於胃腸神經官能症，而出現腸道積氣和蠕動亢進或痙攣狀態。屬中醫內科〔心悸〕水飲凌心證。
（如水飲凌心型心悸。）

右尺脈牢　主陰凝積結

冷積堅凝，滯下窘迫，疝瘕痛甚。

〔疝瘕〕見《素問‧玉機真臟論》等篇，或稱「瘕疝」。是指小腹部熱痛，溺竅流出白色粘液的病症。臨床常見骨盆腔內器官如子宮、卵巢、小腸、膀胱等發生腫塊。
（如濕熱寒疝型積證。）

故事小品

大約五個月前開始，出現心窩處之上腹部脹滿疼痛，胃口不好、胃灼熱感、食慾不振，經常打嗝、出現軟便。張婆婆帶著微喘的呼吸緩慢敘述著這陣子以來身體的不舒服。伸手往她的心窩按去，指間好像摸到一丸小圓球，「這裡是痛的部位嗎？」。「阿！痛，就是這裡」，可見她表情痛苦地回答著。

按照症狀判斷類似中醫「痞」證，但是痞按之應該不痛，會痛比較屬於結胸證，可能是痞轉結胸的時期，相當於胃癌、胰臟癌、肝癌……這類腫瘤轉實熱發炎的現象。脈一摸上去，右手關部加上寸關間往下按像是按在硬板上，裡層鼓動有力，有如深幽的牢房傳來陣陣不平之鳴聲。牢脈，看樣子該建議張婆婆去做更近一步的現代檢查才是。（「痞與結胸」詳見「名詞解釋」）

「婆婆，以現代醫學的說法您是肝膽腸胃方面出現問題，要改善不舒服的症狀不是難事」。考慮到大眾談腫瘤色變而影響情緒與病情的因素，不得不婉轉的誘導。「但是對於中醫學的病症看法，現在還無法判斷是西醫的什麼病，如果能用儀器檢驗會更好，建議您安排一下這方面的檢查好方便參考」。「這樣啊！」看得出來婆婆滿臉失望。

「檢驗的結果如何？」。「醫院要我還要再做一次診察」，女兒這時傳來一張字條寫著「目前情況非常麻煩，還無法分清楚到底是胃癌還是胰臟癌」。其實，中醫面對所謂的癌症，至今也還是一愁莫展……。

▶▶養身調理——動脈硬化

動脈硬化是由於脂肪、碳酸鈣、結締組織等物質在血管（主要是動脈）沉積所造成的一種對人體有害的疾病。是由於結締組織的增長、血中膽固醇、脂肪酸以及碳酸鈣的沉積、膠原蛋白和蛋白聚糖的聚集等，使動脈壁變硬變厚變細而失去彈性。

其中又以膽固醇的因素為關鍵作用。得病時通常沒有特殊症狀，會突然以局部缺血、血栓、心絞痛、心肌梗塞、中風或心力衰竭等致命性疾病出現。

脈象平日多呈現「浮革或沉牢脈」，指下會有硬的感覺出現，或者左寸出現澀脈。

❖ 食療

- 生白蘿蔔250克、米醋適量。將蘿蔔洗淨切小薄片，放花椒、食鹽少許，加米醋浸4小時即可。食用時淋香油。
- 洋蔥皮適量洗淨放入鍋中，加入1碗半的水，煮沸後改小火煮到變成淡褐色，即可趁熱飲用。
- 洋蔥2個切塊，倒入一瓶紅葡萄酒，密封浸泡7～10天，倒出洋蔥，酒汁放入冰箱保存。每晚飲30cc左右。
- 鮮荷葉一張，粳米20克，白砂糖或冰糖適量。先用荷葉煎湯代水，再入粳米煮粥，粥成加糖，早、晚餐分用。
- 高麗菜100公克、荷蘭芹50公克、蘋果1個、鮮藕50克、珊瑚草一把、蜂蜜少許。將所有材料洗淨切小打汁。加入少許蜂蜜，攪拌均勻即可飲用。
- 山楂乾、菊花、茶各十二公克煎成濃湯，一天內服完。
- 魚頭茄子湯：魚頭一個約十二兩，紫茄子十二兩，印度黃咖哩粉（調味用），蒜頭十粒。先將魚頭煎香，然後加入茄子和原粒蒜頭，煮成濃湯，再加鹽和咖哩調味，然後去掉湯面多餘的油即成。
- 鮮馬蹄10個，海帶、玉米鬚各15克，煎湯食用。

13
chapter

緩脈

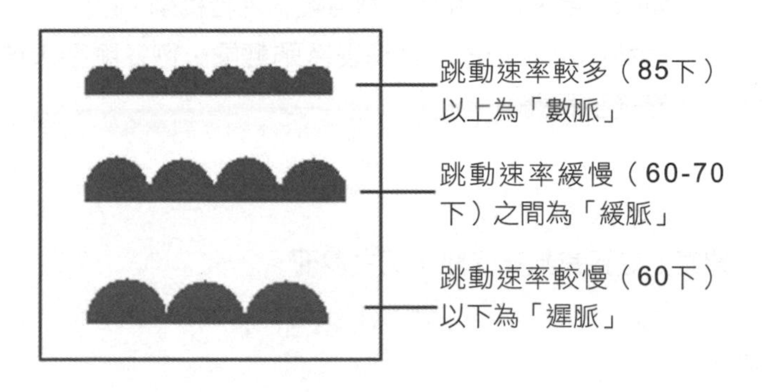

同一時間內（如1分鐘）　速率脈

一分鐘脈搏跳動60至70下之間。實際上下指把脈時，會覺得脈搏速度緩慢，但是對照手錶記數時，其速率卻不緩慢，因此產生感覺與實際上的落差。

▶▶入門體驗

直接對照手錶確認速率即可。

▶▶緩脈原理

1. 緩脈為心臟功能正常，血管彈性良好的狀態下所呈現的脈象。
2. 當毛細血管通透性增加時，則出現濕證的緩脈。

▶▶名家論述

❖ 脈象

《四診心法》：一息四至謂之緩脈。

《脈訣匯辨》：緩脈四至，來往和匀；微風輕，初春楊柳。

《瀕湖脈學》：緩脈阿阿四至通，柳梢裊裊貼輕風，欲從脈裡求神氣，只在從容和緩中。

❖ 主病

1.緩為有「胃氣」之正常無病之脈，又主濕邪。

2.《脈訣匯辨》

緩為胃氣，不主於病。取其兼見，方可斷證。左寸澀緩，少陰血虛。左關浮緩，肝風內鼓。左尺緩澀，精宮不及。右寸浮緩，風邪所居。右關沉緩，土弱濕侵。右尺緩細，真陽衰極。

3．緩脈在五行為土，在時為四季之末，在人身為足太陰脾。土為萬物之母，中氣調和，則百疾不生。

總按分析

緩脈如果視為正常脈時，可以是一息約四至（一呼一吸的時間稱為一息；四至乃指脈搏跳動4下），來往和匀（指脈搏動柔軟規律），約一分鐘64-70下。又稱為有「胃氣」的脈象。

《素問・玉機真藏論》「岐伯曰：脾者，土也，孤藏以灌四旁者也。善者不可見，惡者可見。」是故緩脈可以不主疾病。惟考其兼見之脈，乃可斷其為病。

緩亦主濕，濕性黏滯使脈氣缺少柔和，故脈緩有力。通常臨床症狀為身熱不揚，裡有熱但是膚表涼且脈不數、大便稀、口不渴等。

緩脈屬於速度脈類，因此可以與浮沉的部位脈、大小的形狀脈、或是有力無力的力量脈同時併見。

如脈「浮而且緩」，浮主表，風性柔軟故主緩，此為中風脈象。臨床上，浮緩脈出現中風證的脈症相合現象，治療上比較單純。但是往往沒有這麼簡單，當脈象與症狀不合時，就要考驗對於脈與證的理解是否透徹了。

《傷寒論》條文：「傷寒，脈浮緩，身不疼，但重，乍有輕時，大青龍湯主之。」條文說明：太陽病傷寒症，當出現「或發熱明顯、或還沒發熱、但無汗、惡寒明顯、輕微惡風」等症狀提供辨認。

另外，應當感到身體骨節疼痛的症狀沒有出現，而是感受身重卻時常忽然轉輕，這點可以從脈浮緩來理解。脈浮主表，緊主寒盛，寒性收引導致體表毛孔、肌肉都緊縮僵硬，阻礙氣血通行造成疼痛。

如今呈現浮緩脈，緩為風邪，也主濕氣，原本傷寒表寒盛使得裡陽沒有出路而鬱積化熱，熱蒸肺胃水氣升騰達表，使得表寒受到溼熱之氣影響，脈症跟著轉為緩軟。隨著體內陽氣的消長變化，熱退濕留則身感困重，待熱盛濕行時則轉而身輕，仍然屬於「表寒實」同時「有裡熱」的「大青龍湯」使用時機。

又如「沉而且緩」，沉主裡，緩主濕，水濕趨於下故水濕下侵。

單按分析

	左手	右手
寸	眩暈頭痛	風傷衛陽
關	肝虛生風	面目肢體浮腫
尺	精室空虛	真陽衰弱

左寸脈緩　主眩暈頭痛

心主血脈，緩主濕，痰飲上逆而見眩暈頭痛。（如痰濁型眩暈頭痛）

右寸脈緩　主風邪所傷

浮為風，風性柔軟故主緩，風從肺受，必傷衛氣。
風傷衛陽，衛分受邪，則有汗謂之虛邪，桂枝湯證。症見發熱、汗出、惡風（寒）、頭項強痛、或鼻鳴乾嘔、苔薄白、脈浮緩。
（如風邪表虛型感冒。）

左關脈緩　主肝風內鼓

肝虛生風，風從內召。
肝風症狀臨床表現有眩暈、舌麻、震顫、痙厥等。
（如肝風內動眩暈。）

右關脈緩　主土弱濕侵

土虛不能制水則濕從內侵。
土不制水，小便閉濇，致面目肢體浮腫。
（如脾陽虛衰型水腫。）

左尺脈緩 主精室空虛

腎氣虛衰，精宮不足。
腎藏精，為先天之本，主生殖、生長發育。腎既藏精，必為精室。精室真精耗損，可變為虛證。腎虧精虛髓少的人，往往腰酸骨弱，精神疲憊，頭昏健忘，動作疲懶遲緩。
（如腎陰虛。）

右尺脈緩 主真陽衰弱

命門火衰，真陽氣弱。
〔真陽〕就是指的腎陽，或稱「命門之火」。
（如腎陽衰微型水腫。）

案例練習

女36歲一週前感冒癒後，一覺醒來頭頸肩背脊柱疼痛，動則痛甚。經家醫科、神經科醫師診斷均為感冒病毒侵襲導致，2周後可自癒，暫時服用肌肉鬆弛劑、止痛劑、消炎劑，痛仍不減難忍。

❖ 總按紀錄

左手	速率	反彈力	形狀
浮取	略數		小
沉取			

右手	速率	反彈力	形狀
浮取	緩		
沉取	緩		

分析：緩為濕邪，濕熱鬱於裡沿督脈燻蒸而上。（右手）
數為熱，小為不足，熱邪傷津耗液。（左手）

❖ 單按紀錄

	左手	右手
寸	弦	弦
關		
尺		

分析：弦主肝、主筋、主痛。上部僵直疼痛

❖ 綜合分析

外感表邪夾濕入裡，濕熱相搏燻蒸於上導致頭頸肩背脊柱疼痛，動則痛甚。治以清熱去濕發表。

針：風池、合谷、後溪、百會、陽陵泉。

方劑：葛根、蒼朮、銀翹、甘草……。

註：當下改善甚多，隔日癒。

▶▶養身調理——風濕酸痛

此症發生主要症狀是多處肌肉有持續性的疼痛，開始時多半是突然發生的，且無明顯的原因。如睡前還好好的，隔天起來卻發生身體僵硬酸痛，如遇氣候變冷或變潮濕時會加重病情。

其疼痛的感覺與關節炎的症狀相似，但往往找不到關節炎的證據或類風濕因子也呈現陰性反應。臨床症狀常出現骨節疼痛、筋絡拘急、麻木不仁等，進一步發展可導致肝腎不足，腰膝酸軟，形成慢性風濕病。

脈象多呈現為：「緩脈、澀脈、或兼脈中帶有緩澀」。

❖食療

・牛膝10克，雞血藤10克，桂枝6克，青木瓜半顆。將青木瓜洗淨帶皮切塊狀，加入藥材與水適量燉煮服用。

・每日空腹吃5～6個核桃仁，連吃3個月。

・當歸、川芎、麻黃、懷膝、陳皮、木瓜各十克。布包放在雞肚內。清水煮，不放鹽。熟後連湯趁熱吃，可吃二至三頓。發汗效果更佳（忌吹風），隔一天再吃第二服，共吃三服。

・海芙蓉根四兩，淨煎三小時以上，三餐飯前空腹各飲一碗。連服三至五劑即愈。

・七里香木本樹幹劈成薄片，每次四兩，與豬腳一隻燉服。水十二碗煎成六碗，三餐飯前空腹各飲一碗（2日量）。連服五、六次。

・木瓜八錢、木香二錢、川七三錢、青皮四錢、菖蒲五錢、金線連三錢、牛骨三錢、六汗五錢，再用土龍或鱔魚和酒燉服，可連服十劑。

遲脈

每分鐘脈搏跳動60下以下。

▶▶入門體驗

直接對照手錶確認速率即可。

▶▶遲脈原理

遲脈是甲狀腺素、腎上腺素分泌減少，副交感神經興奮性增高，導致心肌的自律性與傳導性降低。

遲而有力為副交感神經興奮性增高所致。

遲而無力為甲狀腺素、腎上腺素分泌減少所致。

▸▸名家論述

❖ 脈象

《四診心法》：一呼一吸，謂之一息，一息三至，謂之遲脈。

《脈訣匯辨》：遲脈屬陰，象為不及；往來遲慢，三至一息。

《瀕湖脈學》：遲來一息至惟三，陽不勝陰氣血寒，但把浮沉分表裡，消陰須益火之原。

❖ 主病

1.遲主寒主臟屬陰。有力冷痛，無力虛寒。浮遲表冷，沉遲裡寒。遲澀血少，遲緩濕寒。

2.《脈訣匯辨》

遲脈主藏，其病為寒。左寸遲者，心痛停凝。遲在左關， 癥結攣筋。左尺得遲，腎虛便濁，女子不月。右寸遲者，肺寒痰積。遲在右關，胃傷冷物。右尺得遲，藏寒泄瀉，小腹冷痛。

總按分析

遲乃遲滯而不能中和之象。脈以一息四至為正常速率，遲則是一息三至。

屬於氣不振發，陽虛臟寒，陰寒之邪，令人為病。

如《金匱要略》條文：「陽明病，脈遲者，食難用飽，飽則微煩頭眩，小便必難，此欲作穀疸。雖下之，腹滿如故，所以然者，脈遲故也。」條文說明：陽明腑實證應當出現腹滿實痛的熱象脈，此時脈卻是出現遲脈之寒象，當視為太陰病的虛寒型脹滿。由於脾胃虛寒不能腐熟水穀，飽食則氣滯不化，當用溫法治之，如誤用攻下法則脾陽更傷，腹滿必不癒。

浮取脈遲則陽虛於外，脈必浮遲無力。沉取脈遲則火衰於裡，脈必沉遲細微。如《傷寒論》條文：「發汗後身疼痛，脈沉遲者，桂枝加芍藥生薑各一兩，人參三兩，新加湯主之。」條文說明：「發汗後」是指太陽病（感冒），發汗後，大多數的症狀得到緩解或消除，僅餘下一兩個症狀未解除或者症狀發生了改變。感冒發汗後，剩下身疼痛並未解除，原本的浮緩或浮數脈改變為沉遲脈。

因此，由沉遲脈來分析，沉脈主裡，相對體表來說，邪氣與正氣皆在此作用，也就表示體表陽氣空虛，使得邪氣得以直趨於裡，所以這裡的身疼痛，已經不是風寒邪氣作用體表所產生的了，反而可以視為發汗後，體表津液消耗，表陽隨之耗散，導致經脈「營衛之氣」停滯不通所產生的疼痛。遲脈主寒，沉遲為裡寒，說明風寒邪氣入裡，而裡陽也相對不足，將要影響體內臟腑正常的運作了。

由於發出的汗與陽氣，首先是由腸道供應的，《素問·玉機真藏論》曰「中央土以灌四旁」，當消耗過度時，也應當由此脾胃來調整，所以在調補體表營衛之氣的桂枝湯方裡，加入人參來補益氣血。另外特別加重生薑來除裡寒、助陽氣外達於表；加重芍藥來增加內臟器官的血流量（稱為「收陰氣」的功能）。當脾胃得到營養補充且能正常運作，接著氣血津液輸送體表補足了營衛之氣，人體自當病癒，沉遲的脈象自然得以消除。

單按分析

	左手	右手
寸	心痛停凝	咳吐涎沫
關	癥結攣筋	冷物內滯
尺	小便不禁	大便飧泄

左寸脈遲　主心痛停凝

心陽氣虛，陰寒凝結。
心陽虛常見心悸怔忡、胸悶氣促、活動時加重、面蒼白、自汗、疲勞倦怠。可兼見形寒肢冷、面色暗滯、心痛、脈微細、舌淡胖、苔白滑。
（如陽氣虛弱型心痛。）

右寸脈遲　主肺痿咳沫

肺虛成痿，咳吐涎沫。

〔肺痿〕主要症狀為咳嗽，吐出稠痰白沫，或伴有寒熱，形體消瘦，精神萎靡，心悸氣喘，口唇乾燥．脈象虛數等症，治宜麥門冬湯、清燥救肺湯等方。若病久傷氣或肺中虛寒而致者，則表現為陽虛，患者多涎唾，常吐出涎沫而無咳嗽，可伴有眩暈、遺尿等症狀，治宜溫肺益氣，用甘草乾薑湯。

左關脈遲　主癥結攣筋

癥瘕內結，臟寒筋攣。
（如肝腎陰寒型腹痛。）
癥者，征也，以腹中堅硬，按之應手，其病形有可征驗也，往往見臍下。瘕者，假也，假血成形，腹中雖硬，其實聚散無常也，亦往往見於臍下。

右關脈遲　主火虛冷滯

胃火虛衰，冷物內滯。
屬胃氣虛寒，胃陽虛。臨床證狀為四肢清冷，納食減少，胃脘脹滿疼痛，甚則拘急，喜按，得熱則舒，泛嘔清水，朝食暮吐。

寒邪凝滯於肝的經脈，可使該經脈攣急，出現下腹脹痛，牽引睪丸墜痛，並見肢冷畏寒，舌苔白滑，脈沉弦或遲等。多見於睪丸、副睪某些疾病及疝氣等。

左尺脈遲 主小便不禁

關門不閉，小便不禁。（如腎虛型遺尿）

右尺脈遲 主火衰飧泄

真火衰微，大便飧〔ㄙㄨㄣ〕泄。

〔飧泄〕臨床表現有大便泄瀉清稀，並有不消化的食物殘渣，腸鳴腹痛。為陽虛氣弱，臟腑功能衰退，引起水液運化障礙所形成。
（如腎虛型泄瀉。）

案例練習

女12歲，小學1年級開始反覆泌尿道感染、夜尿床、西醫檢查無器官上問題，屬精神壓力引起，經治療多年不見效果。

❖ 總按紀錄

左手	速率	反彈力	形狀
浮取	遲		小
沉取	遲		

右手	速率	反彈力	形狀
浮取	遲		
沉取	遲		

分析：遲為寒，陽氣不振、氣血阻滯。（右手）

分析：同上。（左手）

❖ 單按紀錄

	左手	右手
寸	浮滑	浮滑
關		
尺	弱	弱

分析：浮主風主表、滑主痰，見此乃上呼吸道鼻腔受外邪侵犯導致鼻過敏，症見鼻塞、流涕、打噴嚏、易感冒……等。

尺弱乃下焦氣血不足，無法與外邪相抗導致反覆感染不癒，膀胱無力導致夜尿症。

❖ 綜合分析

鼻過敏導致清竅不通，情緒易煩躁不安，出現口乾易渴嗜食冷飲之習慣，導致身體機能遲緩，陽氣衛外失常，上下二竅反覆感染，正氣消耗不足，形成此症。

治以扶正補陽去寒。

方劑：補中益氣湯和腎氣丸加減

▶▶養身調理——手腳冰冷

一到冬天，就有許多人感覺全身發冷，尤其手腳冰涼的受不了，這是由於人體體表四肢小動脈多半顯著收縮的狀態（表陽虛而呈現寒收的現象），使四肢外圍血流量減少，因此手足會呈現寒涼的情況。

以中醫的觀點來看，此時體質呈現「陽虛」，也就是一般所俗稱的「冷底」或是「寒底」。而脈則會以「遲脈」或「無力脈」為主。這種情況大致可以分為：

貧血型	人體血量不足，不易輸送到體表而使得四肢得不到氣血的供應。建議這類型的人要格外注重營養的攝取與睡眠的品質。
周邊血管堵塞型	這類的人因為周邊血管血流不順而造成四肢時常呈現冰冷現象，如果沒有察覺這「警訊」而忽略不管，可能將進一步引發堵塞部位不同所產生的疾病如狹心症、腦中風等。
藥物副作用型	一部分的調節血壓藥物、利尿劑藥物，可能導致血容量不足的副作用而使得四肢發生冰冷現象。
糖尿病型	糖尿病患者因為本身血液循環不良而產生四肢冰冷卻無自覺現象，應注意在取暖過程中，如泡熱水或熱敷時因感覺遲鈍而被燙傷。

❖ 食療

- 紅棗、龍眼適量，加水熬煮即可飲用。
- 製首烏50克，母雞 1 隻，生薑、米酒、食鹽少許。先將雞除去內臟，首烏布包好加生薑與水酒〈水酒各半以淹蓋食材為準〉同燉至雞肉熟透，放入食鹽即可，分餐食肉喝湯。
- 大棗五十克、生薑五克、紅糖適量。將大棗洗淨去核（核易上火），生薑洗淨切片，一同放入砂鍋中，加水適量，煮沸後用小火再煎煮二十分鐘，加入紅糖攪勻，趁熱飲。
- 手腳龜裂、凍傷者：桂枝、川椒、生地各一兩，紅花3錢，用紗布包好，水4公升，煮沸後即移去（下次再用，可用3天）。水溫以能耐受為度，直接浸患處20-30分鐘，每日1-2次。
- 羊肉半斤，生薑六錢，當歸六錢，燉後吃肉喝湯。

結脈

動而中止，止無定數，速率遲緩。

▶▶入門體驗

當指下計數一分鐘多少下時，可感受搏指處突然停止，一會又出現，其停止的間隔不定，而一分鐘的總數為遲或緩。
常見於心臟病、過度疲勞、老年血枯、吐瀉過度導致之低血鉀症。

▶▶結脈原理

結脈的出現是因為迷走神經興奮或低血鉀所引起心律不整。

名家論述

❖ 脈象

《四診心法》：四至緩脈，時而一止，謂之結脈。
《脈訣匯辨》：結為凝結，緩時一止；徐行而怠，頗得其旨。
《瀕湖脈學》：結脈緩而時一止，獨陰偏勝欲亡陽，浮為氣滯沉為積，汗下分明在主張。

❖ 主病

1.結主陰寒凝積。

2.《脈訣匯辨》
結屬陰寒，亦由凝積。左寸結者，心寒疼痛。結在左關，疝瘕必現。左尺得結，痿躄之疴。右寸結者，肺虛氣寒。結在右關，痰滯食停。右尺得結，陰寒為楚。

總按分析

熱則流行，寒則停凝。結脈之義，陰寒凝結，為陰寒之中挾凝結，陰寒阻結，積滯內凝。如同隆冬天氣嚴肅，流水凝結成冰。

如《傷寒論》條文：「太陽病，身黃，脈沉結，少腹鞕，小便自利，其人如狂者，抵當湯主之。」條文說明：當感冒黃膽發生，極有可能是因為其本身屬於肝硬化，且有上消化道出血之患者，因為感冒血循環增加，使得肝臟無法負荷大量的膽色素而形成黃膽；脈沉主里，結主陰凝（陰寒之中挾凝結，陰寒阻結，積滯內凝），可視為便秘導致如狂的症狀；也可能是腸道出血瘀血而導致如狂。因此不論是從肝硬化的角度，或是瘀血的角度，又或者便秘的角度，抵當湯的四味藥材皆能處理治療。

陰盛而陽不和，故脈來緩慢而時一止。脈搏正常跳動之時，忽然停止，可能有壅滯狀態，多因心臟瓣膜障礙，血液逆流，故脈搏停止，但頃刻間即能恢復，每於大驚恐懼之時多見之。

久病衰弱者，亦有此現象。若無故發現結脈，是心臟瓣膜閉鎖不全所致。

單按分析

	左手	右手
寸	心膈疼甚	肺虛寒凝
關	寒疝急痛	痰積食停
尺	肢軟無力	寒積腹痛

左寸脈結　主心寒疼甚

寒犯心包，心膈疼甚。
虛寒體質的人，胸中陽氣衰微，陰寒之邪乘虛侵襲，寒凝氣滯，血行不暢，而造成心痛。屬於現代醫學中的冠狀動脈硬化心臟病，高血壓心臟病，心肌梗塞引起的心絞痛等心臟病變。
（如瘀血痺阻型心痛。）

右寸脈結　主肺虛寒凝

肺氣虛衰，寒邪凝結。
臨床症狀：涕白粘不臭，鼻塞時輕時重，嗅覺減退，每遇風冷感寒，則症狀加重。全身可見頭昏腦脹，氣短乏力，易患感冒，面色不華，或有咳嗽痰白等證。
（如肺腎氣虛型肺脹。）

左關脈結　主疝瘕凝結

寒疝急痛，瘕聚為病。
〔寒疝〕臨床症狀為惡寒不欲食，手足厥冷，繞臍痛，自汗出，遇寒即發。瘕聚指女子之疝。
（如血瘀證腹痛。）

右關脈結　主痰積食停

痰積內結，食滯內停。
胃寒導致胃氣不足、胃機能低下、胃部肌肉彈性不夠，影響蠕動及分泌液的供應，以致胸膈痞滿隱痛、胃口呆滯、食慾不振、整天感到腹脹口淡、有時甚至作悶想吐。
（如胃寒型胃痛。）

左尺脈結　主手足痿弱

手痿難舉，足痿不用。
痿是指肢體痿弱不用，足痿指下肢軟弱無力。臨床症狀為肢體軟弱無力，緩縱不收，久則手不能握，足不任地。西醫屬急性脊髓炎，多發性神經炎，進行性肌萎縮，重症肌無力，週期性痲痹，肌營養不良，癔性癱痪等。

右尺脈結　主寒積腹痛

真火衰微，陰寒內盛，寒積腹痛。
（如寒積型便秘。）

▸▸ 養身調理——心臟病

一般症狀：心悸、心律不整、胸悶、胸痛、呼吸短促、頭昏、四肢冰冷、四肢末端呈現藍紫色的變化。

突發的症狀是：劇烈的胸痛，疼痛可擴及肩胛、左前臂、頸部……等部位，並且出現呼吸困難、意識不清、頭昏、心悸、四肢冰冷、面色蒼白、冒冷汗等現象。胸痛可以持續數分鐘，也可以持續數小時以上。情況嚴重者可在短時間內休克、心肌缺氧而致死。

❖ 小叮嚀

・宜食高營養、高蛋白而易消化的飲食。
・忌辛辣、油膩飲食及煙、酒。勿飲濃茶。
・少食多餐，忌暴飲暴食，勿食過飽。
・臨床上多見結或促或代脈。

❖ 食療

・紅棗50克，山楂30克，玉竹20克，煎水服。
・葡萄柚可切為6至8片食用。
・芹菜、洋蔥、蕃茄、馬蹄和紫菜。用量隨意，滾二十分鐘即可食用。
・山楂50克，龍眼肉30克，蜂蜜50克，燉服，常服有宜。
・老茶樹根60克，冰糖30克，煎服，常服有一定效果。
・橄欖油內含有 「油酸」，可以增加人體內的抗氧化活動，減低壞膽固醇的形成，因而減低心臟病的發生。
・黑木耳（一面黑、一面白的較佳）：加冰糖蒸吃，每天一小碗，能防止血凝結、軟化血管，降低血壓。
・紫茄子含有豐富的維生素Ｐ，能增強毛細血管彈性，對防治動脈粥樣硬化、腦溢血有一定的作用。

- 枸杞10克，菊花3克， 生山楂片15克，草決明15克。熱水沖泡當茶飲用。
- 燕麥中含有豐富的食物纖維，容易被人體吸收，且熱含量低，既有利於減肥，又具備降膽固醇和降血脂的作用，適合心臟病、高血壓和糖尿病人食用。
- 蘋果其果膠具有降低血中膽固醇作用，並且含豐富的鉀，可排除體內多餘的鈉鹽，每天吃3個蘋果，對維持血壓、血脂均有好處。
- 柿葉連同紅蘿蔔、高麗菜放入果汁機打，濾汁飲用。

數脈

每分鐘脈搏跳動85下以上可當微數。

每分鐘脈搏跳動100下以上則為數。

▶▶入門體驗

直接對照手錶確認速率即可。

▶▶數脈原理

「數脈」的出現，是心肌的自律性增高或腎上腺素、甲狀腺素分泌增加，交感神經興奮增高等因素所導致。

數而有力為心跳加快，血容量充足且輸出量增加。

數而無力為心跳加快，血容量減少且輸出量減少。

▶▶名家論述

❖ 脈象

《四診心法》：一呼一吸，謂之之一息，一息六至，謂之數脈。

《脈訣匯辨》：數脈屬陽，象為太過；一息六至，往來越度。

《瀕湖脈學》：數脈息間常六至，陰微陽盛必狂煩，浮沉表裡分虛實，惟有兒童作吉看。

❖ 主病

1.數主熱證。有力為實熱。無力為虛熱。小兒平脈。

2.《脈訣匯辨》

數脈主府，其病為熱。左寸數者，頭痛上熱，舌瘡煩渴。數在左關，目淚耳鳴，左顴發赤。左尺得數，消渴不止，小便黃赤。右寸數者，咳嗽吐血，喉腥嗌痛。數在右關，脾熱口臭，胃反嘔逆。右尺得數，大便秘澀，遺濁淋癃。

總按分析

數脈乃是指躁急而不能中和之現象的脈，以速率過快為識別要點。

數如火性急速、氣行速疾，故屬陽脈，主火熱邪氣。

數，陽脈也，腑亦屬陽，因此數脈亦有可能為腑器發炎所致。

如《金匱要略》條文：「腸癰之為病，其身甲錯，腹皮急，按之濡，如腫狀，腹無積聚，身無熱，脈數，此為腹內有癰膿，薏苡附子敗醬散主之。」條文說明：腸癰患者，癰膿內結於腸，導致氣血鬱滯於裡，因此腹部隆起卻按之軟，與積聚不同，加上營血無法向外濡養使得肌膚乾燥脫皮。雖然脈數，但是陽熱已用來化膿，因此身無熱感，宜用薏苡附子敗醬散來排膿消癰、振奮陽氣。

凡陽屬之病皆為數脈之可能性。

細數脈，數為陽盛，細為不足，為陽盛傷陰，主傷陰。

有力為實熱。無力為虛熱，數亦主瘡，故曰虛瘡。

數為陽盛，邪熱鼓動，脈行加速，故令脈數，必數而有力，陰虛久病，陽偏盛的脈也數，但必數而無力。虛陽外浮而見數脈，必按之豁然而空。

小兒為純陽之體，脈一息六至（約一分鐘108下），為正常脈。

單按分析

	左手	右手
寸	口舌生瘡	肺癰喘咳
關	肝膽火邪	口臭嘔逆
尺	淋瀝閉濇	燥結便紅

左寸脈數　主失眠口瘡

心開竅於舌，心火上炎則口舌生瘡。
（如心火妄動、氣陰兩虛型失眠。）

右寸脈數　主肺癰喘咳

肺熱成癰，咳逆氣喘。
肺癰是指肺葉生瘡，形成膿瘍的一種病症，屬於內癰之一，臨床主要以咳嗽，胸痛，發熱，咳吐腥臭污濁痰，甚至膿血為主要特徵。

左關脈數　主肝膽火邪

肝火膽火。
肝火臨床主要是頭暈、失眠、口乾、耳鳴，眼睛乾澀、頭痛等現象。膽火依附於肝，肝火旺或膽火盛，都可出現脅痛、口苦、咽乾，性躁易怒等現象。
（如肝膽實火型失眠。）

右關脈數　主口臭嘔逆

脾熱口臭，胃反嘔逆。脾胃性雖喜燥，若太過則有燥烈之虞；胃為水穀之海，熱甚而釀成穢氣，食入則吐，是有火也。
（如脾胃伏火。）

左尺脈數　主遺濁淋閉

陰虛火熱，熱迫則遺精赤白濁。熱傷腎陰則小便淋瀝閉濇。

〔小便淋瀝〕即排尿次數多而短澀，滴瀝不盡。如慢性膀胱炎或慢性腎炎。屬淋證、癃閉。

右尺脈數　主燥結便紅

腎主五液，火邪伏於血中，津液少而大便結。大腸有火則便紅。
（如「燥結」指便秘。）
（腸胃積熱型便秘。）

養身調理——泌尿道發炎

指細菌感染泌尿道，造成泌尿道的發炎。臨床症見尿頻、尿急、尿痛、下腹酸痛不適，急性期常伴有發熱、惡寒、血尿、脈數等。避免長時間憋尿，多喝水來排出病菌，對泌尿道的保健很有幫助。

一般情況下的尿道是無菌的狀態，最常出現的情況是細菌由外部進入尿道後造成尿道的發炎，再則細菌可經由尿道跑到膀胱或上至腎臟而造成腎盂腎炎。如果細菌殘留在體內如腎臟或尿道結石或攝護腺等不斷滋生，便會引起慢性的尿道炎。

❖ 食療

· 魚腥草60克，燉瘦肉服，每天1劑，連服1～2週。
· 每次以50cc的濃縮蔓越莓汁，加水稀釋為250cc飲用，保養時每日飲用二杯，感染期每日飲用四杯。
· 空心菜煲湯，每日喝一大碗，可使小便通暢，發炎處也可以消散。
· 馬齒莧120克（鮮品500克），紅糖90克。將馬齒莧洗淨切碎，水煎半小時，去渣取汁，加紅糖熱服。服藥後，蓋被取汗。
· 淮山藥150克，豬肚一只，加入適量的鹽、酒、蔥等調味後一起煮至爛後食用。適於尿意頻急。
· 白花蛇舌草、黃柏、車前子、銀花、水煎服
· 夏季出汗多導致尿量減少的泌尿道感染，西瓜汁是絕佳的飲品。

17
chapter

動脈

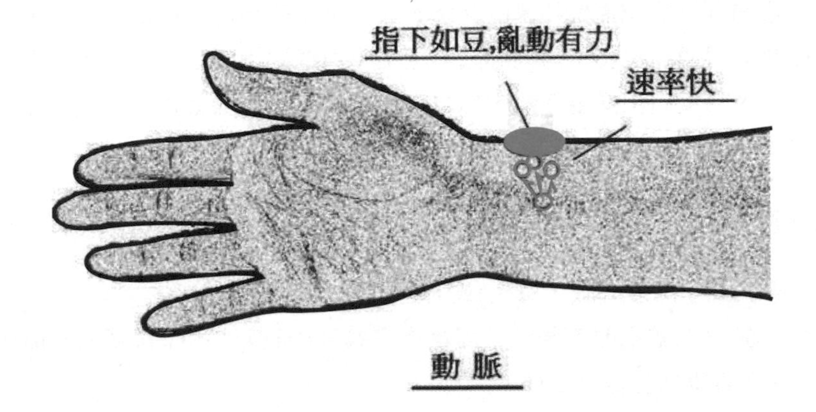

動 脈

動脈其形如豆，急數有力，部位中間突起動搖，前後俯下，與短脈相似。但短脈為陰，不數、不硬、不滑；動脈為陽，且數、且硬、且滑。

▶▶入門體驗

主要出現於大驚或失血時。可見於驚擾、臨產、崩中。

▶▶動脈原理

動為心搏快速，血液黏滯性降低，周圍血管舒張，外周阻力降低而形成。

名家論述

❖ 脈象

《四診心法》：其形如豆，亂動約約，動搖不移，謂之動脈。

《脈訣匯辨》：動無頭尾，其形如豆，厥厥動搖，必兼滑數。。

《瀕湖脈學》：動脈搖搖數在關，無頭無尾豆形團，其原本是陰陽搏，虛者搖兮勝者安。

❖ 主病

1.動主熱主痛主驚。

2.《脈訣匯辨》

動脈主痛，亦主於驚。左寸動者，驚悸可斷。動在左關，驚急拘攣。左尺得動，亡精失血。 右寸動者，自汗無疑。動在右關，心脾疼痛。右尺得動，龍火奮迅。

總按分析

動為陰陽相搏之陽脈，氣搏擊則痛，故主熱痛（動脈為陽，數硬而滑，盛大有力，是有餘的脈象。痛則陰陽不和，氣為血阻滯）。

如《傷寒論》條文：「太陽病，脈浮而動數，頭痛發熱，微盜汗出，而反惡寒者，表未解也。醫反下之，動數變遲，膈內拒痛，短氣躁煩，心中懊憹，陽氣內陷，心下因鞕，則為結胸，大陷胸湯主之。若不結胸，但頭汗出，劑頸而還，小便不利，身心發黃。」條文說明：脈浮，屬太陽病脈，表示外感表症明顯，出現頭痛發熱的症狀。兼有脈搏搏動「形如豆，急數有力」的「動」脈，屬於邪正相爭，劇烈爭執之象，如果能隨大汗出而去除表熱邪氣，則理當痊癒。

但是此時出現「微盜汗出」，反映出正氣於劇烈抗邪的過程中，已經耗損過多，不足以再發汗去邪，由此可見邪將進入半表半裡的少陽，加上「體表惡寒」的太陽證，應當稱之為「太陽少陽併病」。

這時，邪氣還在外，醫者反用瀉下法下之，將導致疾病向裡發展。下之，腹腔壓力大增，此時發生了胃腸穿孔，引起急性瀰漫性腹膜炎的現象，因此脈反變遲，臨床上可見胃與十二指腸潰瘍嚴重的人，由於服用瀉下藥，而發生此結胸的現象。

由於病位發生在上腹腔，造成膈內拒痛，呼吸急促，煩躁不安。此時給予大陷胸湯（大黃、芒硝、甘遂） 來瀉熱逐水，對於這類腹膜炎而沒有其他併發症的病情，效果相當顯著。還有一種情況，下之後，沒有出現結胸證，而是發生濕熱互結，熱不得越，所以見到但頭汗出，劑頸而還，小便不利，身心發黃等症，屬於濕熱型黃疸的現象。

氣攛亂則驚，故主驚狂。如《金匱要略》條文：「寸口脈動而弱，動即為驚，弱則為悸。」條文說明：寸口診得浮取如豆躁急、沉取細軟無力、稱為動而弱。大驚之後心無所倚、氣血逆亂，故脈見動搖不寧之象；

若加上沉弱無力，知體內氣血不足，心主血脈因此失養，故見心悸不寧、精神不安。

陽動（陽指上焦心肺；動則熱迫）則心液不收而自汗出。陰動（陰主裡主血；動則熱盛）則陽陷陰中而發熱不休。

單按分析

	左手	右手
寸	驚悸煩亂	自汗喘促
關	拘攣掣痛	疼甚於中
尺	亡精失血	液燥腸枯

左寸脈動 主驚悸煩亂

熱耗心之氣陰導致心虛挾熱，則出現煩亂驚悸。
（如重感冒逆傳心包證。）

右寸脈動 主自汗喘促

肺主氣。動則熱迫使得衛外不密而汗出喘促。
（如痰熱鬱肺型喘證。）

左關脈動 主拘攣掣痛

血燥生風，拘攣掣痛。
肝主筋，津血養筋柔筋，津液虧乏枯竭，導致血燥生風，拘攣掣痛。
（如肝火挾熱型痙病。）

右關脈動 主心脾疼痛

陰陽相搏於中焦，造成疼甚於中。
陰陽相搏名曰動，主諸痛故疼甚於中。
（如胃熱型胃痛。）

左尺脈動 主亡精失血

人之根在尺，動則陽不能衛，陰不能守，故亡精失血。
（如陰虛挾火型虛勞。）

右尺脈動 主液燥腸枯

右尺真陽潛伏之所，見動則陽氣不得蟄藏，謂相火虛炎，故液燥腸枯。
（如陰虛型便秘。）

▶▶養身調理——產後調養

❖ 食療

- 羊肉半斤，生薑六錢，當歸六錢，燉後吃肉喝湯。
- 鱸魚一條，黃耆5錢置於魚上，隔水燉熟連湯及魚同食，連食約三～五次。
- 黑麻油、老薑加個雞蛋、紅糖、酒，拌麵線食用。
- 豬蹄與通草同煮，飲汁即可通乳。
- 乾荷葉9克，用紗布包好與小米共煮成粥，然後去荷葉，喝粥。
- 豬腳、花生、薑片、蔥、鹽、八角、酒少許。豬腳切塊洗淨，川燙過，備用。蔥洗淨、切段。將豬腳、花生、薑、蔥、八角、酒、同時放入鍋中，加水，先以中火煮滾，轉小火續煮1個小時，等熟爛，調味後即可。
- 南瓜、豬肉絲、薑片、鹽、醬油。南瓜洗淨，去皮和子，切成塊狀，備用。肉絲以醬油拌醃十分鐘。以沙拉油爆香薑片，然後放入肉絲及鹽，略炒一分鐘，再加入南瓜，略炒2分鐘，加水，蓋上鍋蓋，以小火悶煮十分鐘，待南瓜熟軟即可。

❖ 小叮嚀

- 哺乳之婦女應忌食麥製品，因為會使乳汁減少或回乳。
- 產後胃腸蠕動較弱，糯米製品、過於油膩之食物或動物油應忌食。
- 辣椒、大蒜、酒類及煎炸、炙烤之食物，會使產婦上火，加重口乾、便祕或痔瘡發作。
- 寒涼食物如梨、甘蔗、柿子、各種瓜類及綠豆、螃蟹等易損傷脾胃，影響消化功能，導致瘀血滯留引起產後腹痛、產後惡露不絕等證。各種冷飲、冰凍飲料也應忌食。

18
chapter

促脈

動而中止，止無定數，速率為數。

▶▶入門體驗

當指下計數一分鐘多少下時，可感受搏指突然停止，一會又出現，其停止的間隔不定，而一分鐘的總數為120下以上。
常見於感染性心肌病變。

▶▶促脈原理

促脈的形成是交感神經興奮增高，竇性心動過速伴有傳導阻滯、心律不整。

▶▶名家論述

❖ 脈象

《四診心法》：六至數脈，時而一止，謂之促脈。

《脈訣匯辨》：促為急促，數時一止；如趨而蹶，進則必死。

《瀕湖脈學》：促脈數而時一止此為陽極欲亡陰，三焦鬱火炎炎盛，進必無生退可生。1.促主火亢，亦主物停，為陽盛而鬱之脈。

❖ 主病

1.促主火亢，亦主物停，為陽盛而鬱之脈。

2.《脈訣匯辨》

促因火亢，亦因物停。左寸促者，心火炎炎。促在左關，血滯為殃。左尺得促，遺滑堪憂。右寸促者，肺鳴咯咯。促在右關，脾宮食滯。右尺得促，灼熱為定。

總按分析

促之義為急促之中，時見一歇止，為陽盛之象，故主火亢。陽極盛而陰不和，故脈急數而時一止，凡氣血、痰食、痛腫諸實熱證，多見此脈。

或因氣滯，或因血凝，或因痰停，或因食壅，或外因六氣，或內因七情，皆能阻遏氣血之運行而鬱熱化火（亦主物停），故往來急數時，忽見一止。

脈促無力而小，便是虛脫之象。如《傷寒論》條文：「太陽病，下之後，脈促，胸滿者，桂枝去芍藥湯主之。若微惡寒者，桂枝去芍藥加附子湯主之。」條文說明：「太陽病」（感冒了），同時出現可下之症（指大便不通而腹痛甚），先用瀉下藥下之來處理「腹痛甚」，由於瀉下會直接影響大小腸黏膜對水分的吸收，又因腸腔內的滲透壓改變，使血液中的水分向腸腔轉移由大便排出，導致人體耗失大量水分。

因此腸道間血液與養份無法正常透過肝門靜脈流入肝臟，使得下腔靜脈回流入心的血液不足，造成脈促的心臟代償性不規則跳動，因此出現脈促胸滿悶的不適感，嚴重還會導致心力衰弱的虛脫現象。

脈促不寧無根者，主死脈。如《金匱要略》條文：「心死臟，浮之實如丸豆，按之益躁疾者，死」。本條論心之真臟脈，其狀如豆粒、浮而堅實、按之動搖躁急，重按無根，為心血枯竭、心氣渙散，故主死。

單按分析

	左手	右手
寸	內煩驚悸	痰積喘咳
關	血燥生風	脾宮食滯
尺	遺精滑脫	腎燥亡陽

左寸脈促　主內煩驚悸

心虛火灼，驚悸神消。（如重感冒熱入營分）

【內煩】指內熱（實熱或虛熱）而引起心胸煩悶的症狀。

【心虛驚悸】主要症狀有心悸怔忡、短氣、健忘、胸悶，善驚，惡夢紛擾、心中苦悶不樂，睡臥不安，或自汗、盜汗等。

右寸脈促　主肺鳴咯咯

肺虛火炙，咯咯痰鳴。（由於高熱身熱、煩躁不安、口渴而喜冷飲、呼吸氣粗、痰積喘咳等的一種病理反應。）（如痰熱郁肺、痰瘀阻肺型肺脹）

左關脈促　主血燥生風

肝鬱血燥，生熱生風。（如肝風內動型眩暈）
【木鬱】五行歸類中，肝屬木，木鬱即肝鬱。由於肝鬱引起肝陰虧損而出現肝火症狀。臨床表現有頭痛，眩暈、面赤、嘔血，咳血，甚或發狂等。熱極則生風故木鬱化風，臨床表現出現肝風症狀有眩暈、舌麻、震顫、痙厥等。

右關脈促　主脾宮食滯

熱迫胃氣，食結傷脾。（胃為陽土，燥氣主之，邪氣犯胃則易化熱化燥，故胃病以燥熱亢盛為多見。而胃氣又主降，「火熱炎上」則胃腑通降功能失調，導致胃痛脹滿不食，使脾欲升時不得飲食，則「食結」傷脾。）（如濕熱積滯型腹痛）

左尺脈促　主遺精滑脫

腎虛熱迫，滑泄遺精。（腎水虧損，命門火偏亢，出現性欲亢進，滑泄遺精等症。【遺精】亦名「遺泄」或稱「失精」。有夢而遺精的，叫「夢遺」；白天精自滑出者，叫「滑精」。）（如君相火旺型遺精）

右尺脈促　主灼熱亡陽

相火炎灼，腎燥亡陽。（因腎主骨，生髓，燥則陰精受傷，腎氣耗損，骨髓枯竭，津液消灼，嚴重喪失而亡陰，又可因亡陰導致陰陽不相維繫，繼而出現津竭陽亡；或由亡津液而直接引起津竭陽亡，陰陽離決，故腎燥亡陽。）（如陰虛挾火型虛勞）

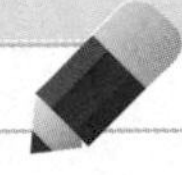

故事小品

隔壁床的阿叔好像很不舒服似的。「喉……さ……」臉色蒼白、滿臉大汗，扭曲著瘦弱身體，話到嘴邊一直發不出來，難過得五官揪成一團十分痛苦。

「醫生、醫生……」，阿弟幫忙叫著。來到跟前，儀表板上顯示著「脈搏135」，呼吸聲異常急促，心想「呼吸與脈搏都這麼的快，該不會是促脈吧？」

醫生和兩位護士急急忙忙地跑進病房內，「讓我看看，快，幫忙扶著」，聽診器只能聽見呼吸聲異常急促，這時身為醫生，直覺反射動作「叩叩、叩叩叩……」，左胸發出了沉悶的濁音。搭上脈，「脈促」，心想「應該是胸腔有血水壓迫肺部和心臟所致」。陳醫生緊張的額頭滴下豆大的汗珠。

阿叔難過的說到：「醫生！我快要死了嗎？」

陳醫師診斷後，胸有成竹的回說：「沒的事，吃了這藥，積水排出後應該就會緩解」。接著轉頭看著阿弟說：「現在給他服了中藥，等一下會有強烈反應，你可別嚇著了！」

於是，阿弟目睹整個排除體內積水的過程，反覆劇烈的嘔、吐、泄，使阿叔陷入極度衰弱的狀況，內心有感而發「唉！生病還真是折磨人啊」。

▶▶養身調理——心肌炎調理

心肌炎指心肌中有局限性或瀰漫性的急性、亞急性或慢性的炎性病變，以病毒性心肌炎較為常見。

應注意妊娠與過度運動可導致病毒在心肌內繁殖加速而加重心肌炎症和心肌壞死。而細菌和病毒混合感染時，也可能起協同致病作用。

急性期或亞急性期心肌炎病的前驅症狀，病人可有發熱、疲乏、多汗、心慌、氣急、心前區悶痛等。寸得促脈可往這方向的病症思考。

❖ 食療

- 咸豐草鮮草２兩，絞汁調蜜服。
- 豬心1個帶血破開，放入大棗15克，置於碗內，加水，蒸熟食用。
- 鯉魚1尾，開膛洗淨，略油煎後，加白菊花25克，枸杞15克及水，燉熟後分次吃肉喝湯。

19 chapter

代脈

停止有定數，不管速率皆稱「代脈」

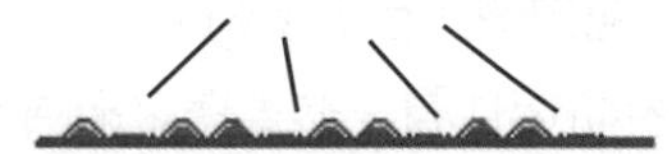

停止無定數，速率快為「促脈」

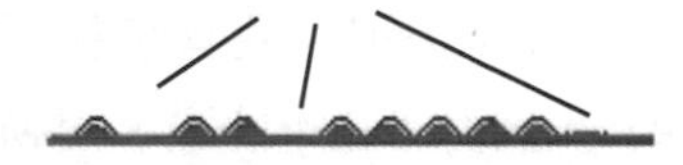

停止無定數，速率慢為「結脈」

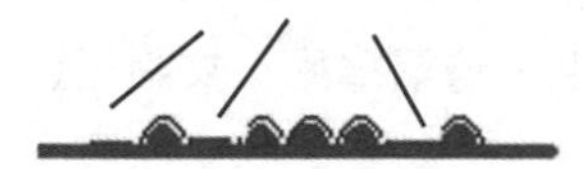

結促代脈

動而中止，止有定數。

▶▶入門體驗

當指下計數一分鐘多少下時，可感受搏指突然停止，一會又出現，其停止的間隔一定，如每10下停一下。

常見於功能或器質性心臟病；70歲以上老人因部分器官的衰弱，也會出現此脈。

▶▶代脈原理

代脈是因為心臟出現期前收縮，竇性節律出現二聯律以上固定比例的聯律性改變所致。

▶▶名家論述

❖ 脈象

《四診心法》：若動而中止，不能自還，須臾復動，或十至或二，三十至一止，其至數不乖，謂之代脈。

《脈訣匯辨》：代為禪代，止有常數；不能自還，良久復動。

《瀕湖脈學》：動而中止不能還，復動因而作代看，病者得之猶可療，平人卻與壽相關。

❖ 主病

1.代主臟衰，危惡之候。又主氣乏，跌打悶絕，奪氣痛瘡，女胎三月。

2.《脈訣匯辨》

代主藏衰，危惡之候。脾土敗壞，吐利為咎。中寒不食，腹疼難救。

總按分析

五臟之氣皆足夠，則跳動五十下而無一止的現象稱為平脈。

如果跳動五十下而有一止者，可視為誤差範圍則仍然看作無病的現象。

當四十下一止時，則視為一臟無氣（體內五臟有一臟功能衰敗退化），主四歲死（四年內往生）。

三十下一止則二臟無氣主三歲死。

二十下一止則三臟無氣主二歲死。

十下一止則四臟無氣主一歲死。

不滿十下一止則五臟無氣（體內五臟功能衰敗退化）、若更無胃氣者（脈象不適中且不柔軟或沉取無根）（詳見後・脈學總論）其死期將至。

凡是得到疾病將死之人，必定氣促以喘，僅呼於胸中數寸之間。這時稱為（真陰絶於下，孤陽浮於上），氣短已極，脈必不能接續。故代主氣乏臟衰，危惡之候。

女子懷胎三個月之時，為心包絡養胎。《靈樞・經脈篇》云：「心包主脈」若分氣及胎，脈必虛代。

也就是此時一脈分別供給兩心（母與子），便會出現脈不能接續的現象，短暫出現可視為正常。臨床上不是每個懷胎三月的人皆會出現，乃虛者易見之，也不會出現太久，待飲食睡眠補充便會消失。

代脈，可以是因為跌打氣悶，暴病奪氣，痛瘡傷氣，女胎氣阻等因素而發生暫時性的病脈象。而無故見之則屬真氣乏而求代之脈（體內精極衰敗），必死。

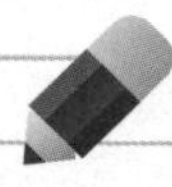

故事小品

你有沒有覺得身體有哪裡不舒服？剛考上中醫師的阿弟這樣問著：

這時某公會理事長晃動著肥胖的身軀，緩慢的轉過身來說：「我也說不出到底是哪裡不舒服，最近一直覺得頭重重的、脖子肩膀很僵硬，不時還會發生眩暈的情形。」邊說還邊比著手勢，表現出一臉無助的表情。

阿弟搭上脈，可以感受搏指出現規律的一會突然停止，一會又出現，符合代脈的停滯原則。這時心想：代脈是心臟功能異常。便問說：「如果攀爬3-4樓樓梯或稍微活動一下心跳會明顯加速嗎？」

理事長回答說：「會的，而且特別容易感到輕微暈眩和心悸的現象。」

、經過思考判斷，看樣子要實施減重計畫來減輕心臟負擔，同時配合「加減復脈湯」的調養，應該會沒什麼大問題。

聽到這樣的結果，這下我終於可以放心了。「此時的理事長，聲音裡充滿了喜悅與信心」。

▶▶養身調理——心瓣膜閉鎖不全

心瓣膜閉鎖不全會導致血液流動形成逆流，增加心臟額外負擔，長久之後，心肌肥厚、擴大，甚至心臟衰竭。左寸結脈代脈可往這方向的病症思考。

❖ 食療

- 黃耆1兩，太子參1兩，丹參1兩，桂枝5錢，靈芝3錢。打碎布包，熱水沖服。
- 飲食應採低鈉飲食，避免攝取過多水分，不宜使用煙、酒、茶、咖啡等刺激性食物。

20 chapter

大脈

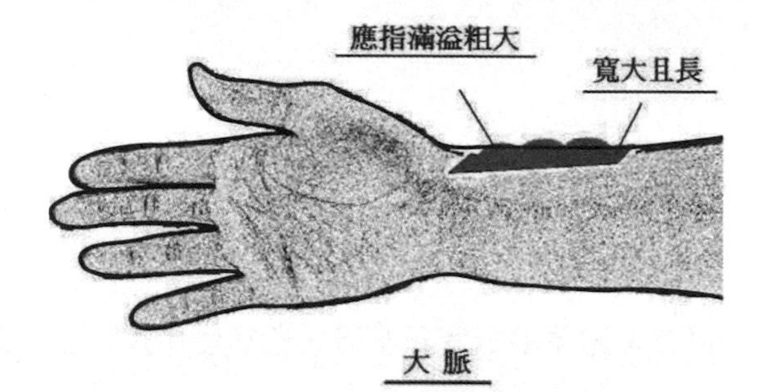

大脈

大則應指滿溢，為滿指之象，既大且長。

▶▶入門體驗

手指接觸皮膚（脈管）時，指腹的接觸面呈現滿指的現象，脈的寬度所佔面積大。

▶▶名家論述

❖ 脈象

《四診心法》脈形粗大闊然，謂之大脈。

❖ 主病

1.大主病進。

2.《四診心法》：大者，邪病進也。

總按分析

大有虛實陰陽之分，如見：

大而有力，則為陽氣有餘，其病則進，為疾病變化迅速時期，如洪脈、實脈。

大而無力，則為正氣不足。如虛脈、芤脈之大。

大而兼澀兼芤，則為血不內營。

大而兼實兼沉，則為實熱內熾。

大而浮緊，則為病甚於外。

大而沉短，則為痞塞於內。

大實而緩，雖劇且生。

大實而迫，雖靜即死。

故凡脈大，必視其所屬之主體脈，融合分析，便可掌握大脈之精要。另外，久虛而見脈大，下痢後而見脈大，喘止而見脈大，產後而見脈大，皆為不治之症。

如《金匱要略》條文：「上氣面浮腫，肩息，其脈浮大，不治，又加利尤甚。」條文說明：喘而兼見脈浮大無根，屬腎氣衰竭，不能攝納，虛陽外越而出現的危象，若是同時出現下利，則為陽脫於上、陰竭於下、陰陽離決，為死症。

*按照脈的分類，大脈可以單獨併入形狀之「脈形大」來看。許多脈皆帶有大的特性，如洪脈、革脈、牢脈、實脈、虛脈、散脈、芤脈等。因此臨床上可以從兼脈脈形大來分析，以主體脈為依據加入大的「病進」觀念，便能靈活運用。

21 chapter

細脈（小脈）

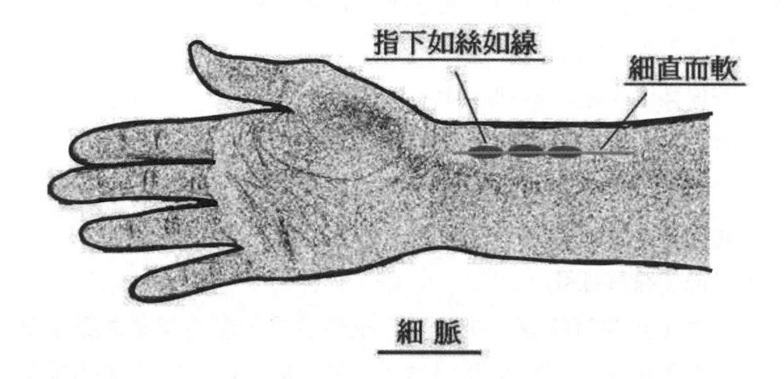

細 脈

小直而軟，如絲如線。

入門體驗

貧血、傷津耗液、慢性消耗性疾病等所導致血容量減少時，可以呈現細的脈象。

細脈原理

血容量不足，導致有效循環血容量和壓力不足，血管收縮，心輸出量降低導致血管內部壓力降低，中小動脈收縮，脈管呈現縮小如細線狀態。

▶▶名家論述

❖ 脈象

《四診心法》：脈形細減如絲，謂之小脈，即細脈也。

《脈訣匯辨》：細直而軟累累縈縈；狀如絲線，較顯於微。

《瀕湖脈學》：細來累累細如絲，應指沉沉無絕期，春夏少年俱不利，秋冬老弱卻相宜。

❖ 主病

1.細主氣衰。亦主濕侵。

2.《脈訣匯辨》

細主氣衰，諸虛勞損。左寸細者，怔忡不寐。細在左關，肝血枯竭。左尺得細，泄痢遺精。右寸細者，嘔吐氣怯。細在右關，胃虛脹滿。右尺得細。下元冷憊。

總按分析

脈管細小，內容物不足，自然脈管內的氣血皆不足。故叔和云：「細為血少，亦主氣衰。脈必細軟可見。

如《傷寒論》條文：「傷寒五六日，頭汗出，微惡寒，手足冷，心下滿，口不欲食，大便鞕，脈沉細者，可與小柴胡湯。設不了了者，得屎而解。」條文說明：患傷寒五六日，邪氣入裡，熱鬱少陽三焦，導致淋巴循環阻滯，而發生頭汗出、心下滿、口不欲食等症。

脈沉細，沉主裡、細為氣血不足，此脈象很像證型轉為「太陰」病；症見手足冷、惡寒，也類似陽氣不足的現象，如果真是這樣，脈象應當沉細無力。

如果是脈沉細有力，沉主裡，細為氣血不足，有力為「實」，反映出三焦鬱熱不斷消耗體內津液，導致大便鞕、脈沉細有力；三焦水氣與陽熱無法順利輸往體表太陽層，而發生手足冷、惡寒等症。

如此只需疏通三焦，和解少陽，使用小柴胡湯，症狀便能解除。即使服藥後，仍感到不清爽，待水液輸佈正常，大便通暢，便會覺得完全改善。

濕鬱則脈細，脈必細而有力。（參照濡脈篇）

單按分析

	左手	右手
寸	怔忡不寐	咳嘔氣怯
關	肝血枯竭	胃虛脹滿
尺	腎虛遺精	下元冷憊

左寸脈細　主怔忡不寐 心主血脈，細則心血不足。心血虛則不養心神，導致怔忡不寐。 （如心血不足型心悸。）	**右寸脈細**　主咳嘔氣怯 脈細可知肺內津傷形成燥邪，導致氣逆不得肅降而咳嘔；細則肺氣不足導致肺虛氣怯。 （如燥邪犯肺型感冒。）
左關脈細　主肝血枯竭 肝藏血主筋，脈細則肝枯木痿，陰竭血傷。 肝血枯竭的主要臨床表現，有頭暈、眼花、耳鳴、肢體屈伸不利、痲木、痙攣、拘急等症狀。 （如肝血虛。）	**右關脈細**　主胃虛脹滿 脾胃氣衰，無法正常運化而導致脹滿。 （如脾胃虛弱型痞滿。）
左尺脈細　主腎虛遺精 腎氣不攝，腎虛遺精。 腎虛失藏，精關不固，腎氣不攝，膀胱失約，而致遺精遺尿等證。多數伴有腰痛、耳鳴、盜汗、虛煩等症狀。 （如腎虛型遺尿。）	**右尺脈細**　主下元冷憊 真火衰微，精室冷憊。 下元乃下焦女子之胞，男子名為精室，乃血氣交會化精成胎之所。具有藏精，主生育的重要的功能。 （如腎陽虛。）

❖ 形狀脈類之細小脈的探討

脈管的組成結構裡有形狀之寬度大小的變化，其中具體感覺寬度細小的脈稱之為細脈或小脈，意指「脈管」內流行之氣血物質不足。但是細（小）脈究竟會有何症狀，或是應該如何治療，臨床上就相當複雜，需看其他如「浮沉數遲有力無力」等脈，進行整體分析方能準確。

例如：醫宗金鑑之《金匱要略・痙濕暍病脈證并治第二》：「太陽中暍，發熱惡寒，身重而疼痛，其脈弦細芤遲。」其中，「中暍」指的是感受「暑邪」，暑為外感六淫之一，侵犯人體一樣是從太陽表層入侵，風邪為六淫之首，無孔不入，為其他邪氣的帶路與開路者，太陽表層先受風邪侵犯而產生發熱惡寒的症狀，隨即出現暑邪病症。

「暑」屬陽邪，多挾濕邪，好發夏月。夏月天氣熱，容易汗出，體表組織液組成絕大部分是水（約佔90%），其次是各種血漿蛋白（蛋白質及其他物質約占10%），包括白蛋白、球蛋白、纖維蛋白原、糖、脂肪、膽固醇、含氮代謝產物。

汗出將水大量排出體外，各種血漿蛋白因顆粒大而無法隨汗大量排出，因此比重上血漿蛋白相對偏多使得黏度增加導致體表代謝循環不佳，稱之為濕邪，症狀上則出現身重而疼痛的現象，上述機轉合稱為「中暍」。因此在「脈診教學－濡脈篇」的「浮細無力、沉按無」就是形容暑傷後氣隨液耗的現象。

此條文脈弦細芤遲，說明暑傷脈的變化，初期汗出津傷，氣仍充足時，陽氣不斷鼓動「黏度增加」的津液而呈現脈弦，津氣不斷地減少而脈形逐漸細小，接著陰傷則脈芤，最後陽衰則脈遲。（細脈可當不足，也可當濕邪）

「太陽病，關節疼痛而煩，脈沈而細者，此名『濕痺』。」

脈沉細，那浮取呢？浮取當無，此人平素體表空虛，加上久處水濕之地，陰寒水濕之氣得以長驅直入，直接停留在屬裡的筋骨層，濕性黏滯屬於陰邪，陰邪傷陽易阻氣機，呈現脈細而明顯。

如果同一個人，長期穿著一件濕淋淋的衣服，濕困體表不去，體內將不斷產熱來對抗濕氣，最後濕邪勝利，圍困因為不斷消耗而衰弱的陽氣，因此出現關節疼痛而煩的『濕痺』症狀。

「太陽病，發熱，脈沈而細者，名曰痓，為難治。」

前面提到有關疾病發展過程中，脈象與邪正病症的相互關係，還有脈證相合的思考，本條則是說明脈與證不相合的情況在臨床上也是會發生的，當仔細思考。

「太陽病」發熱，理當脈浮才是脈證相合，如今脈沉而細，這就直得深思判斷了。此人總按浮取無脈，表示體表陽氣空虛，體表陽氣主防衛與固攝毛孔津液，雖然症狀還只是太陽表證，但是邪氣隨時可趁體表空虛而直犯裡部。

脈沉主體內（裡），細脈為正（氣血）不足之脈，發熱之邪內傳損傷裡的氣與血，導致氣血不足以養臟與養筋，而出現如腦膜炎的症狀（高熱、角弓反張……），稱之為痙病，屬於危急重症。這說明還可以從脈象來得之病家體質，進一步預測疾病的發展。

▶▶養身調理——紅酒養身

紅酒是由整顆紅葡萄經發酵釀製而成，其中含大量來自紅葡萄皮的抗血小板成分（Resveratrol），能預防血小板黏成一團，降低血液黏稠度而使血液循流暢。並且能提高血液裡的好膽固醇和預防血小板黏在動脈壁上，有助於預防冠動脈硬化和冠心病。

另外，葡萄酒含有豐富的葡萄糖、果糖、維生素及礦物質等營養成份，可以補血，供給能量，補充消耗，維持正常之機能，促進血液循環。尤其所含礦物質中，鉀與鈉含量之比，約為十比一，可以降低血壓，經常適量飲用的人，較之不飲用者更少患有心臟、血管疾病。

❖・食療

・紅酒人參雞：烏雞1隻、人參70公克、紅棗15顆、枸杞30公克、紅酒2瓶。先將雞切小塊，加入、人參、枸杞、紅酒及水（約半鍋）放入鍋中煮沸，燜燉3小時後，即可食用。

・紅酒燉牛肉：牛肉、洋蔥、胡蘿蔔各適量，紅酒1杯。將胡蘿蔔洋蔥牛肉分別切丁，熱鍋入油拌炒。加入紅酒及一杯水，以小火一起燉煮約30分鐘即可。

・紅酒燉梨貝：川貝適量、雪梨1個、紅酒1杯、冰糖1湯匙。水1碗，雪梨去芯切兩半。將所有材料放入鍋中以慢火燉1小時。關火令自然冷卻即可。

・睡前直接飲用30cc～50cc紅酒。

・紅茶、一茶匙、紅酒四分之一杯：將紅酒倒入小鍋，以小火溫熱後熄火，將紅酒倒入杯，再將沖泡好的紅茶濾入杯中即成。

22 chapter

實脈

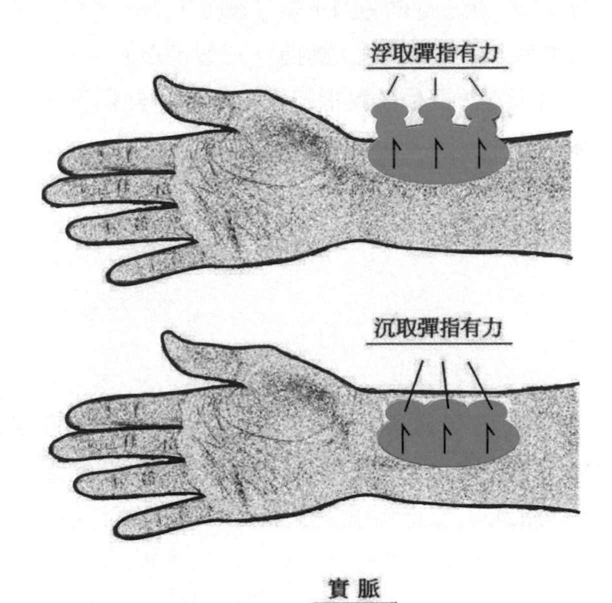

實脈

浮中沉、寸關尺三部皆大而極有力且長

入門體驗

下指呈現彈指有力，目測明顯。當身體出現急性疼痛之症狀（如急性腹痛）時，通常可以在左右手皆摸得到實脈。

實脈原理

交感神經興奮提高，甲狀腺素、胰高血糖素、腎上腺素分泌增加，心肌收縮力加強，血容量增加，血管彈性良好所形成。

名家論述

❖ 脈象

《四診心法》：浮，中，沉三部俱有力，謂之實脈。

《脈訣匯辨》：實脈有力，長大而堅；應指 ，三候皆然。

《瀕湖脈學》：浮沉皆得大而長，應指無虛愊愊強，熱蘊三焦成壯火，通腸發汗始安康。

❖ 主病

1.實主邪盛。

2.《脈訣匯辨》

血實脈實，火熱壅結。左寸實者，舌強氣壅，口瘡咽痛。實在左關，肝火脅痛。左尺得實，便秘腹疼。右寸實者，嘔逆咽痛，喘嗽氣壅。實在右關，伏陽蒸內，中滿氣滯。右尺得實，臍痛便難，相火亢逆。

總按分析

實脈者，浮沉皆有力，故其象堅滿而不和柔。

脈實必有大邪、大熱、大積、大聚。

邪氣與正氣相搏，故脈道堅滿，應指有力，浮中沉三候俱有。若發汗後、泄瀉後、失血後、新產後及一切虛弱證，倘見實脈，為血管變硬，多屬難治。

單按分析

	左手	右手
寸	舌強氣壅	咳逆咽痛
關	火壅脅痛	脹滿疼痛
尺	溺閉腹滿	大便燥結

左寸脈實　主舌強氣壅

心火不降，舌強氣壅。
心開竅於舌，舌為心之苗，火旺氣壅故舌本強硬。
（如心火熾盛型失眠。）

右寸脈實　主咳逆咽痛

實邪壅肺導致鬱熱上氣、咳逆咽痛。
（如表實裡熱型感冒。）

左關脈實　主火壅脅痛

邪熱內壅於肝，則肝膽氣結而脅痛。
主要特點為性情急躁易怒，兩脅下疼痛牽引少腹。
（如肝膽濕熱型脅痛。）

右關脈實　主脹滿疼痛

邪實脹滿則中氣壅結為痛，屬「胃實」現象。
（如陽明腑實型便秘。）

〔胃實〕證候名。指胃腸積熱、熱盛津傷、胃氣壅滯不通的證候，主要症狀有脘腹脹痛、噯氣、大便不通、或煩躁發熱等。

左尺脈實 主溺閉腹滿	**右尺脈實** 主大便燥結
小便閉澀則小腹脹滿。 （如熱淋證。）	相火亢逆則大便燥結。 （如腸胃積熱型便秘。） 〔相火〕與「君火」相對而言。二火相互配合，以溫養臟腑，推動功能活動。而相火的根源主發自命門，命門火旺則大腸津液枯竭，形成大便燥結。

*「實脈」通常是各種病因引起之急性病症都可以出現的脈象，千萬不可掉以輕心或擅自服藥醫治，當發現時請盡速就醫，尋求正規醫療體系處理，以免發生延誤病情而導致危險的事情發生。

23 chapter

長脈

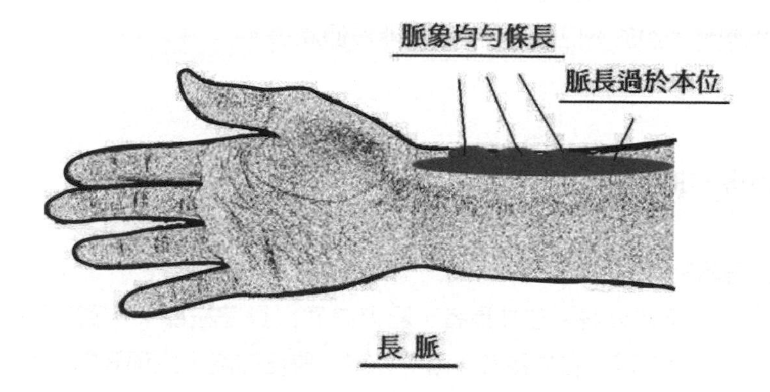

長脈

寸關尺三部，寸上尺下，過於本位，均勻條長。

▶▶入門體驗

脈體長而柔軟，為有胃氣的不病脈，健康不病之人皆可見。

▶▶長脈原理

心臟收縮完全，舒張充分，血管彈性良好所呈現的脈象。

▶▶名家論述

❖ 脈象

《四診心法》：來去迢迢而長，謂之長脈。

《脈訣匯辨》：長脈迢迢，首尾俱端，直上直下，如循長竿。首尾相稱，往來端直也。

《瀕湖脈學》：過於本位脈名長，弦則非然但滿張。

❖ 主病

1.長主長壽，主有餘。

2.《脈訣匯辨》

長主有餘，氣逆火盛。左寸長者，君火為病。長在左關，木實之殃。左尺見長，奔豚沖競。右寸長者，滿逆為定。長在右關，土郁脹悶。右尺見長，相火專冷。

總按分析

長而和緩，即合春生之氣，為健旺之象。

長主有餘之疾，長而不和緩為陽脈有餘之病，凡實、牢、弦、緊四脈皆兼長脈，故歸主脈分析。

*「長脈」通常是真正健康無病之人，或長期練有氣功打坐等體質健康之人才會出現的脈象，以現今大多數是半健康的人身上是很難摸見此脈的。

24
chapter

短脈

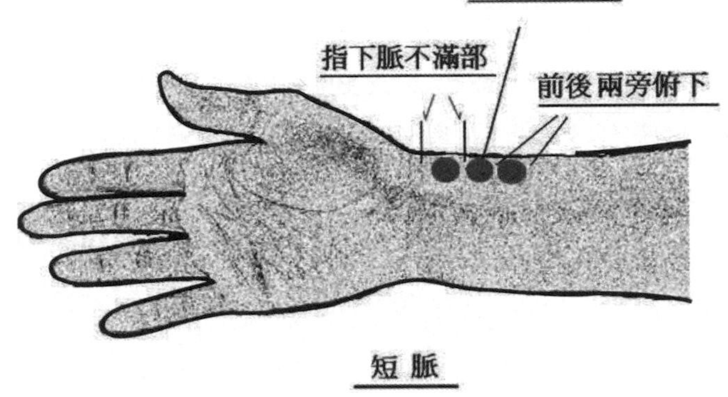

短 脈

指下不滿部，而呈現中間突起，前後俯下之象。

入門體驗

指下呈現一單點直上下跳動而不滿指。常出現於主動脈瓣狹窄、慢性風濕性心臟病、脫水或出汗過多的患者身上。

短脈原理

血容量不足，有效循環血流量減少，血流滯澀所致。

▶▶ 名家論述

❖ 脈象

《四診心法》：來去縮縮而短，謂之短脈。

《脈訣匯辨》：短脈澀小，首尾俱俯；中間突起，不能滿部。短之為象，兩頭沉下，而中間獨浮也。

《瀕湖脈學》：兩頭縮縮名為短，澀短遲遲細且難，短澀而浮秋喜見，三春為賊有邪干。

❖ 主病

1.短主氣虛。

2.《脈訣匯辨》

短主不及，為氣虛證。左寸短者，心神不定。短在左關，肝氣有傷。左尺得短，少腹必疼。右寸短者，肺虛頭痛。短在右關，膈間為殃。右尺得短，真火不降。

總按分析

氣屬陽，以力量為其體現，短而有力主氣鬱，短而無力主氣損。
寸口短脈者頭痛，指血管收縮，可能發現腦貧血之頭痛；短促而數，指心臟有麻痺之可能。

單按分析

	左手	右手
寸	心神不定	肺虛頭痛
關	惱怒肝鬱	腸鳴腹滿
尺	少腹疼痛	大便溏泄

左寸脈短 主心神不定

心氣內虛則心失所養而心神不定。
（如心血不足。）

右寸脈短 主肺虛頭痛

陽不足則頭痛肺虛。
屬血管收縮，腦貧血之頭痛。
（如風寒型頭痛。）

左關脈短 主肝氣有傷

惱怒過度，肝氣有傷。
惱怒傷肝是因其影響氣機升發和疏泄導致肝鬱的病症。其表現主要有兩脅脹滿或竄痛，胸悶不舒，且脅痛常隨情緒變化而增減。
（如肝氣鬱結型脅痛。）

右關脈短 主脾胃虛衰

脾胃虛衰，腸鳴腹滿。
（如飲食積滯型痞滿。）

左尺脈短 主少腹疼痛

腎氣虛衰，少腹疼痛。
腎氣虛衰則氣血不足，以致沖任失調，氣血凝聚少腹而疼痛。
（如肝腎陰寒型腹痛。）

右尺脈短 主大便溏泄

命門火衰，大便溏泄。
（如腎虛型泄瀉。）

▶▶ 養身調理——失眠

所謂失眠，通常指發生難以入睡（就寢後半個小時仍不能入睡）或易於驚醒，覺醒時間超過半小時仍無法入睡或睡眠持續時間過短，即醒的過早。而起床後會有睏倦乏力，頭腦不清，甚至頭痛頭暈等現象。長期影響工作和生活時可視為失眠。

・保持規律的睡眠作息時間，按時上床及起床。
・晚餐後禁止喝咖啡、茶。
・避免在臥房看電視。
・嚴格禁止不睡時在床上，只有在晚上想睡時才上床休息。
・忌在睡前作劇烈活動。
・在床上超過30分鐘仍然不睡，不要強迫，若可以起床做些輕鬆的活動，直至想睡再去睡。

❖ 食療

・小麥、百合各25克，蓮子肉、夜交藤各15克，大棗2個，甘草6克。用冷水浸泡半小時，加水至750毫升，用大火燒開後，小火煮30分鐘。濾汁，連燉兩次，混合飲用。
・龍眼肉5錢，紅棗3-5枚，白米適量煮粥。
・蓮子心半錢，玄參1錢，水煎代茶飲。
・遠志15克，炒酸棗仁10克，粳米75克。用大火燒開轉小火煮成粥食用。
・茯苓三錢、紅棗三錢、龍眼肉三錢加米，煮成粥食用。
・熱牛奶1杯，臨睡前服之，可令人睡。
・紅棗8顆，小麥10克，甘草10克，水500毫升。煮沸後將火關小，燜煮10分鐘即可飲用。
・菊花五錢，鉤藤五錢，用沸水沖泡當茶飲。

- 蓮子百合羹：蓮子、百合各一兩，煲糖水。
- 綠豆二兩、蠔豉二兩、豆腐兩塊、鹹瘦肉二兩。將所有材料放進已滾的水中，繼續用中火煲至綠豆糜爛開花，加少許鹽調味即可。
- 豬心洗淨切片，加入龍眼肉10克，黨參15克，加生薑，水適量，文火燉爛即成。

25
chapter

滑脈

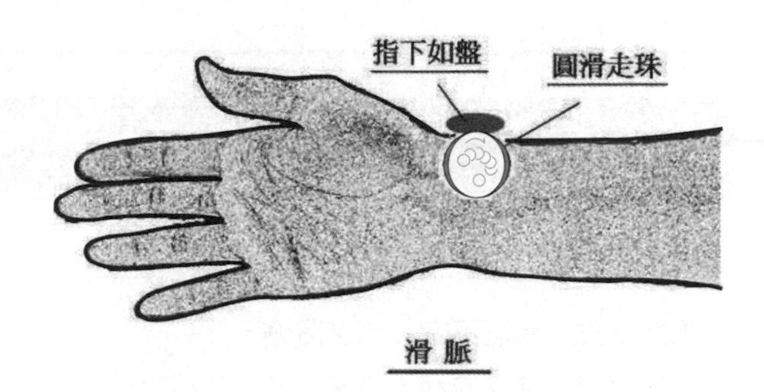

滑脈

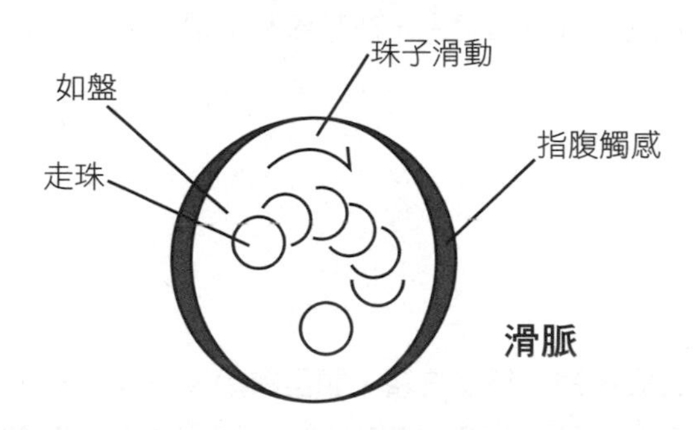

如盤走珠，應指圓滑，往來流利。

▶▶入門體驗

急慢性胃炎的患者，因蛋白質吸收減少，血漿白蛋白含量降低，血液黏滯度降低，常可於右手關脈出現滑的現象。

體內液態物質中，大分子物如血糖、血脂、纖維蛋白原、蛋白質等含量增加，會導致血漿黏度升高而發生血液黏度高的反應，也可以出現滑脈。

另外當一般人吃飽時，通常也可以出現滑脈於右手關部。

滑脈原理

血液黏滯度降低，流動速度加快，其對血管壁的摩擦係數也相對增加而化熱，當遇到血管彈性良好時，呈現血管舒縮迅速，脈搏起落快速而形成滑脈。

名家論述

❖ 脈象

《四診心法》：形狀如珠，滑溜不定，謂之滑脈。
《脈訣匯辨》：滑脈替替，往來流利；盤珠之形，荷露之義。
《瀕湖脈學》：滑脈如珠替替然，往來流利卻還前。

❖ 主病

1.滑主痰主孕。

2.《脈訣匯辨》

左寸滑者，心經痰熱。滑在左關，頭目為患。左尺得滑，莖痛尿赤。右寸滑者，痰飲嘔逆。滑在右關，宿食不化。右尺得滑，溺血經鬱。

總按分析

滑為陽脈，氣實血湧，往來流利，故脈來應指圓滑。

痰食內滯，邪氣盛實，多見滑脈。

如《傷寒論》條文：「小結胸者，正在心下，按之則痛，脈浮滑者，小陷胸湯主之。」條文說明：小結胸者，形容此人發生較輕的結胸症狀，部位在正心下的位置，感覺鞕滿按之則痛的現象。觀其脈浮滑，浮屬陽脈，主腑；滑主痰熱宿食。兩相思考會發現，胃部發炎導致此心下不適感是很普遍的現象，而非真如大結胸湯證之膜腔積水。

因此選用黃蓮、半夏、瓜蔞實這三味藥組成小陷胸湯來治療。方中栝蔞實為君，能清熱化痰，開胸利膈。黃連為臣，清熱降火。佐以半夏，降逆消痞除痰。

1.瓜蔞實：所含皂甙及皮中總氨基酸也具有不錯的祛痰功效，對於金色葡萄球菌、肺炎雙球菌、綠膿桿菌、溶血性鏈球菌及流感桿菌等，也有抑制的作用。
2.黃蓮：對於痢疾桿菌、傷寒桿菌，綠膿桿菌、大腸桿菌、白喉桿菌、百日咳桿菌、結核桿菌、葡萄球菌、腦膜炎雙球菌、溶血性鏈球菌、肺炎雙球菌等均有顯著的抑制作用，對鉤端螺旋體、阿米巴原蟲、滴蟲、流感病毒及多種致病性皮膚真菌，也有抑制作用。用來消炎解熱抗菌是再適合不過的選擇。
3.半夏：由於胃部的邪氣毒素向上刺激氣管食道，導致產生許多的病理產物「痰」來，需要藉由半夏的化痰解毒作用來改善。

平人脈滑而沖和，是營衛充實之象。

血盛則脈滑，為有餘之脈，非痰即孕。滑伯仁曰：「三部脈浮沉正等，無他病而不月者，為有妊也。」故滑而沖和，此血來養胎之兆。夫脈者，血之府也，血盛則脈滑，故妊孕宜之。

凡痰飲、嘔逆、傷食等證，皆上中二焦之病，可見脈滑，以滑為水物兼有之象。假如所吐之物非痰與食，則為嘔逆，脈必見澀。溺血、經閉或主淋痢者，為內有所蓄，血積類液，瘀凝類痰，仍可見之。

單按分析

	左手	右手
寸	恍惚怔忡	哮喘痰嗽
關	悸癇驚惕	宿食不化
尺	遺精白濁	溺血經鬱

左寸脈滑　主恍惚怔忡

痰戀心包則恍惚，痰因火動則怔忡。
恍惚為神志模糊不清。怔忡是心跳劇烈的一種症狀，跳動往往上至心胸，下達臍腹。多為持續性、器質性呈現。
（如痰濁上擾型健忘。）

右寸脈滑　主哮喘痰嗽

嗽因於痰，痰伏邪鬱則哮，氣逆痰湧則喘。

〔哮喘〕俗稱氣喘病，為呼吸道發炎而變得腫脹，再加上黏稠分泌物的聚積以及支氣管平滑肌的收縮使得呼吸道變得十分狹窄。會有呼吸困難、呼吸時有「咻、咻」的哮鳴聲、以及咳嗽等症狀。
（如痰濁阻肺型喘證。）

左關脈滑　主悸癇驚惕

痰涎沃膽，悸癇驚惕。
西醫學上的「羊癇症」即中醫學上的「癇病」，以卒然昏仆，抽搐，稍時自醒，醒後如常人為特徵的發作性疾病。
驚惕則心無所倚，神無所歸，慮無所定。如無上述精神之疾患則可考慮脂肪肝或血脂肪的疾病。

右關脈滑　主宿食不化

痰濕內滯，脾胃不調。
（如食滯型胃痛。）

左尺脈滑　主遺精白濁	**右尺脈滑**　主溺血經鬱
痰濕下注，腎膀失職。（遺精即不性交而精自遺泄。白濁則是尿濁而色白如泔漿者，現代醫學稱之為「乳糜尿」。）（如膏淋實證）	右尺命火，滑為太過，血受火迫而隨溺出；經鬱者，非停痰則氣滯血壅相與為病。

▶▶養身調理——懷孕調理

懷孕期每日需攝取五穀根莖類四至六碗，奶類2 - 3杯，蛋豆魚肉類4-5份，蔬菜類三至四份，水果類三份，油脂類三湯匙。必要時，奶類可以低脂奶代替，可降低熱量的攝取。

・每日所需之油脂大多已用於炒菜中，不再另外攝取。

<table>
<tr><th>餐次</th><th>食物類別</th><th>份量</th><th>食譜舉例</th></tr>
<tr><td rowspan="4">早餐</td><td>五穀根莖類</td><td>1 / 2</td><td>吐司麵包 2片</td></tr>
<tr><td>奶類</td><td>1</td><td>牛奶 1杯</td></tr>
<tr><td>蛋豆魚肉類</td><td>1</td><td>荷包蛋 1個</td></tr>
<tr><td>水果類</td><td>1</td><td>橘子 1個</td></tr>
<tr><td rowspan="3">早點</td><td>五穀根莖類</td><td>1 / 2</td><td>麵 1碗</td></tr>
<tr><td>蛋豆魚肉類</td><td>1</td><td>牛肉 1兩</td></tr>
<tr><td>蔬菜類</td><td>1 / 3</td><td>青菜 1兩</td></tr>
<tr><td rowspan="5">午餐</td><td>五穀根莖類</td><td>1 / 2 - 2</td><td>飯 1 / 2 - 2碗</td></tr>
<tr><td>蛋豆魚肉類</td><td>1</td><td>五香豆乾2 1/2塊</td></tr>
<tr><td rowspan="2">蔬菜類</td><td>1 / 3</td><td>木耳.筍 1兩</td></tr>
<tr><td>1</td><td>炒芥蘭菜 3兩</td></tr>
<tr><td>水果類</td><td>1</td><td>木瓜 1片</td></tr>
<tr><td>午點</td><td>五穀根莖類</td><td>1 / 2</td><td>紅豆湯 1碗</td></tr>
<tr><td rowspan="6">晚餐</td><td>五穀根莖類</td><td>1 / 2 - 2</td><td>飯 1 / 2 - 2碗</td></tr>
<tr><td rowspan="2">蛋豆魚肉類</td><td>1</td><td>清蒸鯧魚 鯧魚 1 兩</td></tr>
<tr><td>1</td><td>肉絲 1 兩</td></tr>
<tr><td rowspan="2">蔬菜類</td><td>1 / 3</td><td>青辣椒 1 兩</td></tr>
<tr><td>1 - 2</td><td>胡蘿蔔. 白蘿蔔.豌豆</td></tr>
<tr><td>水果類</td><td>1</td><td>楊桃 1 個</td></tr>
<tr><td rowspan="2">晚點</td><td>五穀根莖類</td><td>1 / 2</td><td>麥片 2湯匙</td></tr>
<tr><td>奶類</td><td>1</td><td>牛奶 1杯</td></tr>
</table>

（行政院衛生署公佈）

澀脈

澀者，細小無力且往來不流利。其凝滯而至數不和勻，以輕刀刮竹為喻，刀刮竹則阻滯而不滑。

▶▶入門體驗

高血脂、高紅細胞症、嚴重脫水造成血液濃縮、體內腫瘤壓迫脈道等患者易出現。

▶▶澀脈原理

血液黏滯性和黏稠度增大，血流速度因此改變。

名家論述

❖ 脈象

《四診心法》：進退維艱，往來滯濇，謂之濇脈。

《脈訣匯辨》：澀脈蹇滯，如刀刮竹；遲細而短，三象俱足。

《瀕湖脈學》：細遲短澀往來難，散止依稀應指間，如雨沾沙容易散，病蠶食葉慢而艱。

❖ 主病

1.澀主血少、精傷、氣滯、血瘀。

2.《脈訣匯辨》

澀為血少，亦主精傷。左寸澀者，心痛怔忡。澀在左關，血虛肋脹。左尺得澀，精傷胎漏。右寸澀者，痞氣自汗。澀在右關，不食而嘔。右尺得澀，大便艱秘，腹寒脛冷。

總按分析

嘔吐便血、四肢逆冷、汗出惡寒、苔白不渴、若見澀脈，則屬於寒；身熱自汗、心煩口渴、舌赤少津、便閉腹脹，則屬於熱；津虧液枯、骨蒸潮熱，盜汗失眠，若見澀脈，則屬津枯。

血營脈中，血少則脈濇，六脈見之，則主營虛受濕痹之病。如《金匱要略》條文：「盛人脈澀小，短氣，自汗出，歷節痛，不可屈伸，此皆飲酒汗出當風所致。」條文說明：「盛人」指肥胖之人，往往外盛而內虛，稍一活動就短氣，氣不足不能固攝津液則自汗出不止，導致體表經脈空虛而出現細澀脈。若再加上飲酒後受風，風濕之邪便閉阻氣血形成疼痛不可屈伸之「歷節」痛。

「歷節」是以關節紅腫劇痛，不能屈伸為病症特點，類似於急性風濕性關節炎，類風濕性關飾炎，痛風等疾患。

澀主氣滯，脈必沉澀有力。

兩寸見之，則主汗多津傷之病。

兩關見之，則主噎膈反胃，液亡結腸之病。

兩尺見之，則主傷精傷血之病，脈必澀弱無力。男子艱嗣，女子難孕。

如《金匱要略》條文：「男子脈浮弱而澀，為無子，精氣清冷。」條文說明：脈浮而無力兼有澀象，浮而無力乃虛極之象，加上澀主精傷，故無子、精氣清冷。

單按分析

	左手	右手
寸	傷營驚悸	傷燥咳沫
關	血虛肋脹	不食而嘔
尺	精傷胎漏	大便艱秘

左寸脈澀　主傷營驚悸

營傷則心血虧虛，心神失養而驚悸。
《證治匯補》：人之所主者心，心之所養者血。心血一虛，神氣失守，神去則舍空，舍空則鬱而停痰，痰居心位，此驚悸之所以肇端也。
（如心血不足型失眠。）

右寸脈澀　主傷燥咳沫

肺虛燥傷則咳吐白沫。
咳喘日久不癒，肺氣受損，津液耗傷，肺葉痿弱，臨床表現以氣短，咳吐濁唾涎沫，反覆發作為特點。
（如燥邪犯肺型感冒。）

左關脈澀　主血虛肋脹

肝為血海，血少則不能自榮，則脅部作痛。
肝為血海，其筋脈、經絡佈於胸肋兩脅，澀主血少、氣滯、血瘀，故經脈不利而疼痛。
（如瘀血阻絡型脅痛。）

右關脈澀　主不食而嘔

血少則脾陰弱而食減嘔作，甚而朝食暮吐，暮食朝吐，或隨食隨吐。
（如胃陰不足型嘔吐。）

左尺脈澀　主精傷胎漏

腎傷則精無餘蓄，男子洩淋，婦人血敗胎漏。
（如腎陰虛型崩漏、腎虛不固型遺精。）

右尺脈澀　主大便艱秘

胃無餘液加上血少則津液枯，無水下行致大便艱。
（如陰虛、血虛型便秘。）

▶▶養身調理——便秘

排便功能是人體正常的生理功能之一，當食物消化、吸收到形成殘渣排出體外大約需要24至48小時。如果超過48小時而沒有排便或是排便困難，即可稱視為便秘。

❖ 食療

· 每日早晨起床立刻飲用500cc鹽水，並順時鐘柔按肚臍周圍。

· 北沙參60克，玉竹50克，芡實20克，生薑2片，老鴨1隻（約800克）。將北沙參、玉竹、芡實、生薑洗淨，鴨子去毛及內臟，切塊。全部佐料放入鍋內加水適量，大火煮開後，關小火煮2小時，調味即可。分數次飲湯，吃鴨肉。

· 每次2～3根香蕉去皮加適量冰糖，放入水中燉熟服食。

· 1～2隻鮮茄子洗淨后，加油、鹽少許，一起放入鍋中蒸，待熟取出拌勻服食。

· 銀耳15克，松子仁9克，煮羹，加蜂蜜10克，服數日。

· 首烏芝麻粥：何首烏15克、當歸10克、黃耆10克，先以水煎取汁，將糙米、芝麻加入藥汁煮成粥，熟後加2匙蜂蜜調味。

· 菠菜30 g ～70 g 、高麗菜80 g ～100 g 、柳橙（帶皮）30 g ～40 g 、胡蘿蔔與蘋果各150 g ～200 g 。 菠菜和高麗菜要先切碎加其餘材料打成汁。

· 決明子茶：決明子15克至25克，水500CC左右加熱煎煮十分鐘，可依個人喜好放人適量的糖來當茶飲用。

· 多吃粗纖維的蔬菜和水果，如海藻、木耳、地瓜葉、地瓜、蘿蔔、芹菜、韭菜、菠菜、桔子、香蕉、黑棗等；可刺激腸壁使腸蠕動加快。

27 chapter

弦脈

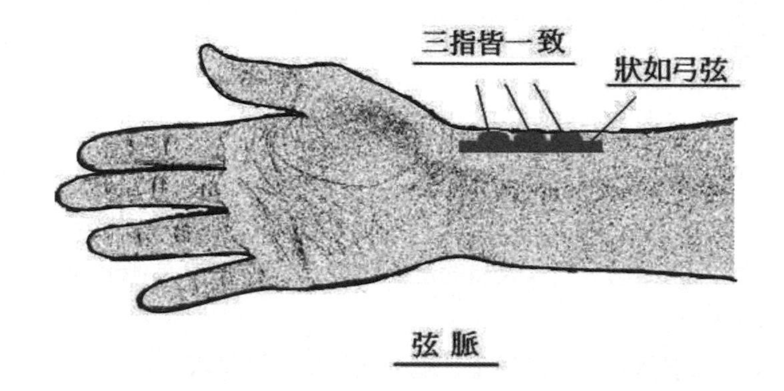

弦 脈

弦脈，如琴弦之挺直而略帶長。

▶▶入門體驗

可以撥動琴弦，將指腹按於琴弦上，感受指下有硬的線性感覺。
肝病或過度疲勞者，左手常可出現弦脈。其脈形寸關尺一致有如線狀，且端直有力，脈直上直下感受一致。

▶▶弦脈原理

動脈壓力增高，外周阻力過大，動脈硬化等因素導致血管緊張度增加，有效循環血容量增加所形成。

▶▶名家論述

❖ 脈象

《四診心法》：狀類弓弦，細而端直，按之且勁，謂之弦脈。

《脈訣匯辨》：弦如琴弦，輕虛而滑；端直以長，指下挺然。

《瀕湖脈學》：弦脈迢迢端直長，肝經木旺土應傷，怒氣滿胸常欲叫，翳蒙瞳子淚淋浪。

❖ 主病

1.弦主肝病、主痛主郁主瘧主痰飲。

2.《脈訣匯辨》
弦為肝風，主痛主瘧，主痰主飲。左寸弦者，頭痛心勞。弦在左關，痰瘧癥瘕。左尺得弦，飲在下焦。右寸弦者，胸及頭疼。弦在右關，胃寒膈痛。右尺得弦，足攣疝痛。

3.弦為春天脈：弦脈與長脈皆主春令，但「弦」為初春之象，為陽中之陰，天氣猶寒，故如琴弦之端直而挺然，稍帶一分之緊急也。「長」為暮春之象，純屬於陽，絕無寒意，故如木之迢直以長，純是萬物生發之氣象也。

總按分析

膽肝屬木而應春，弦是其本脈故主肝病、風痰、諸痛等症。其脈來有力為太過，令人善怒眩冒與巔疾；其脈來力弱為不及，令人胸脅痛引背，兩脅脹滿。

弦寒斂束，氣不舒暢，主痛主郁。如《金匱要略》條文：「師曰：夫脈當取太過不及，陽微陰弦，即胸痺而痛，所以然者，責其極虛也。今陽虛知在上焦，所以胸痺、心痛者，以其陰弦故也。」條文說明：診脈應注意辨別太過與不及的現象，因為疾病的發生不外乎邪盛與正虛這兩方面。如胸痺、心痛的陽微陰弦之脈象，陽微是指寸脈浮取微，乃上焦陽氣不足；陰弦則是沉取脈弦，為陰寒太盛。上焦陽虛、陰邪乘之則胸中閉塞不通導致胸痺心痛證。

邪正交爭，或寒而熱，熱而寒，寒熱往來，正邪出入，少陽為樞，故脈當弦而主瘧。如《金匱要略》條文：「瘧脈自弦，弦數者多熱，弦遲者多寒。」

弦，木脈，木旺侮土，土虛不能制濕，故主痰飲病。如《金匱要略》條文：「脈沉而弦者，懸飲內痛。」；「脈弦數，有寒飲，冬夏難治。」

若弦而細勁，如循刀刃，便是全無胃氣，病多不治。

依照浮沉的部位不同，感覺脈是可以併見的，此時須按照部位所主與脈形所代表的意義來判斷分析，選方用藥。如《傷寒論》條文：「傷寒，陽脈澀，陰脈弦，法當腹中急痛，先與小建中湯，不差者，小柴胡湯主之。」條文說明：「陽脈澀」，陽指脈浮取輕按的部位，主表主氣主陽；澀乃感覺脈形細短不流利之象，主氣血不足而澀滯，顯示體表陽氣與津液不足導致表層空虛、經脈不暢，多為過勞或氣血虛弱之人感冒所出現的脈象。

「陰脈弦」，陰指脈沉取重按的部位，主裡主血主陰；弦乃感覺脈形端直而長，如弓弦之線性狀，主鬱主痛，顯示體內氣血疏泄不暢而出現疼痛的症狀。

患了傷寒而出現浮澀沉弦的脈象，是由於原本體虛，輕微的感冒邪氣得以直接內傳，因此沒有出現太陽表症，而是表現出少陽弦脈的氣機不疏，或者進一步經由少陽來影響太陰層而導致腹中急痛的症狀。

如果能夠針對浮澀的不足現象來補正，應當可以達到扶正祛邪的作用，因此選用桂枝湯為架構來調和體表營衛之氣的方向，加倍芍藥來處理隨即而來的腹中急痛，再加入飴糖（麥芽糖）來補中焦、養正氣，而成為小建中湯。

如果服用小建中湯後，傷寒仍舊未除，則視為傷寒裡虛，邪困少陽而選用小柴胡湯，便能和解少陽、扶正祛邪。

單按分析

	左手	右手
寸	頭痛心痛	胸及頭痛
關	痰瘧癥瘕	土虛胃疼
尺	飲聚疝瘕	腹痛下痢

左寸脈弦　主頭痛心痛

飲犯心包，頭痛心痛。
（如痰濁頭痛。）

右寸脈弦　主胸及頭痛

（如風濕頭痛。）
弦主飲主痛，右寸脈弦則飲停胸膈，疼痛及頭。

左關脈弦　主痰瘧癥瘕

無痰不成瘧，瘧脈自弦。癥瘕處於其地，則邪正不敵，小腹沉陰之位，受寒乃痛。

〔痰瘧〕較重型瘧疾。臨床表現為發作時寒熱交作，熱多寒少，頭痛眩暈，痰多嘔逆，脈弦滑。嚴重者可出現昏迷抽搐。類於腦型瘧疾。

〔癥瘕〕是指婦女下腹部胞中有結塊，伴有或痛、或脹、或滿，甚或出血。「癥瘕」首見於《黃帝內經》，稱為瘕聚。《靈樞》水脹篇有「石瘕」的記載，曰：「石瘕生於胞中，寒氣客於子門，子門閉塞，氣不得通，惡血當瀉不瀉，衃以留止，日以益大，狀如懷子，月事不以時下，皆生於女子，可導而下。」此與子宮肌瘤的病位、病因、病機、症狀、治療頗為相似。

右關脈弦　主土虛胃疼

土虛木乘，停飲胃疼。
肝氣偏亢，過於疏泄，影響脾胃，以致消化機能紊亂出現胃脘痛，可見於慢性胃炎，胃十二指腸潰瘍病，胃腸神經官能症，肝炎，肝硬化等疾病。
（如肝鬱胃痙攣。）

左尺脈弦　主飲聚疝瘕

飲留氣聚，疝瘕腹痛。
疝者，痛也；瘕者，假也。其病虛假可推移而疼痛，謂之疝瘕。
（如血瘀證的腹痛。）

右尺脈弦　主腹痛下痢

飲停下痢，腹痛裡急。
（如濕熱積滯型腹痛）
（肝鬱型泄瀉。）

案例練習

男40歲，工作長期出差兩岸，壓力大，無休閒活動，症見精神不振、易勞累、多夢、腸胃不適、眼睛乾澀、心情鬱悶、嗜食辛辣、B肝。

❖ 總按紀錄

右手	速率	反彈力	形狀
浮取	略慢	略有力	
沉取	略慢	略有力	

左手	速率	反彈力	形狀
浮取	略慢	略有力	
沉取	略慢	略有力	

分析：陽氣鬱。（右手）

分析：陽氣鬱。（左手）

❖ 單按紀錄

	左手	右手
寸	弦	弦
關	弦	弦
尺	弦	弦

分析：弦主肝、主鬱

❖ 綜合分析

弦為肝脈，肝氣不舒而鬱結導致心情鬱悶、精神不振、易勞累，肝開竅於目故眼睛乾澀，肝木乘脾土，故腸胃不適。

治以疏肝解鬱、和脾、安神。

方劑：柴胡疏肝散、丹梔逍遙散加減。

▶▶養身調理——養肝

全台灣大約每六個人就有一人體內潛伏肝炎病毒，其中300萬名是B型肝炎帶原者，30萬名C型肝炎患者。而其中B肝帶原者有三分之二〈200多萬人〉，C肝患者有90%（27萬人），並不知道自己已是肝病的受害者，通常等到發現已經來不及了。

早期的肝病沒有什麼症狀。因為肝臟本身沒有神經，所以不會痛，就算切掉五分之四仍可維持正常的功能。因此臨床上診得弦脈時，請重視自身肝臟功能，儘快尋求醫生協助檢查與判斷。

❖ 食療

- 綠豆甘草飲，綠豆先泡水待軟再與甘草（每人分量5片）煮四十五分鐘，即可取汁飲用。
- 蛤蜊1斤、薑50公克、鹽。先將蛤蜊吐沙吐淨。再將蛤蜊、薑加水800c.c.蒸煮，加入一點點鹽調味，蒸好喝湯。
- 新鮮美國芹菜、苦瓜、小黃瓜、青椒、青蘋果、蜂蜜適量。取以上五種瓜果，一起榨汁，濾去渣取汁，再加入適量蜂蜜即可。
- 活泥鰍2000克，放清水中養1天，使其排淨腸內廢物。次日放乾燥箱內烘乾或焙幹，研末裝瓶。每日1次，每次10克，溫開水送服，15日為一療程。
- 茵陳30~60克，粳米50~100克，白糖適量。將茵陳洗淨煎汁，去渣，加入粳米，水適量，煮粥欲熟時，加入適量白糖稍煮1~2分鐘即可。每日服2~3次，7~10日為一療程。
- 白芍15克，柏子仁12克，灸甘草8克，瘦肉240克，蜜棗5枚。將全部材料與瘦肉放入鍋內，加清水6碗，小火煮約2小時即可。
- 菠菜5兩、豬肝5兩。菠菜洗淨。豬肝洗淨切薄片，用鹽、黃酒、米醋、太白粉灰拌匀備用。湯鍋放水一碗半，加調味料，水沸後先下菠菜，再

沸後立即 倒入豬肚片，繼續燒開約兩分鐘加蔥即可。

・女貞子一兩、枸杞子五錢、瘦肉半斤、紅棗六枚、生薑二片、調味適量。女貞子、枸杞子、紅棗（去核）用水洗淨；豬肉切片後將全部材料放入鍋內，加水煮約兩小時，調味即成。

28 chapter

緊脈

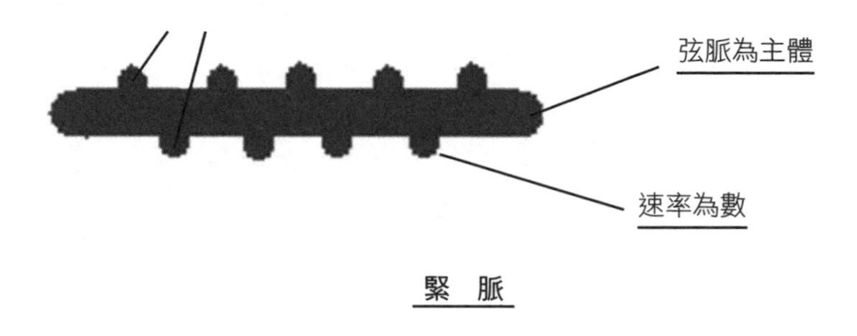

緊 脈

弦數絞轉，左右彈指。或（較弦為緊，左右彈跳）。

▶▶入門體驗

寸關尺一致有如線狀為其主體脈，再加上指下呈現抖動狀之左右動彈。所謂緊脈的抖動，四診心法稱為較弦則粗，按之且勁，左右彈指。

將這些感覺拆解開來就是跟弦脈相比較，當沉取時出現粗弦有力脈（寸關尺一致如弦狀），浮取時出現搏動跳點狀且不在同一位置搏動，或者浮取感覺具有不穩定（抖動）的線性感覺。

可於夏日汗出後，進入冷氣房而感惡寒頭痛時體會緊脈。

緊脈原理

血管緊張度增加，血容量增加，心跳加快，心輸出量增加，血液對血管壁的作用力增大，使脈搏呈現脈管繃緊，脈來急勁，端直而長的脈象。

名家論述

❖ 脈象

《四診心法》：較弦則粗，按之且勁，左右彈指，謂之緊脈。
《脈訣匯辨》：緊脈有力，左右彈人；如絞轉索，如切緊繩。
《瀕湖脈學》：舉如轉索切如繩，脈象因之得緊名。總是寒邪來作寇，內為腹痛外身疼。

❖ 主病

1.緊主寒邪主痛。

2.《脈訣匯辨》
緊主寒邪，亦主諸痛。左寸緊者，目痛項強。緊在左關，脅肋痛脹。左尺緊者，奔豚疝疾。右寸緊者。鼻塞膈壅。緊在右關，吐逆傷食。右尺得緊，腰臍作痛。

總按分析

緊為收斂之象，猶天地之有秋冬，故主寒邪。

寒性收引，陽困陰凝，故主諸痛。如《金匱要略》條文：「寒疝繞臍痛，若發則白汗出，手足厥冷，其脈沉緊者，大烏頭煎主之。」條文說明：脈沉主裡，緊主寒痛。本病發作是因為體內陽氣虛導致寒氣內結，則繞臍部發生劇烈疼痛。由於疼痛逐漸加重，則發生出冷汗與肢冷的現象，故用大烏頭煎來破積散寒止痛。

風寒搏急，伏於營衛，熱為寒束，寒熱交作，為疼痛、嘔逆、傷寒、下痢、驚風、宿食。如《金匱要略》條文：「脈緊，頭痛風寒，腹中有宿食不化也。」條文說明：緊脈陰多陽少，是陰邪搏結之象，非表寒外束，便是裡寒獨盛。

如《傷寒論》條文：「太陽中風，脈浮緊，發熱惡寒，身疼痛，不汗出，而煩躁者，大青龍湯主之。若脈微弱，汗出惡風者，不可服，服之則厥逆筋肉瞤。」條文說明：太陽病中風證，脈應當出現浮緩脈，如今轉變成浮緊脈，發熱惡寒身疼痛甚，代表體表風寒邪氣由原本的風邪甚、寒邪輕（中風證）轉變為寒邪甚、風邪輕（傷寒證），應當使用麻黃湯來發汗去寒邪。

結果使用麻黃湯後，可以出現3種情況：

一是寒邪抵擋不住辛溫發散的藥力而隨著發汗排出體外。

二是寒邪太強，麻黃湯的辛溫發散力道不夠，無法出汗，反而導致辛溫的藥力蓄積化為熱邪，熱邪上擾心神（稱為由表入裡）而出現因熱而煩悶、因熱而身體躁動不安的表寒裡熱現象。

證型由原本表寒實束縛體表毛孔導致體表發熱的發熱惡寒症狀，進一步形成表寒盛再加上裡熱的證型。

處理表寒盛仍用麻黃湯，但是已有前車之鑑，因此再加上同屬辛溫發汗的生薑，藉由其對心臟、呼吸中樞、血管運動中樞的興奮作用，來達到開毛孔、散表寒解表熱的作用，大棗補充流失的津液，剩餘的裡熱則靠石膏來清裡熱，表裡兩解，形成大青龍湯的組成方藥。

三是如果使用麻黃湯後，出現脈微弱、汗出惡風的表裡皆虛的現象，當然不能使用發汗與解熱力道都強的大青龍湯。

如果誤用，將導致大汗出而電解質失調，引起肌肉抖動痙攣的「肉瞤」；大汗出使體表陽氣衰微，石膏又將裡的陽氣給傷害了，因此出現表裡陽氣皆衰微的四肢厥逆（四肢逆冷）重症症狀。

又如《傷寒論》條文：「傷寒六、七日，結胸熱實，脈沉而緊，心下痛，按之石鞕者，大陷胸湯主之。」條文說明：感冒六、七日，沒有經過誤下，而是自然傳變發生結胸證，其「熱實」代表急性發炎的表現，結胸輕證的發展，外邪導致肺部發炎感染引起心包積液或胸肋膜腔積水，或是誘發體內腫瘤反應而發生胸肋膜腔積水，還有引發胰臟發炎等，都能出現結胸熱實證。

脈沉指病位在裡，緊主痛症，可見心下痛的症狀是屬於嚴重的疼痛，由於積液導致鼓脹石鞕，屬於實邪的表現，當先去除此積水，水邪除則痛立減，選大陷胸湯（大黃、芒硝、甘遂）來瀉熱逐水，便能達到此功用。

內有宿食之緊脈，亦是寒氣宿食積於中而不泄，阻礙陽和之氣達，引起正邪相爭的現象。如《金匱要略》條文：「脈緊如轉索無常者，有宿食也。」；「脅下偏痛，發熱，其脈緊弦，此寒也，以溫藥下之，宜大黃附子湯。」

緊脈是弦脈更進一步拘急而成的脈形，故肝筋痙攣形成的痙病，可以出現緊脈。如《金匱要略》條文：「夫痙脈，按之緊如弦，直上下行。」

單按分析

	左手	右手
寸	心痛滿急	傷寒喘嗽
關	脅肋痛脹	吐逆傷食
尺	奔豚疝疾	小腹急痛

左寸脈緊　主心痛滿急

寒犯心包，心痛滿急。
（如胸痹證。）

〔心包〕是心臟的外膜，附有絡脈，是通行氣血的道路。外邪侵犯心臟，首先是心包受到影響，寒性凝滯，心陽抑阻則心痛滿急。

右寸脈緊　主傷燥咳沫

寒傷於表，氣鬱於裡則喘急咳嗽。
（如表寒實型感冒。）

〔傷寒〕病名或症候名。廣義的傷寒是外感發熱病的總稱；狹義的傷寒是屬於太陽表證的一個證型，主要症狀有發熱、惡寒、無汗、頭項強痛、脈浮緊等。與現代醫學所稱的「傷寒」不同。病因。指傷於寒邪，寒邪犯肺，肺氣不宣而喘急，多見氣粗胸脹，咳嗽。

左關脈緊　主脅肋痛脹

寒則筋急，此惟熱郁於內而寒束其外故。
（如肝氣鬱結型脅痛。）

右關脈緊　主吐逆傷食

冷食內傷，吐逆夾食。
胃陽為寒邪所傷，無法腐熟水穀，症狀有胃脘疼痛暴發，畏寒喜暖，口不渴，喜熱飲。
（如胃中寒冷型呃逆。）

左尺脈緊　主奔豚疝疾	**右尺脈緊**　主小腹急痛
寒傷厥陰少腹，奔豚疝疾。 如傷寒方選之桂枝加桂湯與臟結。 〔奔豚〕氣從少腹上衝症，是從少腹起上衝於胸，甚至咽喉。 〔寒疝〕一種急性腹痛的病症。見《金匱要略》指寒邪侵於厥陰經的痛證。症見陰囊冷痛腫硬、痛引睪丸、陰莖不舉、喜暖畏寒、形寒肢冷等。	寒束下焦，小腹急痛。 （如寒邪內阻型腹痛。）

▶▶養身調理——經痛

經痛的發生一般分成「單純性經痛」和「再發性經痛」兩種。

「單純性經痛」主要原因是月經來時，前列腺素分泌過多引起子宮劇烈收縮而感到疼痛。其症狀特點為：(一)一陣一陣的痙攣收縮痛。(二)從初經開始起3年內就曾發生。(三)月經來後才開始疼痛。(四)疼痛的時間通常不會超過三天。

「再發性經痛」則是因為器官病變引起的經痛。常見於患有子宮內膜異位、巧克力囊腫、子宮腺體肌瘤……等的人。其症狀特點為：(一)持續性悶悶的脹痛。(二)疼痛會呈現越來越痛的現象。(三)月經來的前一天就開始疼痛。(四)疼痛的時間常會超過三天以上。

❖ 食療

- 紅棗三十克、生薑三十克、花椒十克。將紅棗、生薑加水煮湯後，再加入花椒，用文火燉煮即可，月經來前三天開始服用。
- 丹參100克，白酒500毫升，浸泡7天，每次服10毫升，每日2次。
- 乾薑10克，艾葉10克，苡仁30克，前二味煎水取汁，苡仁煮粥至八成熟，入藥汁同煮至熟，一次溫服。
- 佛手10克、陳皮5克，沸水沖泡代茶飲。連服數日。
- 鮮艾葉一兩（乾品五錢），粳米二兩，紅糖少許煮粥。
- 當歸3錢、生薑5片、羊肉10兩、鹽少許、酒適量。羊肉洗淨切塊，燙去血水。鍋中加入清水適量，當歸、生薑、羊肉、酒同時下鍋，燉至肉爛，加鹽調味。

脈學總論

健康脈的辨別法

診脈是為了要發覺辨別發生疾病時的脈象異常，進而提供診斷與治療的判斷依據，所以要能分辨出異常的脈象，首先要知道什麼是健康之人的脈，只要有別於健康的脈象，那就是病脈了。

中醫脈學之健康脈象應具備「胃、神、根」之條件，在病脈中，亦以它們的存在與否來判別疾病的吉凶。而在切脈的過程中，胃、神、根三者實際上是不能截然分割的，一般都以脈搏從容和緩、節律一致、柔和有力作為這三者總合的表現，說明人體胃氣尚充，體內正氣自能勝邪。

「有胃氣」的正常脈象具有三個條件（脈勢和緩，往來從容，節律一致）。胃氣乃人體後天之本，水穀之海，資生之本，而有「有胃氣則生，無胃氣則死」之說。胃又屬土，主四方，六部皆有浮中沉，中即胃脈，因此胃脈六部皆有，很難分別。大體上注意下列三個方面：

【胃氣】脈象有三個條件：脈勢和緩、往來從容、節律一致。

【有神】脈來柔和有力。

【有根】根即根基，表現有二，一是沉取應指；二是寸、關、尺三部脈相應。

具備上述條件，為健康不病之脈象，可與輕易在5–6歲之兒童身上見到此脈。於疾病發生中見到此脈，乃正氣回復，抗病復原力強的階段，可預見康復之象。若脈象失去從容和緩及正常的節律，表現出弦勁繃急、堅硬搏手或虛浮無力、雜亂不勻等，表示胃氣將絕，五臟真氣敗露，生命重危。

診脈之因人因地而異

❖ 男女脈之差異

男脈	女脈
男子寸脈常盛，尺脈常弱。男為陽、寸上也為陽故也。 又男子之脈，左大為順。天之陽在左故男左大順。	女子寸脈常弱，尺脈常盛。女為陰、尺下也為陰故也。 又女子之脈，右大為順。地之陰在右故女右大順。

以上乃順應大自然之常態而應有的脈象，如果反此脈象，則為人不與天相應，為不健康之表現。

❖ 老少脈之差異

老脈	少脈
老弱之人，脈宜緩弱，過旺者病。	少壯之人，脈宜充實，過弱者病。

此乃順應人之生理狀態，隨著年齡越大，則臟腑功能越衰退，理當脈緩弱，為脈證相宜之現象，如反之則功能不協調為病脈。

❖ 肥瘦脈之差異

瘦脈	肥脈
瘦人脈浮，瘦人多火，故脈浮。	肥人脈沉，肥人多濕，故脈沉。

❖ 地方宜脈

西北高燥。其脈剛勁。	北夷之地，四時皆冬，其氣凜冽，民脈多石。	
西夷之地，四時皆秋，其氣清肅，民脈多勁。	中原之地，四時異氣，居民之脈，亦因時異。春弦夏洪秋毛冬石，脈與時違，皆名曰病。	東夷之地，四時皆春，其氣暄和，民脈多緩。
	南夷之地，四時皆夏，其氣蒸炎，民脈多大。	東南卑濕，其脈軟緩。

四時之脈

一年四季之中，由於氣候各有其特異性，相對作用於人體脈象時，產生春弦、夏洪、秋毛（浮）、冬石（沉）、兼四時之（緩）等脈，為正常節氣影響人體之脈象。當其中某一季節，寸關尺三部脈象出現當季之對應主體脈且具有柔和軟緩的感覺時，為不病且健康的脈象，不可將其視為五臟病脈。如：春天摸到總按為弦而柔軟的脈象，此人身體健康且長壽。但是，如果是弦而有力或無力，那就仍屬於病脈，以五臟脈來判斷為春天肝病，因肝病正值天時相應，得天氣相助病易治。

如果春天摸不到弦脈則天人不相應，為有病，當視其脈象再來分析。如春天出現秋之浮脈，春乃萬物生發之季節，人體運作也理當如此，但卻得到肅降之秋脈，完全違反大自然之規律，故其病不易治。

其他季節之分析運用也是相同道理，如果可以將這變化加進脈診分析時，將會減少誤診的機會，提高脈診的精準度。

脈診臨床運用的思維

中醫在診斷疾病的步驟，一般是按照「望、聞、問、切」這四個步驟來達到目的。

【望診】運用眼睛來觀察病患的神色、形態、舌象、眼睛、手掌、大小便和其他代謝產物（如涕、痰）等的診斷方法，對於孩童，還包括望其指紋的項目。

【聞診】包括聽聲音和聞氣味這兩個方面，聽覺可以觀察病人的語言、呼吸、咳嗽等聲音；嗅覺則可以分辨病人所散發出來的氣味，以及排泄物的氣味等。

【問診】最普遍的診斷方式，不管是中醫還是西醫，在診斷病症上，問診的運用皆是非常重要的。

當患者主訴病情的同時，對其或陪同而來者有目地的詢問，有關病痛所在位置、發病的時間、原因、經過、既往治療、既往病史、飲食作息等生活習慣、家族病史、等。可以採用清代著名醫家陳修園《醫學實在易》的「十問」為重點：「一問寒熱二問汗、三問頭身四問便、五問飲食六問胸、七聾八渴俱當辨、九問舊病十問因，再兼服藥參機變，婦人尤必問經期，遲速閉崩皆可見，再添片語告兒科，天花麻疹全占驗。」

【切診】分成脈診及觸診兩部份，運用手指的觸覺，在患者的特定部位進行觸摸按壓的檢查方法。

其中脈診的部份，則是中醫特有的診斷方式，也是最令人難以學習的部份，本書已詳細介紹學習的重點，下列敘述乃脈診臨床運用思維，提供給各位參考。

❖ 已知病症時的用脈選方

學習中醫的過程中，常會有人這樣問：「我感冒了，幫我開個藥吧？」「最近常失眠睡不著，要吃什麼來改善？」「血壓突然升高，有沒有降血壓的藥？」其實這些都是屬於現代醫學或者是西方醫學對病症的一種歸類方式，什麼病該吃什麼藥是已經經過臨床人體試驗而得出的用藥結果。中醫用中藥則不然，其準則稱為辨證論治。中醫治病，視病必有症，依症辨證在前，論治在後，治症用藥採對證下藥來達到藥到病除的效果。因此，市面上已有許多這類針對某些病證來選方的書籍，當初學者想要運用時，可以加入脈象來思考。

例如感冒的病證可分為下列七種不同證型（以中醫內科六版教材為例），其脈象各不相同，每個證型又有許多症狀所組成。

(1)風寒證、脈浮緊

症狀：鼻塞聲重，噴嚏，流清涕，惡寒，不發熱或發熱不甚，無汗，周身酸痛，咳嗽痰白質稀，舌苔簿白。方藥；荊防敗毒散。

(2)風熱證、脈浮數

症狀：鼻塞噴嚏，流稠涕，發熱或高熱，微惡風，汗出口乾，咽痛，咳嗽痰稠，舌苔薄黃。方藥；銀翹散。

(3)暑濕證、脈濡數

症狀：發熱，汗出熱不解，鼻塞流濁涕，頭昏重脹痛，身重倦怠，心煩口渴，胸悶欲嘔，尿短赤，舌苔黃膩。方藥：新加香薷飲。

(4)表寒裏熱證、脈浮數

症狀：發熱，惡寒，無汗口渴，鼻塞聲重，咽痛，咳嗽氣急，痰黃粘稠，尿赤便秘，舌苔黃白相兼」。因風寒外束，表寒未解，入裏化熱。方藥：雙解湯。

(5)氣虛感冒、脈浮無力

素體氣虛，復感外邪，邪不易解，惡寒較重，或發熱，熱勢不高，鼻塞流涕，頭痛無汗，肢體倦怠乏力，咳嗽咯痰無力，舌質淡苔薄白。方藥：參蘇飲加減。

(6)陰虛感冒、脈細數

陰虛津虧，感受外邪，津液不能作汗達邪，身熱，手足心熱，微惡風寒，少汗，頭昏心煩，口乾，乾咳少痰，鼻塞流涕，舌紅少苔。方藥：加減葳蕤湯。

(7)陽虛感冒、脈沉無力

症狀：惡寒重發熱輕，無汗或自汗，面白，四肢不溫，語言低微。舌淡胖苔薄白或微黃。方藥：參附再造丸

學習步驟：得知感冒→把脈（若得出浮數脈）→詢問其症狀（若症狀雷同風熱證）→選用銀翹散來加減運用。

❖ 針對臟腑功能狀態來論脈選方

在把脈的過程中，五臟本脈或獨異脈在部位統屬的表現，通常有其所屬臟腑的代表意義，如弦脈主肝或左關主肝，針對脈象的變化可以與臟腑功能來相互思考。

例如：左寸無力表示心虛，泛指心臟的氣血不足→按照無力的分析又可分為下列項目。

(1)心氣虛：浮取比沉取更無力。

(2)心血虛：浮沉皆無力。

(3)心陰虛：細小無力或細數無力。

(4)心陽虛：無力且遲。

上述區別可以很容易在網路或中醫診斷的書籍查詢（如搜尋心氣虛），得知其症狀如心悸、短氣（活動時加劇）、胸悶不舒、自汗等。再來確認是否脈證相合，進而選方用藥，如：

判定	脈象	主要症狀	方藥
心虛	左寸無力	面色不華、心悸怔忡、短氣、眩暈等。	
心氣虛	浮取比沉取更無力	心悸、短氣（活動時加劇）、自汗等。	七福飲
心血虛	浮沉皆無力	頭暈、面色蒼白、心悸、心煩、失眠、多夢、健忘等。	養心湯
心陰虛	細小無力或細數無力	心煩、怔忡、失眠、低熱、盜汗等。	天王補心丹
心陽虛	無力且遲或脈微欲絕	除了心氣虛的症狀外，還有四肢厥冷，大汗出，心悸加重，甚則昏迷不醒。	保元湯

此部位（左寸）也能按照組合脈（28脈）的歸類來分析，例如：

脈象	主要症狀	判定	方藥
左寸散脈	心神浮越、精神散亂、健忘易驚、心悸怔忡、自汗多汗或動則汗出等。	心氣不收	生脈飲
左寸脈細數	體質虛弱，出現夜熱、心煩、易汗、舌降等。	心營過耗	清營湯
左寸脈滑數	神志失常、言語錯亂，甚至狂躁妄動，舌尖紅苔黃膩。	痰火擾心	黃連溫膽湯
左寸脈結代	心悸、怔忡、心神不安，可伴有心煩不寐等。	心氣不寧	炙甘草湯
左寸脈澀	胸痛，尤其以左胸疼痛為甚，胸悶、心悸等。	心血瘀滯	瓜蔞薤白白酒湯

一項病症發生在不同人身上是可以有不同脈象的出現，因此需要善用本書中的知識來分析判斷。

如《《金匱要略》‧嘔吐噦下利病脈證治第十七》其中探討「下利」的病證（「下利」，俗稱拉肚子，其原因通常是大小腸吸收水液出現障礙或是蠕動過快所導致的，以下探討包括泄瀉與痢疾。）有許多脈症現象供我們思考：

「下利，脈沉弦者，下重也。脈大者，為未止，脈微弱數者，為欲自止，雖發熱不死。」

當患有痢疾下利的病症：可藉由脈象變化來掌握病情與預後。

脈沉弦，沉主裡，代表病邪入裡；弦主鬱，指邪氣閉阻，裡腑不暢，所以下利病情轉為裡急後重的現象。（自覺腹內拘急疼痛，便意急迫，肛門重墜，但是卻又便出不爽。）

脈大者，大則病進，屬邪氣內盛，發作未止之象；脈微弱數者，微弱數指邪氣已減弱，正氣雖弱但仍有抗邪之力，身雖微熱，不久將自解。

「下利，手足厥冷，無脈者，灸之不溫。若脈不還，反微喘者、死。少陰負趺陽者，為順也。」

脈象也能提供危候者判斷死生的依據。

脈是體內臟腑氣血通行於外的道路，無脈則表示體內的陰陽根本之氣已經俱失，而症見下利肢冷等脾腎陽虛之症狀，乃脈症皆屬危候的表現。此時治以溫灸而仍出現無脈之陽衰難以回復的現象，其症狀反應出陽氣上脫而喘，為陰陽決離之死證。如果觀察其足，胃經趺陽脈（衝陽穴脈動）大於少陰腎經脈動，可視為胃氣尚存，其預後為佳。

「下利有微熱而渴、脈弱者，今自愈。」

脈症相吻合而出現好的發展。

下利非常耗傷體內正氣與津液，因此會在極短時間內就出現脈弱的現象，屬於脈症相合的情況，脈弱則顯示出邪氣衰退，症狀出現微熱而渴，是屬於體內正氣回復而自救的一種表現，因此當自癒。

「下利脈數、有微熱汗出、今自愈；設脈緊為未解。」

脈症不相合，則視其與症狀不相合之脈象變化來分析。

承上條，虛寒下利而脈偏數，症見微熱汗出，為陽氣（正氣）回復之象。假設脈緊，緊乃寒邪盛的脈象，故知邪氣仍盛，下利未解。

「下利脈數而渴者，今自愈；設不差，必圊膿血，以有熱故也。」

脈症相合，疾病當癒而未癒，其脈象會開始有所變化。

綜觀前述提到下利脈偏數而微熱渴者，屬於體內正氣回復自救的一種表現，應當自癒。假設其下利症狀並未改善，脈象轉為數而有力，則屬陽復太過而化為熱邪，不久將熱傷陰絡而出現便膿血的現象。

「下利脈反弦，發熱身汗者，自愈。」

脈症不合，未必就是不好，當視其脈之特性分析來與病症一起思考。

下利之後耗傷陽與津液，脈當無力，而反出現弦脈，屬於偏有力之陽脈，有陽氣回復之象，再審其發熱身汗，為體表營衛之氣調和的表現，故判斷為將自癒。

「下利、寸脈反浮數、尺中自澀者、必圊膿血。」

同樣是下利，也可以出現寸尺部為不同脈象的情形，將部位統屬與脈象分析導入便能理解。

下利其病在裡，脈當沉。如今出現不同之脈象，寸部屬陽，脈浮數則表示體內陽熱氣盛；而尺屬陰，澀為陰血耗傷。分析當上焦熱盛而無所出，必隨下利之勢而灼傷下尺陰絡，進而導致便膿血的發生。

「下利，脈沉而遲，其人面少赤，身有微熱，下利清穀者，必鬱冒汗出而解，其人必微厥，所以然者，其面戴陽，下虛故也。」

此為脈與症部分相合的情況。

下利，其病在裡而脈沉，正氣耗傷則寒而脈遲，屬於脈症相合之象。又視其兼有症狀裡虛陽微則下利清穀；而裡陽虛陰盛，導致虛陽上浮則面少赤、身有微熱，又屬脈症不合之象。

此時就要綜合運用中醫陰陽的基礎理論來看待，知其是陰寒下利，陽虛不盛，但正氣尚能振奮而表現出陰陽不和、陰盛格陽、虛陽浮越的現象。此時治以溫陽散寒，使陰陽上下相通和，則將於鬱悶昏冒而汗出後病解。

「下利後脈絕，手足厥冷，晬時脈還，手足溫者生，脈不還者死。」

視其脈症變化判斷死生。

虛寒下利之後脈絕無，屬體內陰竭陽衰之危候，自當手足厥冷，經過一晝夜的時間（或已服藥，或未服藥，發生脈起且手足回溫的現象，自然是陽氣回復的表現，主生。如果脈仍無且手足未溫，則為陽氣已絕，主死。

「下利，三部脈皆平，按之心下堅者，急下之，宜大承氣湯。」
「下利脈遲而滑者、實也、利未欲止，急下之，宜大承氣湯。」
「下利脈反滑者，當有所去，下乃愈，宜大承氣湯。」

脈症不合，此為捨證從脈治，下利反用瀉下法的一種思維。

下利脈當虛，其人脈象如平常非無力之脈，知其正氣未傷，屬於不合理的現象，由於下利病位在腹部胃腸，因此加上觸診按之心下腹部，發現脹滿堅硬，故知此現象是屬於實證，乃正氣盛而邪氣實時的表現，應當採攻下法來去邪存正，宜大承氣湯。

下利脈遲滑，滑為食滯，遲為氣滯不行，同樣屬邪實導致下利不止，故仍使用大承氣湯來去邪存正。滑脈為宿食積滯之脈，仍屬邪實導致下利，宜大承氣湯下之癒。

運用簡表

❖ 陰陽涵義簡表

表述	陽	陰
人體組成	無形的思想與能量	有形的軀體
人體內外	表；組織	裡；器官
人體上下	頭；上	腳；下
人體表層	背	腹
人體在外之組織	皮膚	筋骨
人體在內之器官	六腑	五臟
人體生理機能	機能活動	物質的儲藏
氣血物質	氣	血
六淫之邪	風；暑；燥；火	寒；濕
藥性	溫；熱	寒；涼
脈之部位	浮；表	沉；裡
脈之速率	快；數	慢；遲
脈之形狀	寬；大	窄；小
脈之搏動力	有力；實	無力；虛
望診	面紅，狂躁，唇裂，舌紅，苔老實，舌質絳。	面蒼白或暗淡，舌質淡胖嫩，身重倦怠氣乏。
聞診	語音宏亮，氣粗多言，痰鳴喘促，多怒狂叫。	語音低微，呼吸淺短，少氣懶言。
問診	大便祕結，小便短赤，口渴，口苦。	飲食減少，口淡無味，大便氣腥，小便清長，不煩不渴。
切診	腹痛拒按，身熱，脈浮、洪、數、大、有力。	腹痛喜按，肢涼，脈沉、微、細、澀、無力。

❖ 五行對應表

五行	季節	方向	五氣	臟腑	在體	在竅	在志	所藏	五色	五味	五聲	五液
木	春	東	風	肝、膽	筋	目	怒	魂	青	酸	呼	淚
火	夏	南	熱	心、小腸	血	舌	喜	神	赤	苦	笑	汗
土	長夏	中	濕	脾、胃	肉	口	思	意	黃	甘	歌	涎
金	秋	西	燥	肺、大腸	皮	鼻	悲	魄	白	辛	哭	涕
水	冬	北	寒	腎、膀胱	骨	耳	恐	志	黑	鹹	呻	唾

❖ 脈象的八綱與八綱辨證之組合對照表

脈的八綱	八綱辨證	思考方向
浮取	表	主：皮、脈、氣、陽、腑
沉取	裡	主：筋、骨、血、陰、臟
數	熱	主：熱、動、快、腑、發炎熱性疾病
遲	寒	主：冷、凝、慢、臟、痛
有力	實證	主：紅、腫、熱、痛（邪氣強，正氣也強，邪正相爭）
無力	虛證	主：正氣虛（邪氣虛，正氣也虛）
大	陽	主：太過、有餘、病進
小	陰	主：不及、不足、氣衰

❖ 臟腑功能表

心	（君主之官）（心藏神）（心主神明）（心主血脈）（汗為心液）（心開竅於舌）（西醫心臟與中醫心包的功能有關）
肺	（相傳之官）（主氣司呼吸）（主宣發肅降）（通調水道）（肺主皮毛）（肺開竅於鼻）（朝百脈、主治節）
肝	（肝為將軍之官）（肝藏血）（肝主疏泄）（肝主謀慮、藏魂）（肝主筋）（肝開竅於目）
膽	（中正之官，決斷出焉）（貯存及排泄膽汁）（主決斷、主勇怯）（主相火、主升）
脾	（中正之官，決斷出焉）（貯存及排泄膽汁）（主決斷、主勇怯）（主相火、主升）
胃	（胃為倉廩之官）（主受納腐熟水穀）（胃以降為順）
大腸	傳道之官，變化出焉。主津傳化糟粕。
小腸	（小腸為受盛之官）（主受盛化物）（分清泌濁、主液）
腎	（作強之官）（主水）（主藏精）（主納氣）（腰為腎之府）（開竅於耳及二陰）
膀胱	（州都之官）（氣化則能出焉）

❖ 診脈記錄表

姓名：________________________日期：____年____月____日

總按：右手（左手）

	速率	反彈力	形狀
浮取	數、遲、正常	有力、無力、正常	大、小、正常
沉取	數、遲、正常	有力、無力、正常	大、小、正常

記錄：

右手	速率	反彈力	形狀
浮取			
沉取			

分析：

分析：

左手	速率	反彈力	形狀
浮取			
沉取			

分析：

分析：

單按：

	左手	右手
寸		
關		
尺		

分析：

綜合分析：

❖ 二十八脈簡表

	脈象	主病
浮脈	浮取明顯，重按力減	浮候諸陽，主病在表，凡外感之感冒或體內機能亢進之陽病、熱邪、火邪、發炎性疾病，都會呈現浮脈。
洪脈	浮取大數極有力，重按力減。	熱盛、壯熱、煩躁、口渴、吐血、脹滿。
散脈	浮取大而極無力，重按無。	元氣離散，是氣血耗散，臟腑之氣將絕的徵象。孕婦未足月者胎欲墮，已足月者將臨盆。
濡脈	浮取細而無力，重按無。	濡主陽虛。 濡主陰虛，髓竭精傷，病因新暴，勢必垂亡。
芤脈	浮取明顯，中取空無，沉取明顯。浮大中空，如按蔥管。	失血、吐血、衄血、下血、血崩、瘀血。
革脈	浮取大而極有力，重按無。中空外硬，如按鼓皮。	亡血、失精、小產、崩漏。
虛脈	浮取大而無力，沉取力減。	虛證。氣血俱虛、肺痿、傷暑、多汗、腳弱、食不化。
沉脈	沉取明顯，輕取力減。	沉候諸陰，主病在裡。有力為裡實，無力為裡虛。
弱脈	沉細無力，浮取無。	氣血不足、元氣虛耗、陽氣衰微、遺精盜汗、血虛筋萎。
微脈	浮取無，沉細極無力，似有若無，欲絕非絕。	陽衰、少氣、陰陽氣血諸虛。
伏脈	浮沉皆無，推筋著骨，按之始得。	邪閉、厥證、痞塞、停痰、積滯、劇痛、水氣、霍亂、疝瘕、厥逆。
牢脈	沉大極有力，浮取無。	陰寒內實、疝氣、癥瘕。
緩脈	一分鐘脈搏跳動60至70下之間。	溼病、傷風、痲痺、眩暈、虛弱。凡不大不小，不快不慢，不有力也不無力，即所謂有胃氣，乃平人之脈，古人名為緩脈。
遲脈	每分鐘脈搏跳動60下以下。	寒證（虛寒或積冷）。遲寒屬臟，陰冷相干，有力寒痛，無力寒虛。例外：熱證脈遲，多與神昏譫語、煩躁惑亂等腦病有關。

	脈象	主病
結脈	動而中止，止無定數，速率遲緩。	陰盛氣結、氣壅痰滯、積聚癥瘕。
數脈	每分鐘脈搏跳動85下以上可當微數。 每分鐘脈搏跳動100下以上則為數。	熱證。有力為實，無力為虛。 陽盛、外邪寒熱、煩躁、煩渴、痰熱、便血、癰瘍。
動脈	動脈其形如豆，急數有力，部位中間突起動搖。	痛、驚、氣鬱、拘攣、遺泄、虛損。
促脈	動而中止，止無定數，速率為數。	陽盛熱實、血氣痰飲、宿食停滯，亦主痛腫。
代脈	動而中止，止有定數。	臟氣衰微、風證、痛證、七情驚恐、跌仆損傷。婦人妊娠亦可見代脈。
大脈	大則應指滿溢，為滿指之象，既大且長。	主虛、病進、邪盛。有力為邪實，無力為正虛。
細脈	小直而軟，如絲如線。	氣血兩虛、諸虛勞損、溼氣下注。
實脈	浮中沉、寸關尺三部皆大而極有力且長。	實證。氣塞、瘀積、肺癰、食滯、熱盛、便難。
長脈	寸關尺三部，寸上尺下，過於本位，均勻條長。	有餘熱、亢熱、三焦煩熱、陽毒內蘊、陽明熱結。脈長而和緩，乃健康之脈；脈長而弦，乃肝陽有餘，陽熱內盛之病脈。
短脈	指下不滿部，而呈現中間突起，前後俯下之象。	短氣、血虛、肺虛、宿食不消、汗多亡陽。有力主氣鬱，無力主氣損。
滑脈	如盤走珠，應指圓滑，往來流利。	痰、食、寒熱、嘔逆、咳嗽、伏痰、水飲、畜血、中滿、宿食、泄痢。婦人無病而見滑脈，應考慮是否有孕。
澀脈	往來艱澀，如輕刀刮竹。	津液虧少、少氣、痺疼、寒溼、下痢、拘攣、疝瘕、痰食膠固、男子傷精，女子失血。
弦脈	弦脈，如琴弦之挺直而略帶長。	肝病、諸痛、痰飲、瘧疾、拘急、痙病、血虛、脅痛、腹痛。
緊脈	弦數絞轉，左右彈指。	緊主寒邪主痛。為疼痛、嘔逆、傷寒、下痢、驚風、宿食。表寒外束、裡寒獨盛。

❖ 二十八脈部位脈症簡表

浮脈：

	左手	右手
寸	頭痛目眩	喘嗽鼻塞
關	脅痛腹脹	多食而瘦 或泄瀉
尺	尿血淋濁 小便不利 囊腫尿澀	腸風下血 內痔出血

洪脈：

	左手	右手
寸	心煩舌破	胸滿氣逆
關	肝火旺盛	消渴脹悶
尺	小便澀少	大便閉結

虛脈：

	左手	右手
寸	驚悸怔忡	自汗氣虛
關	血不榮筋	消化不良
尺	腰膝痿痹	命門火衰

散脈：

	左手	右手
寸	怔忡不寐	自汗淋漓
關	溢飲之病	鼓脹逆滿
尺	真水涸竭	陽消命絕

芤脈：

	左手	右手
寸	失血亡陰	衄血咳血
關	嘔血亡陰	崩下亡陰
尺	精傷漏泄	大便下紅

革脈：

	左手	右手
寸	心膈疼痛	逆氣上壅
關	疝癥瘕聚	大腹疼急
尺	精血空虛	半產精極

濡脈：

	左手	右手
寸	健忘驚悸	腠虛自汗
關	血虛筋縮	脾虛濕侵
尺	精枯血損	火敗命傾

沉脈：

	左手	右手
寸	暴忿傷營	肺病喘咳
關	肝膽氣結	中滿食滯
尺	小便癃閉	寒侵便溏

伏脈：

	左手	右手
寸	心包血鬱	胸脅脹滿
關	肝血瘀伏	食停脹滿
尺	疝瘕結核	火衰陽伏

牢脈：

	左手	右手
寸	伏梁內結	息賁逆滿
關	肝結血積	陰寒痞癖
尺	奔豚氣逆	陰凝積結

弱脈：

	左手	右手
寸	驚悸健忘	自汗短氣
關	木枯攣急	腹部脹滿
尺	腎虛血枯	真火衰弱

微脈：

	左手	右手
寸	驚悸少寐	喘促汗多
關	筋脈寒攣	胃虛冷逆
尺	精髓衰竭	陽亡命絕

遲脈：

	左手	右手
寸	心痛停凝	咳吐涎沫
關	癥結攣筋	冷物內滯
尺	小便不禁	大便飧泄

緩脈：

	左手	右手
寸	眩暈頭痛	風傷衛陽
關	肝虛生風	面目肢體浮腫
尺	精室空虛	真陽衰弱

結脈：

	左手	右手
寸	心膈疼甚	肺虛寒凝
關	寒疝急痛	痰積食停
尺	肢軟無力	寒積腹痛

促脈：

	左手	右手
寸	內煩驚悸	痰積喘咳
關	血燥生風	脾宮食滯
尺	遺精滑脫	腎燥亡陽

數脈：

	左手	右手
寸	失眠口瘡	肺癰喘咳
關	肝膽火邪	口臭嘔逆
尺	淋瀝閉澀	燥結便紅

動脈：

	左手	右手
寸	驚悸煩亂	自汗喘促
關	拘攣掣痛	疼甚於中
尺	亡精失血	液燥腸枯

滑脈：

	左手	右手
寸	恍惚怔忡	哮喘痰嗽
關	悸癇驚惕	宿食不化
尺	遺精白濁	溺血經鬱

澀脈：

	左手	右手
寸	傷營驚悸	傷燥咳沫
關	血虛肋脹	不食而嘔
尺	精傷胎漏	大便艱秘

弦脈：

	左手	右手
寸	頭痛心痛	胸及頭痛
關	痰瘧癥瘕	土虛胃疼
尺	飲聚疝瘕	腹痛下痢

緊脈：

	左手	右手
寸	心痛滿急	傷寒喘嗽
關	脅肋痛脹	吐逆傷食
尺	奔豚疝疾	小腹急痛

實脈：

	左手	右手
寸	舌強氣壅	咳逆咽痛
關	火壅脅痛	脹滿疼痛
尺	溺閉腹滿	大便燥結

短脈：

	左手	右手
寸	心神不定	貧血頭痛
關	惱怒肝鬱	腸鳴腹滿
尺	少腹疼痛	大便溏泄

細脈：

	左手	右手
寸	怔忡不寐	咳嘔氣怯
關	肝血枯竭	胃虛脹滿
尺	腎虛遺精	下元冷憊

長脈：

長主有餘之疾，長而不和緩為陽脈有餘之病，凡實、牢、弦、緊四脈皆兼長脈，故歸主脈分析。

代脈：

代主臟衰，危惡之候。又主氣乏，跌打悶絕，奪氣痛瘡，女始三月。

大脈：

大主病進。凡脈大，必視其所屬之主體脈，融合分析，便可掌握大脈之精要。另外，久虛而見脈大，下痢後而見脈大，喘止而見脈大，產後而見脈大，皆為不治之症。

疾病辨證用方參考

（註：以下所選參考方劑，皆屬於治療疾病的選方，非養身食療方，請在中醫師指導指示下選擇服用。）（請參閱參考書目）

❖ 感冒（標記◎者為較常見的十六種感冒）

【風寒感冒】

	證型	方劑	組成
◎	風邪表虛	桂枝湯	桂枝，白芍，炙甘草，生薑，大棗
	風邪表實	葛根湯	葛根，麻黃，桂枝，白芍，炙甘草，生薑，大棗
◎	風寒表虛	桂枝加葛根湯	桂枝，白芍，炙甘草，生薑，大棗，葛根
	表虛裡實	桂枝芍藥湯	桂枝，白芍，炙甘草，生薑，大棗
◎	表寒實	麻黃湯	麻黃，桂枝，杏仁，甘草
◎	表實裡熱	大青龍湯	麻黃，桂枝，杏仁，甘草，石膏，生薑，大棗
	風寒犯肺	荊防敗毒散	荊芥，防風，羌活，獨活，柴胡，前胡，川芎，枳殼，茯苓，桔梗，甘草
	風寒挾濕	羌活勝濕湯	羌活，獨活，川芎，蔓荊子，防風，槀本，甘草
	風寒濕困	藿香正氣散	藿香，大腹皮，白芷，紫蘇，茯苓，半夏，白朮，陳皮，桔梗，厚朴，甘草
	風寒郁熱	柴葛解肌湯加減	柴胡，葛根，黃芩，羌活，白芷，白芍，桔梗，生薑，甘草，大棗
	表寒裡濕	九味羌活湯	羌活，防風，蒼朮，細辛，川芎，白芷，生地黃，黃芩，甘草，生薑，蔥白
	表寒內飲	小青龍湯	麻黃，桂枝，炙甘草，白芍，干薑，細辛，半夏，五味子
	表寒裡熱	柴葛解肌湯加減	柴胡，葛根，羌活，白芷，黃芩，桔梗，石膏，甘草，生薑，大棗
	表寒裡熱	麻杏石甘湯	麻黃，杏仁，石膏，甘草
	表寒氣滯	香蘇散	香附，蘇葉，陳皮，生薑，甘草
	表寒氣滯	十神湯	麻黃，蘇葉，白芷，葛根，川芎，赤芍，香附，升麻，陳皮，甘草
	表實裡虛	參蘇飲	黨參，蘇葉，陳皮，半夏，茯苓，甘草，葛根，前胡，桔梗，枳殼，木香，生薑，大棗
	表裡俱寒	當歸四逆湯	當歸，桂枝，白芍，細辛，木通，炙甘草，大棗
	表裡俱寒	理中湯加減	黨參，白朮，干薑，甘草，桔紅，半夏，厚朴，貝母，蘇葉

【風熱感冒】

◎	表熱輕型	銀翹散加減	銀花，連翹，桔梗，杏仁，薄荷，牛蒡子，淡豆豉，甘草
◎	表熱輕型	桑菊飲	桑葉，菊花，連翹，桔梗，杏仁，薄荷，蘆根，甘草
◎	風熱犯肺	銀翹散加減	銀花，連翹，淡豆豉，牛蒡子，荊芥，薄荷，桔梗，蘆根，甘草，黃芩，知母，瓜蔞皮
◎	風熱挾濕	銀翹散加減	銀花，連翹，淡豆豉，牛蒡子，荊芥，薄荷，桔梗，蘆根，甘草，黃芩，知母，瓜蔞皮，藿香，郁金
◎	表熱重型	麻杏石甘湯	麻黃，杏仁，石膏，甘草
◎	表熱裡熱	黃連解毒湯	黃連，黃芩，黃柏，梔子，生地黃，元參，麥門冬
◎	表熱裡寒	升麻葛根湯	升麻，葛根，芍葯，甘草
◎	表熱裡濕	銀翹散加減	銀花，連翹，桔梗，薄荷，牛蒡子，竹葉，淡豆豉，蘆根，甘草，羌活，薏苡仁，通草，藿香梗
◎	表熱挾痰	銀翹散加減	銀花，連翹，桔梗，薄荷，牛蒡子，淡豆豉，竹葉，蘆根，甘草，薑半夏，瓜蔞皮，貝母
◎	表熱氣滯	銀翹散＋保和丸	銀花，連翹，桔梗，薄荷，牛蒡子，淡豆豉，竹葉，蘆根，甘草，茯苓，半夏，陳皮，神麴，山楂，萊菔子
◎	表熱陰虛	葳蕤湯	生葳蕤，蔥白，桔梗，白薇，淡豆豉，薄荷，甘草，大棗

【風燥感冒】

	風燥感冒	桑杏湯	桑葉，杏仁，沙參，象貝，淡豆豉，梔子，梨皮
◎	燥邪犯肺	清燥救肺湯	桑葉，石膏，杏仁，甘草，麥門冬，黨參，阿膠，胡麻仁，炙枇杷葉

【暑濕感冒】

暑熱犯肺	新加香薷飲	銀花，連翹，香薷，扁豆，厚朴，黃芩，知母，瓜蔞皮
暑邪挾濕	藿香正氣散	藿香，厚朴，蘇葉，陳皮，大腹皮，白芷，茯苓，白朮，半夏，桔梗，甘草，生薑，大棗
暑邪挾濕	香薷飲	香薷，銀花，連翹，厚朴，扁豆，藿香，佩藍，荷葉，六一散（滑石，甘草）
濕重于暑	薷藿湯	香薷，厚朴，扁豆，藿香，半夏，陳皮，茯苓，甘草，紫蘇，桔梗，白芷，大腹皮，蒼朮，生薑
風濕侵表	羌活勝濕湯	羌活，獨活，川芎，防風，槀本，蔓荊子，甘草
風濕侵表	三仁湯	薏苡仁，白寇仁，杏仁，半夏，厚朴，竹葉，白通草，滑石
外感內濕	羌活勝濕湯加減	羌活，獨活，川芎，防風，藁本，蔓荊子，甘草，蒼朮，厚朴，陳皮，半夏

暑濕傷食	藿香正氣散	藿香，厚朴，蘇葉，陳皮，大腹皮，白芷，茯苓，白朮，半夏，桔梗，甘草，生薑，大棗

【重感冒】

（註：已列入保育類禁用藥材有犀角、麝香、玳瑁、羚羊角、熊膽、穿山甲、龜板…等）（生烏含劇毒，請慎用）

邪伏膜原	柴胡達表飲	柴胡，枳殼，厚朴，青皮，黃芩，桔梗，草果，檳榔，荷梗，炙甘草
肺炎型熱入氣分	麻杏石甘湯加減	麻黃，杏仁，生石膏，甘草，銀花，連翹，桑皮，蘆根，知母，地龍
熱毒內陷	三黃石膏湯加減	黃芩，黃連，黃柏，梔子，生石膏，麻黃，淡豆豉，大青葉，板蘭根，魚腥草
熱入營分	清宮湯加減	玄參，蓮子心，竹葉心，連翹心，麥門冬，犀角
逆傳心包	清宮湯加減	玄參，蓮子心，竹葉心，連翹心，麥門冬，犀角
	安宮牛黃丸	牛黃，鬱金，犀角，黃芩，黃連，山梔子，梅片，麝香，珍珠
	至寶丹	生烏，犀屑，生玳瑁屑，琥珀，龍腦，麝香，牛黃，安息香，金箔，銀箔
	紫雪丹	滑石，石膏，寒水石，磁石，羚羊角，廣木香，犀角，沉香，丁香，升麻，玄參，甘草，朴硝，麝香，黃金，硝石

【咳嗽】

風寒襲肺	三拗湯合止嗽散	麻黃，荊芥，杏仁，紫菀，白前，百部，陳皮，桔梗，甘草
風熱犯肺	桑菊飲	桑葉，菊花，連翹，桔梗，杏仁，薄荷，蘆根，甘草
風燥傷肺	桑杏湯	桑葉，杏仁，沙參，象貝，淡豆豉，梔子，梨皮
內傷咳嗽痰濕蘊肺	二陳湯合三子養親湯	陳皮，半夏，甘草，茯苓，白芥子，蘇子，萊菔子
痰熱郁肺	清金化痰湯	黃芩，山梔，知母，桑白皮，茯苓，貝母，栝蔞，桔梗，陳皮，甘草，麥冬
肝火犯肺	黛蛤散合黃芩瀉白散	青黛，海蛤殼，黃芩，桑白皮，地骨皮，粳米，甘草
肺陰虧耗	沙參麥冬湯	北沙參，麥冬，玉竹，天花粉，生扁豆，桑葉，甘草

【哮證】

發作期		
寒哮	射乾麻黃湯	射乾，麻黃，細辛，半夏，生薑，紫苑，款冬花，甘草，五味子，大棗
熱哮	定喘湯	麻黃，杏仁，桑白皮，黃芩，蘇子，半夏，款冬花，白果，甘草
哮證緩解期		
肺虛	玉屏風散	黃耆，白朮，防風
脾虛	六君子湯	黨參，白朮，茯苓，甘草，陳皮，半夏。
腎虛	腎氣丸	熟地，丹皮，茯苓，澤瀉，山藥，山茱萸，肉桂

【咳血】

燥熱傷肺	桑杏湯	桑葉，杏仁，沙參，象貝，淡豆豉，梔子，梨皮
肝火犯肺	瀉白散合黛蛤散	桑白皮，地骨皮，甘草，粳米，青黛，海蛤殼
陰虛肺熱	百合固金湯	百合，熟地，麥冬，貝母，生地，當歸，白芍，甘草，玄參，桔梗

【鼻衄】

熱邪犯肺	桑菊飲	桑葉，菊花，連翹，桔梗，杏仁，薄荷，蘆根，甘草
胃熱熾盛	玉女煎	石膏，熟地黃，麥冬，知母，牛膝
肝火上炎	龍膽瀉肝湯	龍膽草，黃芩，梔子，木通，車前子，柴胡，當歸，生地，甘草，澤瀉
氣血虧虛	歸脾湯	人參，龍眼肉，黃耆，甘草，白朮，茯苓，木香，當歸，酸棗仁，遠志，生薑

【齒衄】

胃火熾盛	加味清胃散合瀉心湯	生地，丹皮，水牛角，黃連，連翹，當歸，甘草，黃芩，黃連，大黃
陰虛火旺	六味地黃丸合茜根散	熟地，丹皮，茯苓，澤瀉，山藥，山茱萸＋茜根散：茜草根，黃芩，阿膠，側柏葉，生地，甘草

【喘證】

實喘		
風寒壅肺	麻黃湯合華蓋散	麻黃，紫蘇，半夏，橘紅，杏仁，紫宛，白前
表寒裏熱	麻杏石甘湯加減	麻黃，黃芩，桑白皮，石膏，蘇子，杏仁，半夏，款冬花
痰熱鬱肺	桑白皮湯	桑白皮，黃芩，黃連，梔子，杏仁，貝母，半夏，蘇子
痰濁阻肺	二陳湯合三子養親湯	陳皮，半夏，甘草，茯苓，白芥子，蘇子，萊菔子

肺氣鬱痺	五磨飲子加減	沉香，木香，厚朴，枳殼，蘇子，杏仁，金沸草
虛喘		
肺虛證	生脈散合補肺湯	黨蔘，黃耆，五味子，炙甘草，冬蟲夏草
腎虛證	金匱腎氣丸合參蛤散	肉桂，附子，山茱萸，冬蟲夏草，胡桃肉，紫河車，熟地，當歸

【肺脹】

（註：已列入保育類禁用藥材有犀角、麝香、玳瑁、羚羊角、熊膽、穿山甲、龜板…等）（禁止內服藥有朱砂、雄黃等）（生烏含劇毒，請慎用）

外寒內飲	小青龍湯	麻黃，桂枝，芍藥，甘草，乾薑，細辛，半夏，五味子
痰熱郁肺	越婢加半夏湯	麻黃，石膏，甘草，生薑，大棗，半夏
痰瘀阻肺	葶藶大棗瀉肺湯合桂枝茯苓丸	葶藶子，大棗，桂枝，茯苓，丹皮，桃仁，芍藥
痰蒙神竅	滌痰湯	半夏，膽星，橘紅，枳實，膽南星，人參，菖蒲，竹茹，甘草，生薑，大棗
	安宮牛黃丸	牛黃，鬱金，犀角，黃芩，黃連，山梔子，梅片，麝香，珍珠
	至寶丹	生烏，犀屑，生玳瑁屑，琥珀，龍腦，麝香，牛黃，安息香，金箔，銀箔
肺腎氣虛	補虛湯合參蛤散	人參，黃耆，茯苓，甘草，蛤蚧，五味子，乾薑，半夏，厚朴，陳皮
陽虛水泛	真武湯合五苓散	附子，乾薑，茯苓，白朮，白芍，桂枝，豬苓，澤瀉

【肺癰】

初期	銀翹散加減	銀花，連翹，淡豆豉，牛蒡子，荊芥，薄荷，桔梗，淡竹葉，蘆根，甘草，黃芩，瓜蔞仁，魚腥草，蒲公英
成癰期	千金葦莖湯	蘆葦莖，薏苡仁，冬瓜仁，桃仁
潰膿期	加味桔梗湯加減	桔梗，甘草，薏苡仁，貝母，橘紅，金銀花，魚腥草，敗醬草，蘆根，葶藶子，白芨
恢復期	沙參清肺湯	北沙參，白芨，黃耆，太子參，桔梗，甘草，薏苡仁，冬瓜仁，合歡皮

【頭痛】

風寒頭痛	川芎茶調散	川芎，荊芥，薄荷，羌活，細辛，白芷，甘草，防風，茶調服
風熱頭痛	芎芷石膏湯	川芎，白芷，菊花，羌活，生石膏
風濕頭痛	羌活勝濕湯	羌活，獨活，川芎，防風，槀本，蔓荊子，甘草
肝陽頭痛	天麻鉤藤飲	天麻，鉤藤，生石決明，川牛膝，桑寄生，杜仲，山梔，黃芩，益母草，茯神，夜交藤

腎虛頭痛	大補元煎	人參，炒山藥，熟地黃，杜仲，枸杞子，當歸，山茱萸，炙甘草
氣血虧虛	八珍湯	人參，白朮，茯苓，甘草，白芍，川芎，當歸，熟地
痰濁頭痛	半夏白朮天麻湯	半夏，白朮，天麻，陳皮，茯苓，甘草，生薑，大棗，蔓荊子
瘀血頭痛	通竅活血湯	赤芍，川芎，桃仁，紅花，老蔥，鮮薑，紅棗

【失眠】

心血不足	養心湯	黃耆，茯苓，茯神，當歸，川芎，炙甘草，半夏麴，柏子仁，酸棗仁，遠志，五味子，人參，肉桂
心火熾盛	朱砂安神丸	黃連，當歸，生地，甘草
心火妄動氣陰兩虛	清心蓮子飲	石蓮肉去心，人參，赤茯苓，黃耆蜜炙，地骨皮，柴胡，麥冬，車前子，甘草炙
肝鬱化火	龍膽瀉肝湯	龍膽草，黃芩，梔子，木通，車前子，柴胡，當歸，生地，甘草，澤瀉
肝膽實火	瀉青丸	龍膽草，當歸，川芎，梔子，大黃，羌活，防風
痰熱內擾	溫膽湯	半夏，茯苓，陳皮，甘草，竹茹，枳實，生薑
陰虛火旺	六味地黃丸合黃連阿膠湯	黃連，黃芩，芍藥，阿膠，雞子黃，生地，丹皮，茯苓，澤瀉，山藥，山茱萸
心脾兩虛	歸脾湯	人參，龍眼肉，黃耆，甘草，白朮，茯苓，木香，當歸，酸棗仁，遠志，生薑
心膽氣虛	安神定志丸合酸棗仁湯	酸棗仁，甘草，知母，白茯苓，川芎，龍骨，琥珀，磁石，人參，石菖浦，茯神，遠志

【心悸】

心血不足	養心湯	黃耆，茯苓，茯神，當歸，川芎，炙甘草，半夏麴，柏子仁，酸棗仁，遠志，五味子，人參，肉桂
心虛膽怯	安神定志丸	龍骨，琥珀，磁石，人參，石菖浦，茯神，遠志
心脾兩虛	歸脾湯	人參，龍眼肉，黃耆，甘草，白朮，茯苓，木香，當歸，酸棗仁，遠志，生薑
陰虛火旺	黃連阿膠湯	黃連，黃芩，芍藥，阿膠，雞子黃
心陽不足	桂枝甘草龍骨牡蠣湯	桂枝，炙甘草，生龍骨、生牡蠣
水飲凌心	苓桂朮甘湯	茯苓，桂枝，白朮，甘草
心血瘀阻	桃仁紅花煎	桃仁，紅花，丹參，赤芍，川芎，延胡索，香附，青皮，生地，當歸
痰火擾心	黃連溫膽湯	半夏，茯苓，陳皮，甘草，竹茹，枳實，生薑，黃蓮

【眩暈】

肝火上炎	龍膽瀉肝湯	龍膽草，黃芩，梔子，木通，車前子，柴胡，當歸，生地，甘草，澤瀉
肝風內動	天麻鉤藤飲	天麻，鉤藤，生石決明，川牛膝，桑寄生，杜仲，山梔，黃芩，益母草，朱茯神，夜交藤
氣血虧虛	歸脾湯	人參，龍眼肉，黃耆，甘草，白朮，茯苓，木香，當歸，酸棗仁，遠志，生薑
腎精不足	左歸丸	熟地黃，山藥，山茱萸，菟絲子，枸杞子，川牛膝，鹿角膠，龜板膠
痰濁上蒙	半夏白朮天麻湯	半夏，白朮，天麻，陳皮，茯苓，甘草，生薑，大棗，蔓荊子
瘀血阻竅	通竅活血湯	赤芍，川芎，桃仁，紅花，老蔥，鮮薑，紅棗

【健忘】

心血不足	養心湯	黃耆，茯苓，茯神，當歸，川芎，炙甘草，半夏麴，柏子仁，酸棗仁，遠志，五味子，人參，肉桂
心脾不足	歸脾湯	人參，龍眼肉，黃耆，甘草，白朮，茯苓，木香，當歸，酸棗仁，遠志，生薑
腎精虧耗	六味地黃丸加	酸棗仁，五味子，遠志，菖蒲
痰濁上擾	溫膽湯加菖蒲、郁金（溫膽湯）	半夏，茯苓，陳皮，甘草，竹茹，枳實，生薑
肝郁氣滯	柴胡疏肝散加郁金菖蒲	
	柴胡疏肝散	柴胡，白芍，枳殼，甘草，香附，陳皮，川芎

【心痛】

氣滯心胸	柴胡疏肝散	柴胡，白芍，枳殼，甘草，香附，陳皮，川芎
陰寒內結	當歸四逆湯	當歸，桂枝，白芍，細辛，木通，炙甘草，大棗
痰濁閉阻	栝蔞薤白半夏湯加減	栝蔞，薤白，半夏，厚朴，枳實，桂枝，茯苓，甘草，干薑，細辛
瘀血痺阻	血府逐瘀湯	當歸，生地，桃仁，紅花，枳殼，赤芍，柴胡，甘草，桔梗，川芎，牛膝
心陰虧損	天王補心丹	人參，玄參，丹參，茯苓，五味子，遠志，桔梗，當歸，天冬，麥冬，柏子仁，酸棗仁，生地黃
心氣不足	生脈散合保元湯	人參，麥冬，五味子，黃耆，炙甘草，桂枝
陽氣虛弱	參附湯合桂枝甘草湯	人參，附子，桂枝，甘草

【脅痛】

肝氣鬱結	柴胡疏肝散	柴胡，白芍，枳殼，甘草，香附，陳皮，川芎
瘀血阻絡	血府逐瘀湯	當歸，生地，桃仁，紅花，枳殼，赤芍，柴胡，甘草，桔梗，川芎，牛膝
肝膽濕熱	龍膽瀉肝湯	龍膽草，黃芩，梔子，木通，車前子，柴胡，當歸，生地，甘草，澤瀉
肝陰不足	一貫煎	沙參、麥冬、生地、枸杞、當歸、川楝子

【痞滿】

飲食積滯	保和丸	神麴，山楂，茯苓，半夏，陳皮，連翹，萊菔子
肝鬱氣滯	越鞠丸	香附，蒼朮，川芎，梔子，神麴
痰濕內阻	二陳湯	陳皮，半夏，甘草，茯苓
脾胃虛弱	補中益氣湯	人參，黃耆，白朮，甘草，當歸，陳皮，升麻，柴胡
邪熱內陷	大黃黃連瀉心湯	大黃，黃連

【胃痛】

胃寒	良附丸	高良薑、香附
食滯	保和丸	神麴，山楂，茯苓，半夏，陳皮，連翹，萊菔子
氣滯	柴胡疏肝散	柴胡，白芍，枳殼，甘草，香附，陳皮，川芎
肝鬱胃痙攣	延年半夏湯	半夏，桔梗，前胡，鱉甲，檳榔，人參，生薑，枳實，吳茱萸
血瘀	失笑散合丹參飲	五靈脂，蒲黃，丹參，檀香
胃熱：肝胃鬱熱	丹梔逍遙散	當歸，白芍，白朮，柴胡，茯苓，甘草，煨薑，薄荷，丹皮，山梔
胃熱：濕熱中阻	清中湯	陳皮，半夏，茯苓，甘草，山梔，黃連，草豆蔻
陰虛	一貫煎合芍藥甘草湯	沙參，麥冬，生地，枸杞，當歸，川楝子，芍藥，甘草
虛寒	黃耆建中湯	黃耆，桂枝，白芍，甘草，生薑，大棗，貽糖

【腹痛】

寒邪內阻	良附丸合正氣天香散	高良薑，香附，烏藥，陳皮，蘇葉，乾薑
中虛臟寒	小建中湯	桂枝，白芍，甘草，生薑，大棗，貽糖
氣滯證	柴胡疏肝散	柴胡，白芍，枳殼，甘草，香附，陳皮，川芎
血瘀證	少腹逐瘀湯	小茴香，乾薑，元胡，沒藥，當歸，川芎，官桂，赤芍，蒲黃，五靈脂
濕熱積滯	大承氣湯	大黃，厚朴，枳實，芒硝

飲食停滯	枳實導滯丸	大黃，枳實，黃連，黃芩，神麴，白朮，茯苓，澤瀉
肝腎陰寒	暖肝煎	當歸，枸杞子，小茴香，肉桂，烏藥，沉香或木香，茯苓，生薑

【泄瀉】

寒濕	藿香正氣散	藿香，厚朴，蘇葉，陳皮，大腹皮，白芷，茯苓，白朮，半夏，桔梗，甘草，生薑，大棗
濕熱	葛根黃芩黃連湯	葛根，黃芩，黃連
傷食	保和丸	神麴，山楂，茯苓，半夏，陳皮，連翹，萊菔子
脾虛	參苓白朮散	人參，茯苓，白朮，桔梗，山藥，甘草，白扁豆，蓮肉，砂仁，苡仁
腎虛	四神丸	破故紙，五味子，肉豆蔻，吳茱萸，生薑，紅棗
肝鬱	痛瀉要方	白朮，炒白芍，陳皮，防風

【呃逆】

胃中寒冷	丁香散	丁香，柿蒂，高良薑，甘草
胃火上衝	竹葉石膏湯	竹葉，石膏，麥冬，人參，半夏，粳米，炙甘草
氣機鬱滯	五磨飲子	烏藥，沉香，檳榔，枳實，木香
脾胃陽虛	理中湯	乾薑，人參，白朮，甘草
胃陰不足	益胃湯	沙參，麥冬，生地黃，玉竹，冰糖

【嘔吐】

實證		
外邪犯胃	藿香正氣散	藿香，厚朴，蘇葉，陳皮，大腹皮，白芷，茯苓，白朮，半夏，桔梗，甘草，生薑，大棗
飲食停積	保和丸	神麴，山楂，茯苓，半夏，陳皮，連翹，萊菔子
痰飲內阻	小半夏湯合苓桂朮甘湯	茯苓，桂枝，白朮，甘草，半夏，生薑
肝氣犯胃	四逆散合半夏厚朴湯	製半夏，厚朴，茯苓，生薑，蘇葉，炙甘草，枳實，柴胡，芍藥
虛證		
脾胃氣虛	香砂六君子湯	人參，白朮，茯苓，甘草，半夏，陳皮，木香，砂仁
胃陰不足	麥門冬湯	麥冬，人參，半夏，甘草，粳米，大棗

【吐酸】

熱證	左金丸加減	黃連，吳茱萸，黃芩，梔子，烏賊骨，瓦楞子
寒證	香砂六君子湯加減	人參，白朮，茯苓，甘草，半夏，陳皮，木香，砂仁，吳茱萸

【吐（嘔）血】

胃熱壅盛	瀉心湯合十灰散（瀉心湯）	黃芩，黃連，大黃 （十灰散：大薊、小薊、荷葉、側柏葉、茅根、茜根、山梔、大黃、牡丹皮、棕櫚皮）
肝火犯胃	龍膽瀉肝湯	龍膽草，黃芩，梔子，木通，車前子，柴胡，當歸，生地，甘草，澤瀉
氣虛血溢	歸脾湯	人參，龍眼肉，黃耆，甘草，白朮，茯苓，木香，當歸，酸棗仁，遠志，生薑

【反胃】

丁香透膈散	白朮，香附，人參，砂仁，丁香，麥芽，木香，肉豆蔻，神曲，炙甘草，沉香，青皮，厚朴，藿香，陳皮，半夏

【尿血】

下焦熱盛	小薊飲子	生地黃，小薊，滑石，通草，炒蒲黃，淡竹葉，藕節，當歸，山梔，甘草
腎虛火旺	知柏地黃丸	知母，黃柏，熟地，山茱萸，山藥，茯苓，丹皮，澤瀉
腎氣不固	無比山藥丸	山藥，肉蓯蓉，五味子，菟絲子，杜仲，牛膝，澤瀉，熟地黃，山茱萸，茯苓，巴戟天，赤石脂

【尿濁】

濕熱內蘊	程氏萆薢分清飲	川萆薢，黃柏，石菖蒲，茯苓，白朮，蓮子，丹皮，車前子
脾虛氣陷	補中益氣湯合蒼朮難名丹	蒼朮，茴香，川楝子，破故紙，白茯苓，龍骨，人參，黃耆，白朮，甘草，當歸，陳皮，升麻，柴胡
腎陰虧損	知柏地黃丸合二至丸	知母，黃柏，熟地，山茱萸，山藥，茯苓，丹皮，澤瀉，女貞子，旱蓮草
腎陽虛衰	鹿茸補澀丸	人參，黃耆，菟絲子，桑螵蛸，蓮肉，茯苓，肉桂，山藥，附子，鹿茸，桑皮，龍骨，補骨脂，五味子

【淋證】

<table>
<tr><td colspan="2">熱淋</td><td>八正散</td><td>木通，車前子，萹蓄，瞿麥，滑石，甘草梢，大黃，山梔</td></tr>
<tr><td colspan="2">石淋</td><td>石韋散加減</td><td>石韋，冬葵子，瞿麥，滑石，車前子，金錢草，金沙，雞內金</td></tr>
<tr><td rowspan="2">氣淋</td><td>實證</td><td>沉香散</td><td>沉香，石葦，滑石，當歸，陳皮，白芍，冬葵子，甘草，王不留行</td></tr>
<tr><td>虛證</td><td>補中益氣湯</td><td>人參，黃耆，白朮，甘草，當歸，陳皮，升麻，柴胡</td></tr>
</table>

血淋	實證	小薊飲子	生地黃，小薊，滑石，通草，炒蒲黃，淡竹葉，藕節，當歸，山梔，甘草
	虛證	知柏地黃丸	知母，黃柏，熟地，山茱萸，山藥，茯苓，丹皮，澤瀉
膏淋	實證	程氏萆薢分清飲	川萆薢，黃柏，石菖蒲，茯苓，白朮，蓮子，丹皮，車前子
	虛證	膏淋湯	山藥，芡實，龍骨，牡蠣，生地，黨參，白芍
勞淋		無比山藥丸	山藥，肉蓯蓉，五味子，菟絲子，杜仲，牛膝，澤瀉，熟地黃，山茱萸，茯苓，巴戟天，赤石脂

【遺尿（小便不禁）】

脾肺氣虛	補中益氣湯	人參，黃耆，白朮，甘草，當歸，陳皮，升麻，柴胡
腎虛	縮泉丸加減	烏藥，山藥，益智仁，五味子，桑螵蛸，熟地，甘草

【遺精】

君相火旺	黃連清心飲合三才封髓丹	天門冬，熟地，黃柏，砂仁，人參，甘草，黃連，生地黃，當歸，酸棗仁，茯神，遠志，蓮子肉
濕熱下注	程氏萆薢分清飲	川萆薢，黃柏，石菖蒲，茯苓，白朮，蓮子，丹皮，車前子
勞傷心脾氣不攝精	妙香散	山藥，茯苓，茯神，遠志，黃耆，人參，桔梗，甘草，木香，辰砂，麝香，蓮肉
腎虛不固	左歸飲	熟地黃，山茱萸，山藥，枸杞，茯苓，甘草
	金鎖固精丸	沙苑蒺藜，芡實，蓮鬚，龍骨，牡蠣，蓮子
	水陸二仙丹	金櫻子，芡實

【陽痿】

命門火衰	右歸丸	熟地，山茱萸，當歸，枸杞，山藥，鹿角膠，菟絲子，杜仲，肉桂，附子
心脾虧虛	歸脾湯	人參，龍眼肉，黃耆，甘草，白朮，茯苓，木香，當歸，酸棗仁，遠志，生薑
恐懼傷腎	大補元煎加味	熟地，山萸肉，杜仲，枸杞子，人參，當歸。加棗仁，遠志
濕熱下注	龍膽瀉肝湯	龍膽草，黃芩，梔子，木通，車前子，柴胡，當歸，生地，甘草，澤瀉
肝鬱不舒	逍遙散	柴胡，當歸，白芍，白朮，茯苓，炙甘草，煨薑，薄荷

【癃閉】

膀胱濕熱	八正散	木通，車前子，萹蓄，瞿麥，滑石，甘草梢，大黃，山梔
肺熱壅盛	清肺飲	茯苓，黃芩，桑白皮，麥冬，車前子，山梔，木通
肝郁氣滯	沉香散	沉香，石葦，滑石，當歸，陳皮，白芍，冬葵子，甘草，王不留行
尿道阻塞	代抵當丸	歸尾，山甲片，桃仁，大黃，芒硝，肉桂
脾氣不升	補中益氣湯合春澤湯	黃耆，甘草，當歸，陳皮，升麻，柴胡，白朮，桂枝，豬苓，澤瀉，茯苓，人參
腎陽衰憊	濟生腎氣丸	地黃，山藥，山萸肉，丹皮，茯苓，澤瀉，炮附子，桂枝，牛膝，車前子

【便血】

腸道濕熱	地榆散	地榆，茜草根，黃芩，黃連，梔子，茯苓
腸風下血	槐花散	槐花，側柏葉，荊芥炒黑，枳殼
氣虛不攝	歸脾湯	人參，龍眼肉，黃耆，甘草，白朮，茯苓，木香，當歸，酸棗仁，遠志，生薑
脾胃虛寒	黃土湯	灶心土，附子，白朮，熟地，阿膠，黃芩，甘草

【女子崩漏】

腎陰虛	左歸丸去川牛膝加旱蓮草，炒地榆	熟地黃，山藥，山茱萸，菟絲子，枸杞子，鹿角膠，龜板膠，旱蓮草，炒地榆
腎陽虛	大補元煎 加補骨脂，鹿角膠，艾葉炭	人參，炒山藥，熟地黃，杜仲，枸杞子，當歸，山茱萸，炙甘草，補骨脂，鹿角膠，艾葉炭
脾虛型	固沖湯	白朮，黃耆，煅龍骨，煅牡蠣，山茱萸，白芍，海螵蛸，茜草根，棕炭，五倍子
血熱型	清熱固經湯	生地，地骨皮，炙龜板，牡蠣粉，阿膠，黃芩，藕節，棕炭，甘草，焦梔子，地榆
血瘀型	逐瘀止崩湯	當歸，川芎，沒藥，三七，五靈脂，丹皮炭，炒丹參，炒艾葉，阿膠，炒蒲黃，龍骨，牡蠣，烏賊骨

【便秘】

陽明腑實	大承氣湯	酒洗大黃，厚朴，枳實，芒硝
	小承氣湯	大黃，厚朴，枳實
	調胃承氣湯	酒洗大黃，芒硝，炙甘草
腸胃積熱	麻子仁丸	麻子仁，大黃，杏仁，芍藥，枳實，厚朴
氣機鬱滯	六磨湯	沉香，木香，檳榔，烏藥，枳實，大黃
氣虛	黃耆湯	黃耆，陳皮，火麻仁，白蜜

血虛	潤腸丸	生地，當歸，麻仁，桃仁，枳殼
陰虛	增液湯	玄參，麥冬，細生地
寒積	大黃附子湯	大黃，附子，細辛

【消渴】

上消	燥熱傷肺	消渴方	花粉，黃連，生地，藕汁，牛乳
中消	胃火消中	玉女煎	石膏，熟地黃，麥冬，知母，牛膝
	脾胃氣虛	七味白朮散	人參，茯苓，白朮，甘草，木香，葛根，藿香
	脾胃伏火	瀉黃散	石膏，甘草，防風，藿香，梔子
下消	腎陰虧虛	六味地黃丸	熟地，丹皮，茯苓，澤瀉，山藥，山茱萸
	腎虛火亢	知柏地黃丸	知母，黃柏，熟地，山茱萸，山藥，茯苓，丹皮，澤瀉
	陰虛及陽	金匱腎氣丸	附子，肉桂，熟地，山茱萸，山藥，茯苓，丹皮，澤瀉

【溢飲】

飲溢肢體	小青龍湯	麻黃，桂枝，炙甘草，白芍，干薑，細辛，半夏，五味子
	大青龍湯	麻黃，杏仁，生石膏，甘草，桂枝，生薑，大棗

【支飲】

葶藶大棗瀉肺湯	葶藶子，大棗

【痰飲】

脾陽虛弱	苓桂朮甘湯	茯苓，桂枝，白朮，甘草
飲留胃腸	甘遂半夏湯	甘遂，半夏，芍藥，甘草，白蜜

【水腫】

陽水		
風水泛濫	越婢加朮湯	麻黃，石膏，甘草，生薑，大棗，白朮
濕毒浸淫	麻黃連翹赤小豆湯	麻黃，杏仁，生薑，連翹，赤小豆，桑白皮，甘草，大棗
	五味消毒飲	金銀花、野菊花、蒲公英、紫花地丁、紫背天葵
水濕浸漬	五皮飲	桑白皮、橘皮、生薑皮、大腹皮、茯苓皮
	胃苓湯	蒼朮，厚朴，陳皮，甘草，生薑，大棗，桂枝，白朮，澤瀉，茯苓，豬苓
濕熱壅結	疏鑿飲子	商陸，澤瀉，赤小豆，椒目，木通，茯苓皮，大腹皮，檳榔，生薑皮，羌活，秦艽

陰水		
脾陽虛衰	實脾飲	附子，乾薑，白朮，甘草，厚朴，木香，草果，大腹皮，木瓜，生薑，大棗，茯苓
腎陽衰微	濟生腎氣丸	地黃，山藥，山萸肉，丹皮，茯苓，澤瀉，炮附子，桂枝，牛膝，車前子
	真武湯	附子，乾薑，茯苓，白朮，白芍

【汗證】

自汗	肺衛不固	玉屏風散	黃耆，白朮，防風
	營衛不和	桂枝湯	桂枝，白芍，炙甘草，生薑，大棗
	邪熱鬱蒸	龍膽瀉肝湯	龍膽草，黃芩，梔子，木通，車前子，柴胡，當歸，生地，甘草，澤瀉
盜汗	心血不足	歸脾湯	人參，龍眼肉，黃耆，甘草，白朮，茯苓，木香，當歸，酸棗仁，遠志，生薑
	陰虛火旺	當歸六黃湯	當歸，黃耆，生熟地，黃連，黃柏，黃芩

【痺證】

（註：川烏含劇毒，請慎用）

行痺	宣痺達經湯	蜂房，烏蛇，土鱉蟲，螳螂，威靈仙，羌活，防風，秦艽，稀簽草，清風藤，當歸
痛痺	烏頭湯	川烏，麻黃，芍藥，黃耆，甘草
著痺	薏苡仁湯	薏苡仁，川芎，當歸，麻黃，桂枝，羌活，獨活，防風，川烏，蒼朮，甘草，生薑
熱痺	白虎加桂枝湯	知母，石膏，甘草，粳米，桂枝
久痺氣血虧虛	氣血並補榮筋湯	生薏苡仁，茯苓，生白朮，首烏，當歸，砂仁，熟地，黃精，蜂房，烏蛇，稀簽草，絡石藤，狗脊，秦艽，菟絲子

【痙病】

邪壅經絡	羌活勝濕湯	羌活，獨活，川芎，防風，槀本，蔓荊子，甘草
熱甚發痙	增液承氣湯	元參，生地黃，麥冬，大黃，芒硝，甘草
溫熱致痙	羚麻白虎湯	山羊角，天麻，石膏，知母，甘草，粳米
肝火挾熱	風引湯	大黃，干薑，龍骨，桂枝，甘草，牡蠣，寒水石，滑石，赤石脂，白石脂，紫石英，石膏
瘀血內阻	通竅活血湯	赤芍，川芎，桃仁，紅花，老蔥，鮮薑，紅棗
氣血虧虛	聖癒湯	熟地，白芍，當歸，川芎，黃耆，人參

【痿證】

肺熱陰傷	清燥救肺湯	桑葉，石膏，杏仁，甘草，麥門冬，黨參，阿膠，胡麻仁，炙枇杷葉
濕熱浸淫	二妙散加減	黃柏，萆薢，防己，當歸，川牛膝，龜板
脾胃虧虛	參苓白朮散	人參，茯苓，白朮，桔梗，山藥，甘草，白扁豆，蓮肉，砂仁，苡仁
肝腎虧損	虎潛丸	黃柏，龜板，知母，熟地，陳皮，白芍，鎖陽，虎骨，乾薑

【腰痛】

<table>
<tr><td colspan="2">寒濕腰痛</td><td>滲濕湯</td><td>蒼朮，白朮，茯苓，甘草，乾薑，橘紅，丁香，薑，大棗</td></tr>
<tr><td colspan="2">濕熱腰痛</td><td>二妙散加減</td><td>黃柏，蒼朮，防己，萆薢，當歸，牛膝，龜板，土茯苓，木瓜</td></tr>
<tr><td colspan="2">瘀血腰痛</td><td>身痛逐瘀湯</td><td>當歸，川芎，桃仁，紅花，五靈脂，沒藥，香附，牛膝，秦艽，羌活，地龍</td></tr>
<tr><td rowspan="2">腎虛腰痛</td><td>偏陽虛</td><td>右歸丸</td><td>熟地，山茱萸，當歸，枸杞，山藥，鹿角膠，菟絲子，杜仲，肉桂，附子</td></tr>
<tr><td>偏陰虛</td><td>左歸丸</td><td>熟地黃，山藥，山茱萸，菟絲子，枸杞子，川牛膝，鹿角膠，龜板膠</td></tr>
</table>

【中風】

（註：已列入保育類禁用藥材有犀角、麝香、玳瑁、羚羊角、熊膽、穿山甲、龜板…等）（禁止內服藥有朱砂、雄黃等）

風痰瘀血痹阻脈絡	化痰通絡湯	半夏，茯苓，白朮，膽南星，天竺黃，天麻，香附，丹參，大黃
肝陽暴亢風火上擾	天麻鉤藤飲	天麻，鉤藤，生石決明，川牛膝，桑寄生，杜仲，山梔，黃芩，益母草，朱茯神，夜交藤
痰熱腑實風痰上擾	星蔞承氣湯	生大黃，芒硝，栝蔞，膽南星
氣虛血瘀	補陽還五湯	黃耆，當歸，川芎，紅花，地龍，赤芍，桃仁
陰虛風動	鎮肝熄風湯	懷牛膝，白芍，生龜板，玄參，天冬，生赭石，生龍骨，川楝子，生麥芽，茵陳，甘草
痰熱內閉清竅	羚羊角湯	羚羊角，龜板，生地，丹皮，白芍，柴胡，薄荷，蟬衣，菊花，夏枯草，石決明
	安宮牛黃丸	牛黃，鬱金，犀角，黃芩，黃連，雄黃，山梔子，梅片，麝香，珍珠
痰濕蒙塞心神	滌痰湯	半夏，膽星，橘紅，枳實，膽南星，人參，石菖蒲，竹茹，甘草，生薑，大棗

		蘇合香丸	白朮，廣木香，烏犀屑（水牛角代），香附，訶子，白檀香，安息香，沉香，麝香，丁香，蓽撥，（龍腦，蘇合香油，熏陸香）
元氣敗脫神明散亂		參附湯	人參，附子

【虛勞】

氣虛	肺氣虛	補肺湯	人參，黃芪，熟地，五味子，紫菀，桑白皮
	心氣虛	七福飲	人參，白朮，炙甘草，熟地，當歸，酸棗仁，遠志
	脾氣虛	加味四君子湯	人參，黃芪，白朮，甘草，茯苓，扁豆
	腎氣虛	大補元煎	人參，炒山藥，熟地黃，杜仲，枸杞子，當歸，山茱萸，炙甘草
血虛	心血虛	養心湯	黃耆，茯苓，茯神，當歸，川芎，炙甘草，半夏麴，柏子仁，酸棗仁，遠志，五味子，人參，肉桂
	脾血虛	歸脾湯	人參，龍眼肉，黃耆，甘草，白朮，茯苓，木香，當歸，酸棗仁，遠志，生薑
	肝血虛	四物湯	熟地，當歸，芍藥，川芎
陰虛	肺陰虛	沙參麥冬湯	北沙參，麥冬，玉竹，天花粉，生扁豆，桑葉，甘草
	心陰虛	天王補心丹	人參，玄參，丹參，茯苓，五味子，遠志，桔梗，當歸，天冬，麥冬，柏子仁，酸棗仁，生地黃
	脾胃陰虛	益胃湯	沙參，麥冬，生地黃，玉竹，冰糖
	肝陰虛	補肝湯	當歸，白芍，川芎，熟地黃，酸棗仁，木瓜，麥冬，甘草
	腎陰虛	左歸丸	熟地黃，山藥，山茱萸，菟絲子，枸杞子，川牛膝，鹿角膠，龜板膠
	陰虛挾火	大補陰丸	熟地，龜板，黃柏，知母

陽虛	心陽虛	保元湯	人參，黃耆，肉桂，甘草，生薑
	脾陽虛	附子理中湯	附子，乾薑，人參，白朮，甘草
	腎陽虛	右歸丸	熟地，山茱萸，當歸，枸杞，山藥，鹿角膠，菟絲子，杜仲，肉桂，附子

【聚證】

肝氣郁滯	木香順氣散	木香，砂仁，蒼朮，厚朴，甘草，台烏藥，生薑，枳殼，香附，青皮
食濁阻滯	六磨湯	沉香，木香，台烏藥，大黃，檳榔，枳實

【積證】

（註：烏頭含劇毒，請慎用）

氣滯血阻	荊蓬煎丸	木香，青皮，茴香，枳殼，檳榔，三棱，莪朮
氣結血瘀	膈下逐瘀湯兼服六君子湯	桃仁，丹皮，赤芍，烏藥，延胡索，當歸，川芎，五靈脂，紅花，香附，甘草，枳殼
正虛瘀結	八珍湯	人參，白朮，茯苓，甘草，白芍，川芎，當歸，熟地
	化積丸	三棱，莪朮，阿魏，海浮石，香附，檳榔，蘇木，瓦楞子，靈脂
濕熱寒疝	烏頭梔子湯加橘核，桃仁，吳茱萸	烏頭，梔子。加橘核，桃仁，吳茱萸

【鬱證】

肝氣鬱結	柴胡疏肝散	柴胡，白芍，枳殼，甘草，香附，陳皮，川芎
氣鬱化火	丹梔逍遙散	當歸，白芍，白朮，柴胡，茯苓，甘草，煨薑，薄荷，丹皮，山梔
氣結痰阻	半夏厚朴湯	製半夏，厚朴，茯苓，生薑，蘇葉
心神失養	甘麥大棗湯	甘草，小麥，大棗
心脾兩虛	歸脾湯	人參，龍眼肉，黃耆，甘草，白朮，茯苓，木香，當歸，酸棗仁，遠志，生薑
心陰虧虛	天王補心丹	人參，玄參，丹參，茯苓，五味子，遠志，桔梗，當歸，天冬，麥冬，柏子仁，酸棗仁，生地黃
肝陰虧虛	滋水清肝飲	地黃，山藥，山茱萸，丹皮，茯苓，澤瀉，柴胡，白芍，梔子，當歸，大棗

❖ 傷寒方選

（註：以下所選參考方劑，皆屬於治療疾病的選方，非養身食療方，請在中醫師指導指示下選擇服用。）（請參閱參考書目）

桂枝湯	表陽虛	桂枝3　芍藥3　炙甘草2　大棗12　生薑3	分三服
桂枝加葛根湯	扁桃腺炎 體表水液停滯	桂枝湯加葛根4	分三服
桂枝加附子湯	固表	桂枝湯加炮附子3　（平常2　小孩5分）	分三服
桂枝去芍藥湯	脈促胸滿	怕冷加附子3	分三服
桂麻各半湯	汗出不徹、癢 表裡俱虛邪停皮間	桂枝1.5　芍藥1　甘草1　麻黃1　杏仁1　生薑1　大棗4	分三服
桂二麻一湯	邪停表，正更虛	桂枝3　芍藥2　麻黃1　杏仁1　甘草2　生薑2　大棗5	分三服
白虎加人參湯	清肺胃熱，補脾	石膏16　知母6　炙甘草2　梗米　人參2	分三服
桂二越一湯	津液不足又有表證	桂枝2　芍藥2　甘草2　生薑1　大棗4　麻黃0.7　石膏16	分二服
桂枝去桂加苓朮湯	表未解中焦濕	芍藥3　炙甘草2　生薑3　大棗12　茯苓3　白朮3	分三服
甘草乾薑湯	胸陽脾陽虛，胃津不足 裡寒型胃出血	炙甘草4　乾薑2	分二服
芍藥甘草湯	去杖湯　血中有瘀塊	炙甘草4　芍藥4	分二服
調胃承氣湯	中焦濁氣上逆	酒洗大黃4　芒硝2　炙甘草2	少少溫服之
小承氣湯		大黃4　厚朴2　枳實3	分二服
大承氣湯		酒洗大黃4　厚朴8　枳實4　芒硝2	分二服
四逆湯	內外俱虛、陰陽兩虛輕症 重症加人蔘	炙甘草2　乾薑1.5　生附子3	分二服
葛根湯	下利初起有表症 剛痙	葛根4　麻黃3　桂枝2　芍藥2　炙甘草2　生薑3　大棗12	分三服
葛根加半夏湯	妊娠嘔吐	葛根湯加半夏3～8錢	分三服
葛根芩連湯	腸病毒	葛根8　黃芩3　黃連3　炙甘草2	分二服
麻黃湯		麻黃3　杏仁3　桂枝2　炙甘草1	分三服

大青龍湯	傷寒煩躁 表寒裡熱 全身水腫沉重	麻黃6　石膏4　杏仁2　炙甘草2　桂枝2　生薑2　大棗12	分四服
小青龍湯	表寒裡寒	麻黃3　桂枝3　芍藥3　炙甘草3　乾薑3　細辛3　五味子8　半夏3	分三服
桂枝加朴杏湯	久咳不癒	桂枝3　芍藥3　炙甘草3　生薑3　大棗12　厚朴2　杏仁3	分三服
乾薑附子湯	陽虛	乾薑1　生附子3	濃煎頓服
桂枝新加湯	發汗太過身痛脈沉遲	桂枝3　芍藥4　炙甘草2　生薑4　大棗12　人參3	分三服
麻杏石甘湯	肺炎初起	麻黃3　杏仁2　石膏3　甘草2	分三服
桂枝甘草湯	汗後傷胸陽心下悸	桂枝4　炙甘草2　處理中膈	一份頓服
苓桂甘棗湯	奔豚臍下悸	茯苓8　大棗15　桂枝3　炙甘草2	分三服
厚朴生薑半夏甘草人參湯	腹脹滿之虛脹 放屁不止	厚朴8　生薑8　半夏8　炙甘草2　人參1	分三服
苓桂朮甘湯	去中膈水	茯苓4　白朮2　桂枝3　甘草2	分三服
芍藥甘草附子湯	素虛、腳無力	芍藥3　炙甘草2　炮附子6	分三服
茯苓四逆湯	胸陽脫煩躁	茯苓6　人參1　生附子3　炙甘草2　乾薑1.5	分三服
	*汗下後陰虛可自復，陽虛：干薑附子湯。 *陰陽兩虛：人蔘四逆湯。 *陰陽兩虛，下焦水飲上犯導致煩躁：茯苓四逆湯。		
五苓散	上半身水腫 腦積水視網膜積水 濕疹	茯苓3　豬苓3　白朮3　澤瀉6　桂枝2	研粉 一次1匙 日3次 稀米湯下
茯苓甘草湯	中焦水飲，和表利水	茯苓2　桂枝　2　炙甘草1.5　生薑3	分三服
梔子豉湯	病後虛煩 中焦燥熱	梔子（先下）5　豆豉5	分二服
梔子甘草豉湯	吃壞肚子只吐不利	梔子豉湯加甘草2	分二服
梔子厚朴湯	虛煩腹痛	梔子5　厚朴4　枳實4	分二服

梔子乾薑湯	病後身熱不去微煩	梔子5　乾薑2	分二服
真武湯	攝護腺肥大	茯苓3　白朮2　芍藥3　生薑3　炮附子3	分三服
小柴胡湯	調整淋巴系統 經期感冒	柴胡5　黃芩3　半夏3　生薑3　大棗12　甘草3　人參3	分三服
小建中湯	小孩嗜冰 感冒裡虛	炙甘草2　桂枝3　芍藥6　大棗12　生薑3　膠飴1升	分三服
大柴胡湯		柴胡8　黃芩3　半夏3　生薑5　大棗12　芍藥3　枳實4　大黃2	分三服
柴胡加芒硝湯	小柴胡症兼腸裡硬塊	柴胡2.5　黃芩1　半夏1　生薑1　大棗12　甘草1　人參1　芒硝2	分二服
桃核承氣湯	膀胱瘀血	桃核5　桂枝2　大黃4　炙甘草2　芒硝2	分三服
柴胡龍牡湯	陰虛失眠	柴胡4　黃芩1.5　生薑1.5　大棗6　半夏2　人參1.5　茯苓1.5　桂枝1.5　龍骨1.5　牡蠣1.5　大黃2	分三服
桂枝去芍藥加龍牡救逆湯	燙傷起水泡	桂枝3　炙甘草2　大棗12　生薑3　蜀漆3　龍骨4　牡蠣5	分三服
桂枝加桂湯	奔豚	肉桂5分	
桂枝甘草龍牡湯	大脖子、突眼甲亢	桂枝1　茯苓4　甘草2　龍骨2　牡蠣2	分三服
抵當湯	下焦瘀熱 子宮積瘤	大黃3　桃仁2　水蛭3　虻蟲3	分三服
抵當丸		酒浸大黃3　桃仁2　水蛭2　虻蟲2.5	分四丸一天一服
大陷胸丸	結胸→熱痰水在胸腔	杏仁3（去熱）　葶藶子3（去痰）　甘遂1.5（下水）大黃3　芒硝3　蜜	
大陷胸湯	急性肺擴張、急性胰臟炎、腸梗阻	大黃3　芒硝5　甘遂0.5	分二服間隔6小時邪出止
小陷胸湯	胃中黏膜發炎	黃連1　半夏5　栝蔞實5	分三服
文蛤散	利水輕劑	文蛤5	
三物白散	食積腸不動 肺膿瘍	桔梗3分　巴豆1分　貝母3分	半匙服
柴胡桂枝湯	太陽少陽症	柴胡4　黃芩1.5　生薑1.5　大棗6　半夏1.5　炙甘草1.5　人參1.5　桂枝1.5　芍藥1.5	分三服
柴胡桂枝乾薑湯	瘰癧	柴胡5　黃芩3　乾薑2　炙甘草2　桂枝3　栝蔞根4　牡蠣2	分三服

半夏瀉心湯	腸鳴下利嘔 休息痢	黃連1　黃芩3　乾薑3　大棗12　半夏3　甘草3　人參3	分三服
生薑瀉心湯	腸鳴下利噯臭	半夏瀉心湯加生薑4	
甘草瀉心湯	狐惑 腸鳴噯氣不臭	黃連1　黃芩3　乾薑3　大棗12　半夏3　甘草4	分三服
十棗湯	肺心肝積水、腹水	甘遂、芫花、大戟等份末1/3錢　大棗10-30	
大黃黃連瀉心湯	裡熱出血	黃連1　大黃2	熱水泡 分二服
附子瀉心湯	痞、惡寒	黃連1　大黃2　黃芩1（熱水泡） 炮附子3（煮）	分二服
赤石脂余餘糧湯	下利太盛	赤石脂10　余餘糧10	分三服
旋覆代赭石湯	火燒心；噫氣有痰飲	旋覆花3　代赭石1　生薑5　大棗12　半夏3 炙甘草3　人參2	分三服
桂枝人參湯	表裡不解，寒利	桂枝4　人參3　炙甘草4　白朮3　乾薑3	分三服
瓜蒂散	咽喉有物	瓜蒂1　赤小豆1 （香豉5煮爛，混前二粉）	頓服
臟結	脫腸疝氣	柴胡5　白朮5　伏苓5　炮附3　生附3 （加針大敦－患左針右）	
黃芩湯	病毒下利 急性腸炎 腸套疊	黃芩3　芍藥2　炙甘草2　大棗12	分三服
黃芩加半夏生薑湯	腸炎噁心嘔吐腹痛	同上加生薑1.5　半夏5	分三服
黃連湯	胸膈發炎	黃連3　桂枝3　乾薑3　大棗12　半夏3　炙甘草3　人參3	分六服
桂枝附子湯	風濕關節炎有表症	桂枝4　炮附子4　炙甘草2　生薑3　大棗12	分三服
白朮附子湯	風濕關節炎，大便溏，小便自利	白朮4　炮附子4　炙甘草2　生薑3　大棗12	分三服
甘草附子湯	風濕關節炎痛甚，小便不利	炙甘草2　炮附子2　桂枝4　白朮2	分三服
白虎湯	生津去熱	石膏10　知母6　梗米　甘草2	分三服
炙甘草湯	心律不整	炙甘草10　生地10　桂枝3　人參2　生薑3 大棗15　麥冬5　麻子仁5　阿膠2　清酒1400 水1400	分三服
豬苓湯	下焦熱 結石發炎	茯苓3　豬苓3　澤瀉3　滑石3　阿膠3	分三服
「蜜煎導：蜜」；「豬膽汁導：豬膽」；「土瓜根方：土瓜」			

茵陳蒿湯	陽黃脹滿利小便發黃聖劑	梔子6　大黃2　茵陳蒿6	分三服
吳茱萸湯	食入欲嘔 吐酸嘔酸 醒酒	吳茱萸3　人參2　大棗12　生薑6	分三服
麻仁丸	小腸燥屎	大黃12　厚朴12　枳實6　麻子仁2　芍藥6　杏仁12　末丸10粒	日3服
梔子柏皮湯	陽黃熱瘀三焦	梔子3　黃柏3　炙甘草1	分二服
麻黃連軺赤小豆湯	傷寒發黃	麻黃2　杏仁2　炙甘草2　生薑2　大棗12　赤小豆10　連軺（翹）2　梓白皮（改桑白皮）10	分三服半日服盡
桂枝加芍藥湯	太陽誤下腹滿時痛	桂枝3　芍藥6　炙甘草2　生薑3　大棗12	分三服
桂枝加大黃湯	太陽誤下大實痛	桂枝3　芍藥3　炙甘草2　大棗2　生薑3　大棗12　大黃1	分三服
麻黃附子細辛湯	少陰病始得之反發熱脈沉	麻黃2　炮附子3　細辛2	分三服
麻黃附子甘草湯	少陰病得之二三日	麻黃2　炮附子3　炙甘草2	分三服
黃連阿膠湯	少陰病得之二三日以上心中煩不得臥	黃連4　黃芩1　芍藥2　雞子黃2枚　阿膠3	分三服
附子湯	虛寒疼痛	炮附子6　白朮4　芍藥3　人參2　茯苓3	分三服
桃花湯	下利便膿血	赤石脂5　乾薑1　糯米1	分三癒止
豬膚湯	下利咽痛心煩	豬膚10　蜜　白粉（米粉）	
甘草湯	少陰病咽痛	甘草2（不癒）　桔梗湯　甘草2　桔梗1	
苦酒湯	咽中傷，生瘡聲不出	苦酒　生半夏　雞子白	
半夏湯及散	冬時中寒咽中痛	洗半夏1　桂枝1　炙甘草1	分三服米湯下
白通湯	少陰病下利脈微	生附子3　乾薑1　蔥白4　莖	分二服
白通加尿膽湯	利不止無脈乾嘔煩	加人尿　豬膽汁	分二服
通脈四逆湯	霍亂；陰盛於內隔陽於外	生附子3　炙甘草2　乾薑3　蔥9	分二服
通脈四逆加豬膽汁湯		生附子　炙甘草　乾薑　豬膽汁	

四逆散	膽結石	炙甘草1　枳實1　柴胡1　芍藥1	日三服 米湯下 飯後服
烏梅丸	寒利；蛔蟲	烏梅　乾薑　人參　細辛　黃連　黃柏　當歸　附子　蜀椒　桂枝　苦酒	
當歸四逆湯	手足厥寒脈細欲絕 凍瘡	當歸3　桂枝3　芍藥3　炙甘草2　通草2　細辛3　大棗25	分三服
當歸四逆加茱薑湯	四逆加內有久寒	加吳茱萸2　生薑5	
乾薑芩連人參湯	胰臟癌虛熱食入即吐	黃連3　黃芩3　乾薑3　人參3	分二服
白頭翁湯	熱利下重	白頭翁2　秦皮3　黃柏3　黃連3	分二服
牡蠣澤瀉散		牡蠣　澤瀉　蜀漆　葶藶子　商陸根　海藻　栝蔞根	
竹葉石膏湯		竹葉5　石膏10　制半夏3　麥冬5　人參2　炙甘草2　粳米5	
枳實梔子湯		枳實3　梔子5　豆豉5	

名詞解釋

【褥瘡】

病名。因久臥在床，局部皮膚長期遭受壓迫，使血液循環不順而引起皮膚和肌肉組織發炎、壞死、潰爛等的症狀。亦作「蓐瘡」、「壓迫性潰瘍」。

【心肺功能】

指身體的呼吸及循環系統，在活動時提供氧氣給身體各組織細胞的能力。心肺功能的好與壞標準在於吸入氧氣和排出二氧氣化碳能力的差異上。

【奇恒之腑】

指腦、髓、骨、脈、膽、女子胞（子宮、卵巢）。其共同特點是它們同是一類相對密閉的組織器官，卻不與水穀直接接觸，即似腑非腑；但具有類似於五臟貯藏精氣的作用，即似臟非臟。奇恒之腑，除膽屬六腑外，其它都沒有和五臟的表裡配屬有關。

【腸肝循環】

指肝臟分泌的物質，流入膽道系統，再到十二指腸、小腸，若這些物質經由腸道吸收，由肝門靜脈或是淋巴系統回體內大循環，會由肝臟細胞再度萃取，再分泌到膽道，這就是腸肝循環。

【津液】

泛指體內一切水液。其中，「津」比較清稀，分佈于肌膚之間以溫潤肌膚；「液」則比較粘濁，分佈並濡養關節、腦髓、孔竅。但從整體功能而言，津和液可以相互影響，相互轉化。

【痞】

是指胸膈與腹部間出現阻塞感的一種不舒服症狀。如果兼有脹滿的感覺，則稱為「痞滿」；如果是有物堵住的感覺則稱為「胸中痞硬」；若是痞之處按之軟而不痛，則稱為「心下痞」；若按之有抵抗感，則稱為「心下痞硬」。患有急慢性胃腸炎、消化不良、胃酸過多逆流者，常可出現這類症狀。

【結胸】

指病邪結於胸中的病症。主要症狀是胸脅部位有明顯疼痛且拒按，可以兼有頭項強硬，發熱有汗，脈寸浮關沉等；或為從心窩到少腹硬滿痛、拒按，加上大便秘結，口舌乾燥而渴，午後稍有潮熱，脈沉結等。

參考書目

《黃帝內經》

簡稱《內經》，相傳是黃帝與岐伯、雷宮、伯高、俞跗、少師、鬼臾區、少俞等多位大臣討論醫學的記述，實乃後人托名黃帝的中醫奠基之作，為中國醫學史上首部論述養生觀念和病理診療的經典巨著，全書包括《素問》與《靈樞》兩大部份。

《難經》

《黃帝八十一難經》的簡稱，作者為戰國時代秦越人（扁鵲）。秦越人約生於公元前5～4世紀，是戰國時期的著名醫學家，世稱扁鵲。河北任邱人。一說為山東長清人。還有人據《陳璋圓壺》、《陳璋方壺》銘，及古陶文等，認為是臨淄附近的鄭陽人，秦越人生平事跡出於《史記》、《韓詩外傳》、《戰國策》、《說苑》等古代典籍。

《傷寒論》、《金匱要略》

作者張仲景（約150～219年），名機，東漢末年南陽郡涅陽人。有感於連年戰亂，疫癘流行，導致宗族的衰落和人口的死亡，加之世俗之弊，醫家之弊，醫道日衰，傷往昔之莫救，促使他悉心研究醫學，撰用前代醫籍如《素問》、《九卷》、《八十一難》、《陰陽大論》、《胎臚藥錄》，又結合個人臨證之經驗，編成了《傷寒雜病論》。原書十六卷，經漢末戰亂兵火而散佚，復得後世醫家整理，成為今本《傷寒論》和《金匱要略》二書，前者專門討論傷寒病。後者主要論述內傷雜病。

《瀕湖脈學》

作者為李時珍（1518～1593），字東璧，晚號瀕湖山人，蘄州（今湖北蘄春縣）人，生於世醫之家。《瀕湖脈學》共1卷，撰於1564年。李氏強調四診合參，反對單以脈診決病。至於論脈，將24脈分為七表、八裡、九道，把浮、大、數、動、滑為陽，沉、短、澀、弱、微為陰。

《脈訣匯辨》

作者為清代李延，原名彥貞，字期叔、我生，號辰山、寒村，上海南匯人。後遷松江，明大理評事李中立之子、名醫李中梓之侄。早年習舉業，師事同郡舉人高孚遠，為得意門生。明亡參與復明抗清，至桂林投唐王，失敗後避居浙江嘉興，後入平湖祐聖宮，以醫自給。治病多奇效，醫名大盛。著有《脈訣匯辨》十卷，校正重刊賈所學《藥品化義》十三卷，並附撰《本草諭》、《君臣佐使論》、《藥有真偽論》、《藥論》，刊於卷首；另著有《痘疹全書》、《醫學口訣》兩書，今未見。文學著作有《南吳舊話錄》、《論鷳亭集》等。

《醫宗金鑑四診心法要訣》

共九十卷，作者為清代吳謙等人，撰於乾隆四年至七年（1739～1742），為政府組織編修之大型醫學全書。為歷來醫學叢書、全書中最精當、完備、簡要而實用之一部。

《中醫內科、婦科六版教材》

上海科學技術出版社。

《中醫診斷學》

東大圖書股份有限公司

《中醫名詞術語大辭典》

啓業書局出版

注意事項

1. 行政院衛生署中醫藥委員會業於民國92年11月4日以署授藥字第0920002349號公告「含廣防己、青木香、關木通、馬兜鈴、天仙藤等中藥材之製劑，禁止製造、輸入、並註銷其藥品許可證。
（廣防己可改用防己科的粉防己；青木香可改用菊科的廣木香；關木通可改用毛茛科的川木通。）

2. 保育類野生動物之中藥材計有十三種：犀角、熊膽、虎骨、玳瑁、雨傘節、穿山甲、羚羊角、豹骨、象皮、麝香、龜板、水獺肝、百步蛇等。

3. 行政院衛生署公告
●發文日期：中華民國94年4月29日
●發文字號：署授藥字第0940002424號
主旨：公告「自94年5月1日起禁止中藥用硃砂製造、調劑、輸入、輸出、販賣或陳列」。

4. 1988年中國國務院頒布的《醫療用毒性藥品管理辦法》列出了28種毒性中藥品種，分別是：
砒石（紅砒、白砒）、砒霜、水銀、生馬前子、生川烏、生草烏、生白附子、生附子、生半夏、生南星、生巴豆、斑蝥、青娘蟲、紅娘蟲、生甘遂、生狼毒、生藤黃、生千金子、生天仙子、鬧陽花、雪上一枝蒿、紅升丹、白降丹、蟾酥、洋金花、紅粉、輕粉、雄黃。（摘錄自南方日報）

釀生活10 PD0047

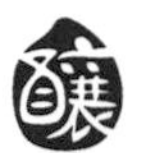

把脈自學聖經【增訂版】

作　　者　王 又
脈向健康部落格　http://leefire0932.pixnet.net/blog
責任編輯　鄭伊庭、杜國維
圖文排版　陳姿廷、楊家齊
封面設計　王嵩賀

出版策劃　釀出版
製作發行　秀威資訊科技股份有限公司
114 台北市內湖區瑞光路76巷65號1樓
電話：+886-2-2796-3638　傳真：+886-2-2796-1377
服務信箱：service@showwe.com.tw
http://www.showwe.com.tw
郵政劃撥　19563868　戶名：秀威資訊科技股份有限公司
展售門市　國家書店【松江門市】
104 台北市中山區松江路209號1樓
電話：+886-2-2518-0207　傳真：+886-2-2518-0778
網路訂購　秀威網路書店：http://store.showwe.tw
國家網路書店：http://www.govbooks.com.tw
法律顧問　毛國樑　律師
總 經 銷　聯合發行股份有限公司
231新北市新店區寶橋路235巷6弄6號4F
電話：+886-2-2917-8022　傳真：+886-2-2915-6275

出版日期　2016年9月第一刷／2017年11月第二刷
定　　價　360元

國家圖書館出版品預行編目

把脈自學聖經【增訂版】/ 王又著. -- 一版. -- 臺北市：釀出版, 2016.09
面；　公分. -- (釀生活；10)
BOD版
ISBN 978-986-445-131-9(平裝)

1. 脈診

413.23　　105011241

讀者回函卡

感謝您購買本書，為提升服務品質，請填妥以下資料，將讀者回函卡直接寄回或傳真本公司，收到您的寶貴意見後，我們會收藏記錄及檢討，謝謝！
如您需要了解本公司最新出版書目、購書優惠或企劃活動，歡迎您上網查詢或下載相關資料：http:// www.showwe.com.tw

您購買的書名：____________________

出生日期：_______年_______月_______日

學歷：□高中（含）以下　□大專　□研究所（含）以上

職業：□製造業　□金融業　□資訊業　□軍警　□傳播業　□自由業
　　　□服務業　□公務員　□教職　□學生　□家管　□其它_____

購書地點：□網路書店　□實體書店　□書展　□郵購　□贈閱　□其他

您從何得知本書的消息？
□網路書店　□實體書店　□網路搜尋　□電子報　□書訊　□雜誌
□傳播媒體　□親友推薦　□網站推薦　□部落格　□其他_________

您對本書的評價：（請填代號　1.非常滿意　2.滿意　3.尚可　4.再改進）
封面設計____　版面編排____　內容____　文／譯筆____　價格____

讀完書後您覺得：
□很有收穫　□有收穫　□收穫不多　□沒收穫

對我們的建議：____________________

____

____

____

請貼
郵票

11466
台北市內湖區瑞光路 76 巷 65 號 1 樓
秀威資訊科技股份有限公司 收
BOD 數位出版事業部

（請沿線對折寄回，謝謝！）

姓　名：________　年齡：______　性別：□女　□男

郵遞區號：□□□□□

地　址：________

聯絡電話：(日)________ (夜)________

E-mail：________